見ることと見られること

Seeing and Being Seen: Emerging from a Psychic Retreat

「こころの退避」から「恥」の精神分析へ

ジョン・シュタイナー◆著　衣笠隆幸◆監訳　浅田義孝◆訳

岩崎学術出版社

Seeing and Being Seen : Emerging from a Psychic Retreat
by John Steiner
© John Steiner 2011
Japanese translation rights arranged
with The Institute of Psychoanalysis
c/o The Marsh Agency Ltd., London
through Tuttle-Mori Agency, Inc., Tokyo

監訳者まえがき

　ここに，シュタイナー先生の著書『見ることと見られること』が，私の同僚である浅田義孝先生によって翻訳されたことを，大変うれしく思っている。この著書は，同先生による名著『こころの退避』（Psychic Retreats: Pathological Organizations of the Personality in Psychotic, Neurotic, and Borderline Patients. London, Routledge, 1993）の続編ともいうべきものである。

　『こころの退避』は，広島精療精神医学研究会のメンバーを主体にして翻訳されたが，シュタイナー先生は，クライン派の分析家の中で蓄積されてきた綿密な臨床研究の歴史の流れに則って，心の中には複数の無意識的自己が併存し，その一部は病理的で組織的な防衛組織の群からなっていて，個人の成長に大きな障害となり，治療においては強力な抵抗と防衛システムとして働くことを明らかにした。これは，クライン派における心の自己構造論であり，臨床場面におけるダイナミックな転移逆転移関係の中で働く，患者のさまざまな心の出所をより明らかにしたものである。その視点によって，境界例や精神病的パーソナリティなどの治療における，強力で破壊的な治療抵抗や防衛組織の活動を把握することができるようになった。

　本来のクラインのポジション論においては，構造論があいまいで，病理的なポジションと健康なポジションの相互関係や位置関係があまり明瞭には示されていなかった。それと比較して病理的組織化論は，より構造的な視点から病理的パーソナリティ部分の世界と，健康な自己の部分の明確化と，その相互関係などを明らかにすることが可能になった。そうすることで，強力な治療抵抗を示す重症の各種パーソナリティ障害の患者の，治療的行き詰まりなどを突破することのできる，治療者の理解力を提供する重要な視点の展開となっている。それは，ビオンの精神病的パーソナリティと非精神病的パーソナリティの内的関係性を明らかにした研究に基礎をおいている。さらに，ローゼンフェルトの破壊的自己愛組織の研究に見られる，マフィアのように支配的で破壊的な内的組織の研究に基礎を置いている。それは，自己の健康な部分を破壊攻撃して，治療者との治療関係を破壊してしまう。そして，反目する組織や自己の葛藤的関係を明らかにしている。

本書『見ることと見られること』においては，病理的組織化が実際の臨床場面で患者固有の特徴を持っていることを明らかにしている。そして，その病理的組織化の嗜癖と倒錯の特徴がどのように現れるかについて，各論的な臨床研究を提示している。実際に各章は，この十数年の間に発表された臨床論文であり，『こころの退避』の出版後に発表されたものである。そのような各章は，最近の先生の臨床活動や，精神分析のフロンティアにおいて，新しい地平へと向かっておられる先生の姿が，ありありと浮かんでくる論文群である。実際，ここで取り上げられている主題は，病理的組織化を持つ患者群の特徴的な心性，情緒的体験の在り方を具体的に取り上げて考察している。

　大きく分けると，シュタイナー先生は，①患者が病理的組織から解放されて，真の自己が顔を表す時の羞恥心や恥の感覚の問題，②分析家が治療に参加することが困難な状況を操作的に提供する患者の問題，③分析家とエディプス的な病理的闘争を繰り返す中で，治療者を暴力的に巻き込み，支配しようとする病理的抵抗を示す患者の問題，④抑うつの問題から脱出が困難な状況にある問題，⑤治療者の力を認めることに強い抵抗を示し，治療そのものの価値を認めず，変化に強力に抵抗する患者群などの問題，を取り上げている。

　そしてシュタイナー先生は，このような特徴を示す患者群は一人ひとり固有ではあるが，かなり典型的な病理的組織化の臨床的あり方を代表するものとして取り上げ，その生成過程の特徴，そのような状態が病理的組織化の特徴の代表的な臨床像となる理由について，考察しようとしている。これは，病理的組織化のより各論的な緻密な研究であり，シュタイナー先生のあくなき研究態度を示している。

　先生は現在ゆうに傘寿になられる年齢であられるが，今でも現役の精神分析家として精力的に働いておられ，次々と重要な主題について積極的に取り組んでこられた成果を示す論文を提出しておられる。その先生の臨床家，研究者としての姿勢には，畏敬の念を感じずにはおれない。

　私は，30年ほど以前にロンドンのタビストック・クリニック成人部門に留学した際に，大変幸運なことに，シュタイナー先生が中心的な指導者として活躍しておられた時期とちょうど時を同じくした。当時，先生は「境界例セミナー；治療困難例の研究」を毎週主催しておられて，私は7年間にわたって参加することができた。そこでは，参加者が精神療法を行っている患者の臨床検討会と，基本的臨床論文の抄読が行われていた。その症例検討では，1セッションの詳しい報告について，詳細にそのダイナミクスを検討されていく先生の姿

が大変印象深く，私は多くのものを学んだのである。特に困難例に取り組む姿勢，未解決の問題に焦点を当てて緻密に思考していく姿勢には，圧倒的な迫力があった。

　今回の，先生の新しい著書『見ることと見られること』を読むと，各章には，数セッションを詳しく述べて，先生の理解と解釈，患者の反応などが生き生きと記述されている。そしてその症例に見られるような代表的な病理的組織化の臨床的発現の問題を，歴史的研究から丁寧に検討して現在の先生の考えにたどり着いておられる。これはかつての先生の臨床セミナーを彷彿とさせるものであり，先生の生き生きした臨床理解を提示されていた当時のことが今のことのように蘇るのである。そして先生の臨床理解の緻密さにはさらに磨きがかかり，病理的組織化の理解がより詳細に繊細に進んでいるという印象を持っている。

　訳者の浅田義孝先生は，長らく広島で精神分析の臨床研究をされ，このたび関東で開業をされている。先生が，シュタイナー先生の著書に関心を持たれたことは，大変喜ばしいことであり，私たちとの共通点がどれだけ大きいかを示していると思う。

　平成25年7月

広島市精神保健福祉センター　衣笠　隆幸

目　次

監訳者まえがき　　iii

序　文
ロイ・シェーファー　　ix

謝　辞　　xiii

凡　例　　xv

序　章　　1

第1部　きまりの悪さ，恥，屈辱

第1章　〈見られること〉に対する不安
　　　　——自己愛的なプライドと屈辱　　27

第2章　シュレーバー症例における視線，支配，屈辱　　47

第3章　改善していく過程で現れる情愛に対するきまりの悪さ　　68

第4章　分析家への〈排除された観察者〉という転移　　87

第2部　無力感，権力，支配

第5章　エディプス状況における支配をめぐる闘争　　111

第6章　分析セッションにおける無力感と権力の行使　　131

第7章　エディプス状況における復讐と鬱憤　　147

第3部　悼み悲しむこと，メランコリー，反復強迫

第8章　悼み悲しむこととメランコリーとの葛藤　*167*

第9章　反復強迫，羨望，そして死の欲動　*186*

文　献　*201*

訳者あとがき　*209*

索　引　*215*

序　文

ロイ・シェーファー

　この論文集で，ジョン・シュタイナー氏は，素晴らしい前著『こころの退避』で始めた探求を継続している。ここに選び出された研究においても，氏は防衛の「病理的組織化」を徹底して緻密に研究し，それによって妥協的な満足が生じ，こころが変化しない状態が形成され，維持されるありさまを描きだしている。自己愛的な弱さを持つ被分析者は，「こころの退避」に頼り，耐え難い不安から来る激しい苦痛から自分を守ろうとする。本書『見ることと見られること──「こころの退避」から「恥」の精神分析へ』でシュタイナー氏が分析しているのは，被分析者が持つ，動機が複雑に絡みあったネットワークであり，この動機のネットワークのために，被分析者は「こころの退避」から外に出ようとする気持ちに抵抗せずにはいられなくなる。これらの動機の多くは，ふたつの極端な方向に自分が向かっていってしまうことに対する，強烈な恐怖を焦点として組織されている。その一方はパラノイアであり，もう一方はメランコリーである。

　シュタイナー氏は，その創造的で統合的な努力を，これまでなされた数々の貢献の上に築いており，きわだった名前だけでも，フロイト，メラニー・クライン，ローゼンフェルト，ビオン，ハナ・スィーガル，ベティ・ジョゼフ，ハンス・レーヴァルト，マイケル・フェルドマン，そしてロン・ブリトンがあげられる。加えて，氏は［ひと前で感じる］きまりの悪さ，恥，屈辱感 the feelings of embarrassment, shame, and humiliation について，新しい考えを提示している。見ること，あるいは見られることが避けがたい状況では，ひとはこうした感情に耐えられない。この一連のテーマを発展させるため，シュタイナー氏は，自己心理学的分析家やフェミニスト分析家も含め，多様な分析家の貢献を利用している。

　特に触れておくべきは，ひとが変化し始めるときの主観的体験をシュタイナ

一氏が強調していることである。こころの退避所から外に出ていく，とはどのような感覚なのだろうか？　他者の視線にさらされる立場になるとは？　屈辱を受けたと感じると，ひとの強さや決断の感覚はどのような影響を受けるのだろうか？　分析家に身体を，そしてこころを「見られる」ことで，どのような感情が刺激され続けるのであろうか？　そして，どのようなことばが「そのようなときのためのことば」，すなわち，絶望した被分析者が理解され，安全だと感じることができることばなのだろうか？　分析家には，この変化のプロセスや問題点を論ずるときに使う，豊富なことばのストックがすでにある。例えば，不安，羨望，全能感の喪失，依存，分離と悲嘆，罪悪感，償い修復するという重荷などである。しかし本書では，私たちは別の，もっと直接体験に結びついたことばに出会うことができる。例えば，「隠れ家から出ていくように，自分のこころの退避所から出ていく」「隠れたままでいる」「対象の視線によって支配される影響を受ける」「ちっぽけだと感じること，劣等感，のけ者にされているという感覚」「悲しみを感じることで，自分と対象のあいだに距離をとり，自分と対象とを全体として現実的にみることができるようになる」そして「情愛」！

　もちろん，これらのことばや同じような体験的なことばは，過去に話題にされ，論じられてきた。賞賛されるべきは，著者が一貫して体験的な言語体系を使っていることであり，この言語体系では，防衛，停滞した状態，そして変化が危険であることについて，その空想内容を強調する。しかし同時に著者は，外的世界に実際にあるものについての被分析者の体験を考慮に入れることをも怠らない。なぜなら著者は体験に重きを置くスタンスをとるため，被分析者の周囲にあるものが被分析者のこころとは独立して力をもち，それが周期的に問題をひきおこす，ということについて考慮する必要があるからである。

　著者が主観的な体験に焦点をあてることに助けられ，読者は被分析者の変化に対する頑固な抵抗に近づくことができるようになる。ハインツ・コフートの用語で言うと，精神分析は「体験に近い」言語体系を必要としている。この言語体系により，分析家は動きのない，精神的に未発達な被分析者に対する共感的な同一化を促進し強化することができる。この同一化により，分析家は有効な介入方法を見出せるようになる。この介入により，被分析者はひきこもっている状態から思い切って外に進み出て，分析家の視野の中に十分にとどまることができるようになり，分析プロセスを前に進めることができる。

　結論を言えば，ジョン・シュタイナー氏は，抵抗についてのクライン派的ア

プローチを提示していて，それは最も新しく，包括的で，緻密である。氏は，いくつかのすでに十分確立された考え方や実践方法を発展させ，再び公式をつくりあげている。氏の論文により，私たちは，防衛が持つ力とこころの動きを狭めてしまう影響について，以前より理解することができる。またこの目標を達成する過程で，同時に精神分析的作業のほかの多くの側面について，その現代的な洞察を要約し，内容を豊かにしている。この著書はフロイトの1937年の素晴らしい論文「終わりある分析と終わりなき分析」のすぐれた補足と考えてまちがいないであろう。

謝　辞

　私は，支持を与えてくれたメラニー・クライン・トラスト the Melanie Klein Trust，そして本書に掲載された論文の草稿を読んでくれた多くの同僚，とくにマイケル・フェルドマン Michael Feldman，ロン・ブリトン Ron Britton，ハナ・スィーガル Hanna Segal，ベティ・ジョゼフ Betty Joseph，プリシラ・ロス Priscilla Roth に謝意を表したい。ジェシカ・キルカー Jessica Kirker は，本書を早い段階で読み，どの章を選んだらよいか，どの章を省くかについて助言してくれた。また，リズ・アリソン Liz Allison は引き続き編集に関して不可欠な助力を提供してくれた。私はその二人に感謝をささげたい。

　マイケル・フェルドマン，ロン・ブリトンとともに開催してきたウェスト・ロッジ年次学術会議 The West Lodge annual conferences は，1995 年より開始され，知的刺激の源となってきた。私が主催する分析家資格修了者のためのワークショップにおける討論と臨床のプレゼンテーションも同様である。

　妻，デボラは個人的な面でも職業的な面においても力の源であった。妻は草稿のほとんどを丹念に，多くの場合何度でも読んでくれて，多くの訂正や助言を与えてくれた。

掲載許可についての謝意

　第 1 章は以下の論文をもとにしている。J. シュタイナー「見ることと見られること——自己愛的プライドと自己愛的屈辱」国際精神分析学会誌 International Journal of Psychoanalysis, 87 巻：939-951 ページ，2006 年。© Institute of Psychoanalysis, London, UK. Material reprinted with permission.

　第 2 章は以下の論文をもとにしている。J. シュタイナー「シュレーバー症例における視線，支配，屈辱」国際精神分析学会誌，85 巻：269-284 ページ，2004 年。© Institute of Psychoanalysis, London, UK. Material reprinted with permission.

第3章は，2001年1月17日に英国精神分析協会学術ミーティングにおいて発表した未公開論文をもとにしている。これは今まで未公表である。
　第4章は以下の論文をもとにしている。J. シュタイナー「分析家への〈排除された観察者〉という転移」国際精神分析学会誌, 89巻：39-54ページ, 2001年。© Institute of Psychoanalysis, London, UK. Material reprinted with permission.
　第5章は，1999年5月のカナダ精神分析協会において発表し，以下の論文として公表された。「エディプス状況における支配をめぐる闘争」カナダ精神分析誌 Canadian Journal of Psychoanalysis, 7巻：161-178ページ, 1999年。© Canadian Psychoanalytic Society. Material reprinted with permission.
　第6章は，ロンドン大学，ユニバーシティー・カレッジで開催された，「今，そして，ここ」を主題とした学術会議において発表された。この論文は，以下の論文として公表された。J. シュタイナー「分析セッションにおける無力感と権力の行使」国際精神分析学会誌, 92巻：135-147ページ, 2011年。© Institute of Psychoanalysis, London, UK. Material reprinted with permission.
　第7章は以下の論文をもとにしている。J. シュタイナー「エディプス状況における復讐と鬱憤」国際精神分析学会誌, 77巻：433-443ページ, 1996年。© Institute of Psychoanalysis, London, UK. Material reprinted with permission.
　第8章は，当初以下の論文として公表されたものをもとにしている。J. シュタイナー「悼み悲しむこととメランコリーとの葛藤」精神分析季刊誌, 74巻：83-104ページ, 2005年。© The Psychoanalytic Quarterly, Inc., Los Altos, CA, USA. Material reprinted with permission.
　第9章は以下の論文をもとにしている。J. シュタイナー「反復強迫，羨望，そして死の欲動」P. ロス, A. レンマ編集『羨望と感謝，再考』所収 (137-151ページ), 2008年。© 2008 The International Psychoanalytical Association. Material reprinted with permission.

凡　例

1) フロイト, S. の著作の引用は標準版（The standard edition of the complete psychological works of Sigmund Freud. Hogarth. London）によった。原文に記されているページ，初出年は，原文通り（　）にて記した。訳文は本文とのつながりを維持するため標準版英訳にそった。必要に応じて独語全集（Gesammelte Werke）を参照し（　）にて原語を補った。なお訳文との整合性をはかるため，通例となっているタイトル名を変更したものがある（例「悼み悲しむこととメランコリー」）。
2) メラニー・クラインの著作の引用は，The Writing of Melanie Klein. Hogarth. Londonにより，初出年，ページなどを記した。
3) 「シュレーバー回想録」は，著者が参照した英訳，Memoirs of My Nervous Illness, Macalpine, I. and Hunter R. A. (Ed. and Trans.) London, Dawson, 1955. Reissued New York Review Books, 2000 にのっとって訳し，ページ数も原文どおり英訳のものを示した。一部訳者が参照ページ数を補った。必要に応じて，原著，Denkwürdigkeinen eines Nervenkranken. を参照し，必要に応じて訳者が原語を補い（　）で示した。
4) 第7章で引用されているR. L. スティーブンソンの小説 "Kidnapped"（邦題『さらわれたデービッド』）は，訳文の大部分を，坂井晴彦訳の福音館書店版（1972）からほぼそのまま引用した。ただし一部訳者が改訳した。
5) 原書のイタリック体は原則として太字とし，書名のみ『　』とした。
6) 本文中の引用句 "　" は「　」とした。
7) 本文の臨場感のあふれた文体を生かすため，多用される描出話法のほか，間接話法を直接話法として訳し，発話や独白を「　」で示した。そのほかにも話者や登場人物の内心の独白，空想を表している部分を「　」で示した部分がある。
8) 原書にある（　）で示された著者による補足は（　）とした。
9) 訳者が補足した部分は［　］で示した。
10) 原注，訳注は上付きの（　）で示した。
11) 著者が重要語，専門語として意識し，周囲と区別していると考えられる用語については，それを明確にするために〈　〉で示した（例：psychic retreats〈こころの退避〉being seen〈見られること〉，excluded observer〈排除された観察者〉）。

序　章

　この著作において，私は前著『こころの退避 Psychic Retreats』（Steiner, J. 1993）で展開した主題について，研究をさらに発展させている。とくに考察しているのは，患者が身動きをとれないと感じる臨床状況，そのために患者が「成長できず，分析の進展が妨げられている」という状況である。これまでの論文と同様に，私の出発点は「不安と苦痛から自分を守るため，私たちはみな防衛を必要としている」というところにある。分析が目的とするのは「患者の防衛を取り除くこと」ではなく，「防衛を理解すること」であり，「その理解に助けられ，患者が徐々に自分の新しい可能性と能力に気づくことができるようになること」なのである。

　患者が防衛の提供する保護を失うことを恐れ，不安と苦痛に向きあう新しい生きかたを信じられない場合，患者はもう必要ではない防衛を利用し続け，これによって分析の進展が損なわれることが多い。患者が防衛を手放そうとするときに現れる不安を観察していくことで，私たちは，なぜ彼[原注1]が防衛に頼るのかを理解することができる。しかし，いくつかの防衛が組織化され，まとめあげられた構造をかたちづくると，防衛はきわめて執拗に保たれ，変化することが難しくなる。この特性を理解することもまた等しく重要である。これらの防衛組織の基本的な形式と機能について，近年の分析的作業によって理解が深まっている。その一部を私は前著（1993）において検討しなおし，この防衛の体系を〈パーソナリティの病理的組織化 pathological organisations of the personality〉[訳注1]としてとらえ，この組織化によって生成された構造物を〈こころの退避 psychic retreats〉[訳注2]として記述した。

　本書は近年の論文のうち，主題を共有していると思われるものを選んで編纂したものである。第1部では，個人が自己愛的な防衛組織を放棄し，〈こころの退避所から外に出よう〉とするときに直面する〈きまりの悪さ，恥，屈

原注1）本書を通じて私は性差別主義的言語を避けようとしているが，しかし時に単純さと明快さを得るために「彼」あるいは「彼の」ということばを分析家あるいは患者に言及するときに使用する。

辱 embarrassment, shame and humiliation〉^{訳注3)}という体験が，いかに重要性をもっているかを論じる。第2部では，〈支配のハイアラーキー a hierarchy of dominance［階層秩序，ヒエラルヒー］〉について述べる。このハイアラーキーは，屈辱体験を相手に与える能力の多少によって上下関係が秩序づけられている。そこでは劣ったものと〈見られること being seen〉が恐れられ，それに脅かされる状況が生じていることがあり，このため患者は，危険を冒して防衛を放棄し，〈退避所〉に与えられていた保護から〈外に出ていく〉ことが難しくなっている。このとき患者も分析家双方とも，なじんだやり方で無力感に折り合いがつけられなくなることを恐れ，両者の間に権力闘争 power struggle が生じると考えられる。最後に第3部では，こころの変化に対する障害のいくつかを詳しく述べる。これにより抵抗について論じ，またこころの変化をさまたげ，あるいは促す要因を詳細に研究することが可能となる。これらの要因の中心には，〈悼み悲しむこと mourning〉^{訳注4)}と，〈悼み悲しむことを妨げるもの〉が存在することが多い。

訳注1) pathological organisation(s)：著者がローゼンフェルトに始まる自己愛的で防衛的な組織の研究を統合した概念。〈病理的組織化〉という訳語を当てる。

　この概念は，一方で変化に抵抗する静態的な側面を持ちつつも，不安，対象関係，防衛過程を統括した，動的，プロセス的，対象関係論的な「関係概念」であり，前著の訳書で採用されたこの訳語が適切と思われる。しかし本書の用例では，ほぼ「マフィア，暴力組織」というような破壊的な人的な集団の意味で〈こころの退避〉と同じく実体的，具象的なニュアンスで用いられていることもあり（複数形に注意），その場合は例外的に〈病理的組織〉という訳語を当てることで文脈との調和を図った。実際のところ本書でpathological organisationという概念を用いている個所は極端に少なく，ほぼpsychic retreat (s)と表現されている。

　なお，本概念のstaticな側面を表す時には，structureと表現されている。organisationはpositionと概念上ほぼ同じ位置づけにあり，無意識的な空想に表現されている対象間，対象と自己の関わりあいを象徴的に理解することに基づいている。すなわちこの概念はクライン派的，対象関係論的な象徴解釈的臨床に基づいた概念であるため，〈構造体〉という訳語は採用しない。

訳注2) Psychic retreats：〈a Psychic Retreat〉はこの文が明確に述べているように，〈病理的組織化〉が提供する「実体概念」を表し，無意識的な空想において「場所」として，「隠れ家」「退避所」といった具象的なイメージとして現れ，著者はそれらを生き生きとした表現で記述している。著者はまたこの「場所」が，結局は対象関係を伴うひとの集団であることも示している。そこで本書では〈こころの退避〉という前著の適切な訳を尊重しつつ，文脈によって〈こころの退避所〉などと訳し分けていくこととする。「emerge from a Psychic Retreat」なども具象的なニュアンスが濃厚な場合，〈こころの退避所から（外に）出ていく，抜け出す〉といった具象的な訳語を当てる。

訳注3) embarrassment, shame, humiliationは（広義の）恥辱に関わる体験の系列を表し，後者になるほど妄想的迫害的で，耐え難い様相を呈するものとしてとらえられている。embarrassmentは「当惑」「困惑」と訳されることが多いが原語は恥の感覚を含んでいるため「きまりの悪さ」という訳を用いる。(embarrass: to make somebody feel shy, awkward or ashamed, especially in a social situation. OALD)。

第1部 きまりの悪さ,恥,屈辱

防衛組織から出ていくこと

　近年の多くの分析的な作業によって,防衛が複雑な体系へと組織化されていることが明らかになってきた。これは3つの相互に補完しあう接近法によって観察することが可能である。第1には個々人の防衛を詳しく研究することであり,第2としてその防衛が関わる対象関係が複雑なシステムをなしていることを認識することが重要となる。そして最終的には,この防衛の構成物を〈こころの退避〉として——すなわち患者が安心を求め,不安と苦痛からひきこもることができる「場所」として——理解することが可能となる。これらの接近法それぞれにより,〈全体状況〉を理解するための何らかの要素が付け加わっていく。防衛そのものを考察するとそのメカニズムを記述することができ,ほとんどの場合に分裂と,投影同一視,および,とり入れによる同一化[訳注5]を含んでいる。防衛システム全体を考慮すると,対象関係はそれぞれ孤立して存在しているのではなく必ず組織をなすよう形づくられている,ということに気づかされる。この組織の構造とダイナミクスはいろいろと異なるが,共通して非常に強力に結合しあっている。私はこの組織化を〈病理的組織化 pathological organisations〉と呼び,これがこころの変化に対して高度に抵抗する様相を記述した。このなかには権力関係 power relations が中心的な役割を果たしているものがあり,その例として,ローゼンフェルトがこころの中の「自己愛的な,マフィアのような暴力組織」として挙げたものがある。患者はそこにはまりこ

訳注4) mourning：喪ったことの悲しみとその表現,そして喪ったものを悼んでいくプロセス,という両義が含まれている。独語原語はTrauerで悲哀,喪,服喪と名詞として訳すのが通例であり,また著者がフロイトの著作名「悲哀とメランコリー」を意識していることは明白である。しかし本書ではこころの積極的,能動的な働き,苦痛をワークスルーしていく過程として,動的な意味合いが前面に押し出されているため,動詞的に訳し,上記訳語を当てる。名詞として訳す場合は〈喪の悲しみ〉あるいは単に〈悲しみ〉と訳す。なおsadness, sorrowは〈悲しさ〉と訳している。

訳注5) identification：視点やパースペクティブの感覚に力点があるときは〈同一視〉,主体のアイデンティティの変容に主眼があるときは〈同一化〉という訳語を当てている。ただしクライン派の文献では,自我と対象が最早期より分離しているという観点,および無意識的空想論が基底にあることから,常に主体の視点や「パースペクティブ性」の感覚が保たれている。したがってprojective identificationがattributiveなものであれ,acquisitiveなものであれ(第4章参照),〈投影同一視〉と訳すべきことが多い。後者の場合は無意識的空想の中で視点が対象,あるいは対象の内部に移動,侵入して,対象のアイデンティティを乗っ取るのである。多くの文で,双方の場合のいずれにおいても「視線」との関連で用いられている。「自己自身と投影した部分を同一のものとして視る」という表現も見られる。

み，捕えられているのである。第3に，〈こころの退避〉という概念を利用すると，患者がひきこもろうとする「隠れ家 hiding places」として，病理的組織化を空間的に表現することができる。この〈退避所 retreats〉の中で患者はひとの視界を避け，またこの中からは対象もはっきりとは見えないと感じている。これらの〈退避所〉は［無意識的］空想内容として表われ，夢やその他の臨床素材において家，城，要塞として視覚化されることがあるが，結局は通常それがひとの集団であることがわかる。安全性はグループのメンバーであることや，権力を持つ個人が保護することで与えられる。

　〈退避所〉に身を隠した患者は，たいていそこから外に出るのをひどく恐れている。それは不安や苦痛に自分をさらすことになるからである。この苦痛は，患者が最初に防衛を利用することが必要になった苦痛であることが多い。しかし〈こころの退避所〉から外に出ようとするとき，最初すぐに生じるのは，「自分が露わにされ，観察されている」という感覚である。〈きまりの悪さ，恥，屈辱感〉が共通して生じるのはまさにこの局面である。この状況はよく神話や伝説に表現されている。例えば「裸の王様」では王様の自己愛的な空想が破綻し，王様が身を隠せる衣類として役に立ってきた〈隠れ場所〉から外に出ていく状況が描かれている。当然「エデンの園からの追放［失楽園］」の聖書説話は，楽園を追われるときに生じる恥の体験を，さらに詳しく教訓的に記述している。

　ひとたびこれらの情動に気づくと，患者が「視線にさらされた」と感じるとき受ける衝撃につよい印象を持たずにはいられない。しかし恥とそれに関連する感情について，精神分析は最近になるまであまり注目せず，クライン派分析家はそれを無視する傾向がある。実際ランスキー（Lansky, M.R. 2005a）が次のように語るのは確かに正しい。「クラインと彼女の学派の初期のパイオニアたちは……彼女らが非常に重要な発見を成し遂げてきたにもかかわらず，隠れた恥の感情にまつわるダイナミクスに対しては，驚くべき理論的鈍感さを示してきた」（p.875）。

　私は本書で，恥の体験と，クライン派的アプローチで重要なその他の概念との統合をある程度進展させられれば，と願っている。しかし，私は患者が〈こころの退避所〉から外に出るときに直面する，広範囲の体験に関心を持っており，単純に恥についてのみ関心を持っているわけではないこともつけ加えておきたい。この分野における近年の論文は，第1章で簡単に概観している。

　私が詳しく探究している状況とは，〈病理的組織〉の保護を失うとき，患者

が置かれる「視線にさらされている」と感じる状況である。この状況は患者の盾になっている組織が弱まるときに生じる可能性があり，分析の進展の結果であることもある。その場合患者は自ら組織の保護の外に出ようと動き始める。さらに多いのは，患者はなお「組織を頼りにしている」と感じていて，「組織を失うことは自分が衰弱し破綻する危険信号である」と考えることである。患者が，「うまくやっていく準備ができていないのに，こころの退避所から強制的に放り出される」と不満を言うこともある。〈退避〉という保護衣がないと，患者は「裸にされ，外気にさらされる」と感じ，また「批判的で侮蔑的で，たいてい恐怖を植えつけるものの見方で観察されている」と感じる。この不快感の強さはさまざまである。したがって，私は感情状態のスペクトラムということを考えるようになった。そのスペクトラムの軽いほうの極に〈きまりの悪さ embarrassment〉があり，強いほうの極に〈屈辱 humiliation〉がある。この［恥に関連する］領域の感情をあらわすことばはきわめて数多く存在する。個々人にとってこれらの感情が重要であるからこそ，その中にある繊細な違いを識別できるのだ，と思われる。患者が自分のことを述べるとき，苦しさが強まっていくおおまかな順序は以下のようである。きまりが悪い embarrassed, 敏感だ thin-skinned, 内気だ self-conscious, 傷つきやすい sensitive, 脆い vulnerable, まごついている disconcerted, どぎまぎしている awkward, 赤面している blushing, 面目ない ignominious, 無作法な improper, 下品な indecent, 不貞だとされた unchaste, 品格を落とされた demeaned, ［罪悪感を伴って］恥ずかしい ashamed, 卑下された belittled, 中傷された slandered, 貶められた debased, 冒瀆された defiled, 醜いと思われた disfigured, 格を下げられた demoted, 品位を汚された disgraced, 名誉を汚された dishonoured, 評価を落とされた degraded, 軽蔑される contemptible, 悔しい思いをさせられた mortified, 軽蔑された scorned, 価値がない worthless, 屈辱を受けた humiliated。

　その程度は異なるにせよ，これらの感情状態すべてに見られる著しい特徴は，「即座に苦痛を解消するよう求めている to demand immediate relief」と感じられる，ということである。これらの状態はみな劣等感と関係があり，また「軽蔑の眼で見られている」という空想や「馬鹿にされ，見下されている」という空想と関連していることが多い。

対象を〈見ること〉と抑うつポジション

　〈こころの退避所〉から出て行くとき直面しなければならない不安を，〈見ること〉に向き合う不安と，〈見られること〉に向き合う不安の2つに分類することが有益であると思われる。以前は，私はほとんどのクライン派分析家と同じく〈見られること〉についての問題には十分関心をはらわず，かわりに対象を〈見ること〉についての問題をもっと深刻で重要なものであると考え，それに関わる感情に関心を集中してきた。ローゼンフェルトは，自己愛組織がどのように分離体験から患者を保護するかを記述した。もし分離が十分達成されていないと，対象を適切に見ることができない。対象の見かけは歪曲され，ある側面は分裂排除され否認されているが，一方他の側面は患者の投影によって変化している。こころの退避所から外に出てくるにつれ，患者は対象をより現実的に見ることができるようになるが，そのために患者はそれまで隠されていた望まれない部分と直面しなければならなくなる。これらに新たに気づくと，患者は羨望，嫉妬，欲求不満，怒り，罪悪感，そして後悔の念と向き合わなければならなくなる。

　〈見ること〉に関わる不安は，対象と十分距離をとって全体として観察できるようになり，良い性質も悪い性質も認識できるようになると生じる。良い性質に対しては愛情と感謝が生じるが，羨望に満ちた憎しみもまた生じる。そのため良い対象に対する攻撃を避けることはできず，患者は「良い対象がダメージを受けた」あるいは「失われた」と気づき，不安と罪悪感が生まれる。患者がこころの退避所から出ると，対象が以前より現実的なイメージに基づいて統合される可能性が生じるが，しかしその結果必ず生じる苦痛な体験に耐えることは困難である。患者は，いまや彼あるいは彼女自身が，クラインが〈抑うつポジション〉と名づけた状態にいることに気づくが，それを越えて成長していけるかどうかは，生じてくる体験を苦しみ，耐え，そしてそこから回復できるかどうかによっている。ある種の最深層の葛藤は，愛と憎しみが出会うことにより生じ，それに私たちは直面しなければならない。これはさまざまな著者によって詳細に記述されてきた——私にとってとくにそれを生き生きと描いたと思われるのは，クライン（Klein, M. 1935, 1940），リヴィエール（Riviere, J. 1936），スィーガル（Segal, H. 1964），そしてローゼンフェルト（Rosenfeld, H.A. 1964, 1971a）である。クラインは，アンビバレンスとその結果についての理解を，抑うつポジションを記述するとき，その中心にすえた。この主題についての彼女の記述は明晰で感動的であると思われる。ここに例としてメ

ラニー・クライン・アーカイブズ (the Wellcome Library for the History and Understanding of Medicine所蔵) の中の，技法についての未公開の論文集のうち，1936年に書かれたものから引用する。

> すべての愛情はリビドー的衝動から，それもとくに母親（母親の乳房）に対するリビドー的愛着から始まり，そして発達の最早期から，リビドー的衝動と同時に憎しみと攻撃性が活動している。乳児が母親を全体的存在として知覚し，取り入れることが可能になり，母親の乳房に対するリビドー的愛着が，ひととしての母親に対する愛情にまで成長するようになると，乳児はもっとも葛藤的な感情の虜となる。私の見解では，乳児が悲しさ sorrow と罪悪感と不安の感情を体験するのは，ある程度以下のことに気づくときである——それは乳児が愛している対象と，乳児自身が憎み攻撃してきて，いまもコントロールできないサディズムと貪欲によって攻撃し続けている対象とは，同じ対象であるということ——そして悲しさ，罪悪感，そして不安は，愛情と私たちが呼んでいる複雑な対象に対する関係の重要な構成要素である，ということである。これらの葛藤こそが，償い修復する欲動 drive to reparation を湧き上がらせるものである。これは昇華へとむかう強力な動機であるだけでなく，愛情そのものに内在しているものでもあり，愛情の質と量双方に影響を与えるのである。
>
> (p.1)

クラインは「母親を全体的存在として知覚し，取り入れる乳児の能力」について語っているが，この母親のいくつもの側面を統合することこそが，まさに耐えがたいものとなると思われる。良い対象のうち，ダメージを受けた側面は罪悪感を生むいっぽう，良い要素は羨望を刺激するため，対象との分離をなきものとし，〈こころの退避〉の保護下に戻ろうとして，これらの感情は防衛される。私たちに理解されてきたのは，最もよく認められ，最も重要な〈退避〉は，自己愛的な種類の対象関係というかたちをとる，ということである。ここでは対象に属する良い性質は評価される一方，悪い性質は否認される。これらの防衛は自己愛的な患者にとくに著明に認められるが，しかし普遍的なものであり，したがって詳細に研究されてきた。これらの防衛により自己と対象の分離体験は妨げられ，対象を全体として知覚し関わることが不可能になる。

見られることと，きまりの悪さ，恥，屈辱

対象との分離により生じるもうひとつの重大な結果は，患者が「〈見られて

いる〉状態に曝されている」と感じることである。分離に伴うこの側面は，こころの退避所が〈隠れ家〉になっている，と認められるときとくに鮮明になると思われる。もちろん自己愛にはある程度の自己理想化が含まれており，それは患者の「自分は賛美される」という考えに表れている。そしてこの考えが維持できなくなると，患者は〈見られている〉という体験と向き合わなければならなくなり，ナルシシスティックな自己賛美は外界に露わにされる。そしてもはや賛美されなくなると，自己愛的なプライドは〈きまりの悪さ，恥ずかしさ，屈辱感〉に置きかわり，それと折り合いをつけなければならなくなる。患者は迫害的な状態におかれ，病的な分裂と妄想状態が支配するようになることもある。あるいは患者は病理的組織の保護の中に退避しようとするかもしれない。どちらの場合でも抑うつポジションに向けての進展は反転するか，あるいは遅延することになる。

〈きまりの悪さ，恥，屈辱〉の体験は強烈に不快であるため，患者が〈こころの退避所〉から外に出ようとするときに向き合わなければならない，最も緊急の課題となる。これらの感情は耐え難い性質を持つため，即座に苦痛を解消するよう求められる。このように即座に苦痛を解消することばかりを望むため，患者は例えば罪悪感のような，より深いこころの問題に向き合うことができなくなることがある。これらの問題は，抑うつポジションへの動きが進むためには耐えなくてはならないにもかかわらず，である。〈きまりの悪さ，恥，屈辱〉を分析患者が共通して体験するのは，観察に曝されることが，分析設定に固有の際立った特徴であるからである。もしこのことに気づき理解できるなら，分析家は患者がこの体験を避けるのではなく，耐えることができるよう支えられることもあろう。

きまりの悪さ，恥，屈辱を体験すると，「観察される」という体験は特に残酷で苦痛なものとなる。患者は「観察する人物は敵意を持ち，自己愛的状態で感じている優越心を攻撃し，それを逆転させて自分が劣等感をもつよう仕向けている」と感じる。これらの攻撃は，しばしばもっと深刻な攻撃の前触れであると想像され，患者は「その人物が自分の力を奪い，絶望させようともくろんでいる」と感じる。〈屈辱体験〉が迫害された状態を耐え難いものにするありさまは，控訴院議長シュレーバーが記述している。彼の回想録とそれに基づくフロイトの論文は，抑うつと妄想状態について非常に印象的に描写している。シュレーバーは次のように著している。

このようにして私に対し陰謀が企てられたが，その目的は，私の神経病が不治であると認定され，あるいは想定された後に，私をほかの人間の手にゆだねることであり，このとき私の魂が引き渡されるだけでなく，私の身体が——女性の身体に変容させられるのである——……そして私はその人間に委ねられ，性的に乱暴に扱われ，そして〈ただ捨て置かれ〉，異なることばで述べると腐敗するまま放っておかれるのである。——常にその意図は私を〈捨て置き〉，すなわち見捨てるのである。……そうして，あるときは私を殺害し，そしてのちには私の理性を破壊して，私の身体を売春婦のように性的に使用するのである。

(Schreber, D. P. 1903, p.63)

　シュレーバーはこの最悪の苦痛な体験を「魂の殺害」と呼んだ。このことばは明確に定義されていないが，人間が体験しうる中で最も深刻な屈辱と乱暴な扱い misuse を伴っていると思われる。この体験において企てられているのは，「自分に価値がある」という感覚を損ない，「他者の益になっている」というアイデンティティのまさに根幹を破壊することである。ここに屈辱体験の特徴が描写されており，その中には常に罰を科する人格をもった審判的主体 a personal agency（審級）が存在する。このような出来事は〈きまりの悪さ〉や〈恥〉の体験においても生ずる可能性はあるが，必ずしもそうとは限らない。苦痛が偶然ではなく，罰として生じた時には，その結果として生じる迫害感ははるかに耐えがたいものとなる。そのとき与えられる受難は，ただ苦痛や危険と向き合うだけでなく，自分を傷つけ，最終的には破壊しようとする意図で加えられた受難となる。こころの迫害体験は身体的攻撃よりもさらに恐れられることがある。その例として，12世紀のフランスの哲学者・教育者，アベラールの物語があげられる。彼はエロイーズとの過ちの咎で去勢されたのである。彼は次のように苦痛を述べている[訳注6]。

　　市民すべてが私の家の前に集められ，恐怖と驚愕の光景に加え，嘆き，叫び，うめき声が混ざり合い，私は憤慨し，苦悩した。この光景を述べることは難しい，いや不可能だ。とくに司祭と，そしてほとんどすべては私の弟子である人たちの，すすり泣きや泣き叫ぶ声が私を苦しめた。私が受けた傷より，彼らの同情のほうがむし

訳注6) ピエール・アベラール Pierre Abélard (1079-1142) はスコラ学の基礎を築いた中世フランスの神学者。20歳以上年下の美しく聡明なエロイーズの家庭教師となったが，2人は熱烈な恋に陥り，エロイーズは妊娠した。このスキャンダルによりエロイーズの親族は激怒し，アベラールを襲撃し局部を切断した。その後の2人の往復書簡が有名。

ろもっと苦しいほどだった。そして身体を切断される惨めさは，自分の受けた恥と屈辱に比べればましなものだった。

(Fenton, 2006)

ランスキー（2005a）も同様な見解を示している。「クライン派の妄想・分裂ポジションにおける妄想状態は，かならずしも身体的な攻撃や破壊のみに由来するのではない。この妄想状態にはしばしば意図的に屈辱を加えられる恐怖が含まれている。（妄想的恥辱感。すなわち他者が自分に恥をかかせようとする意図をはっきり示していることに由来する恥の感覚）」(p.876)。こういった極端な例をみることで，私たちはそれほど重篤でない場合にも，著しい苦痛が感じられていることに気づくことができる。このような観察を通じて，私は〈きまりの悪さ，恥，屈辱体験〉に関心を向けるようになったが，このような体験は普遍的であり，とくに分析状況のさまざまな特徴によって引き起こされると思われる。もちろん，患者は尊厳を尊重されることを必要としていて，冷淡さや無礼な態度に非常に敏感である，ということは長きにわたり知られていたが，私はいかに多くの場合に患者が「見下され，屈辱を加えられた」と感じるかについて十分気づいていなかった。分析的セッティングの多くの特徴，例えばセッションの時間，料金，寝椅子に横たわること，休暇の日時の決定などは，「分析家が不公平に権力を行使し，劣等で見下されていると感じる立場に患者を置こうとしている」と体験される可能性がある。この感情を処理しようと自己愛的防衛が組織され，多くの場合支配される状況を逆転し，患者自身が優越していると感じることができるようになる。しかし，この優越心は万能的な空想に基づいているために脆弱であり，自己愛的防衛が破綻すると，患者はより一層「見下されている」と感じるようになり，悪循環が繰り返されるのである。

視線と〈見られること〉の意味

観察されるということが，きまりの悪さ，恥，屈辱体験につながる，ということに気づくと，当然視線の重要性が注目されることになる。そしてロン・ブリトンが呈示した，転移における〈原初的対象 primary object〉[訳注7]と〈観察する対象 observing object〉[訳注8]の区別が有用であることが理解できる。ブリトンのエディプス状況についての考察によると，両親が互いに親密な関係にあ

訳注7）primary object：愛情と憎しみの直接の目標となる対象。母親の乳房，ないし母親に端を発し，分析家もこの転移の対象となる。その意味で「第一の」「主要な」という意味を含む。

るとき，こどもは自分が排除されていると感じて耐えることが困難になり，それぞれの親と別々につながりを持とうとする。そのためひとりの親は排除され，超自我像の位置に置かれ，こどもと原初的対象との関係を観察し，審判を下す者として体験されることになる。観察者は賞賛したり賛美したり，励ましたりすることもあるが，排除されると迫害的な性質を持つことが多く，「脅威や屈辱を与えるかたちで権力を行使する」と感じられる。観察する対象は，通常エディプス・コンプレックスの古典的なかたちでは父親であるが，このような場合，愛と憎しみの感情の焦点となっている〈原初的対象〉と患者の関係を妨害する。

いっぽう多数の研究があるにもかかわらず，乳児の恥ときまりの悪さの感情の発達過程を明確に理解するには至っていない (Nathanson, D.L. 1987)。興味深いのは人生の早期には，こどもはきまりの悪さや恥について無感覚であるということである。その例は裸でいることや，排泄機能に関して見られるとおりである。そしてある段階に至り，通常は1歳の始めからであるが，微妙な形できまりの悪さを示すようになり，自由を失う感覚が発達する。それはこどももまた，あたかも楽園から外に出て行くかのようである。もし恥の感覚が発達しないと，こどもは行動を抑制する重要な要因をもたず，恥を知らずに成長するかもしれないし，他方，抑制が強すぎれば，こどもは恥について過敏になる。

フロイト自身は次のようにコメントしている。

> 小さなこどもが本質的に恥の感情を欠き，最早期のある時期には自分の身体を露出することに満足を示していることは間違いない。とくに性器部分についてそうである。この倒錯的傾向の反転させたものとして，他者の性器を見ることに好奇心をもつ，ということがある。これはおそらく小児期のある程度後期になり，恥の感覚によって築かれた障害物がある程度発達してから現われるのであろう。
>
> (1905, p.192)

しかし，もしこの観察するという関係性が過度に迫害的である場合には，きまりの悪さ，恥，屈辱という感情により，良い対象に対する原初的なアンビバレンスをワークスルーすることが妨げられ，抑うつポジションへと向かう発達は停止してしまう。したがってより深い感情を明らかにするために，まず観察

訳注8) 原文ママ。公刊論文，著書ではa third objectと記されているようである (Britton, R.S. 1989, 1998, 2003)。〈排除された観察者 excluded observer〉という概念と近縁性がある。本章訳注12, および第1章訳注8参照。

される体験という問題を分析することが技法的に重要なのである。

　視覚は，個人の成熟であれ，種の進化であれ，発達が進むにつれその役割が増大する。双方において，それまで味覚，嗅覚，触覚，平衡感覚が支配していた領域で，しだいに視覚が利用されるようになる。これらの近接感覚は系統発生的に古く，はじめはこの感覚を通じて原始的なこころのメカニズムが表現される。成熟した対象関係を確立するためには分離することがきわめて重要であるが，これは視覚によって可能となる。他方，原始的な感覚機能が働くのは，対象と身体的距離が近くなり，的確に見ることができなくなるときである。視覚は正確で詳細な情報を提供するが，比較的未文化な近接感覚も重要であり，とくに人生の基本的な要素，すなわち食事，排泄，病気，死，そして性などに不可欠である。発達後期になり，それまで近接感覚に頼っていた機能の一部を眼がになうようになる。とくに投影と取り入れは眼を媒体とするようになる。例えば視線が対象を貫くことができるようになると，対象に入り込み，対象と自分を同一視するのに利用されるようになる。

第2部　無力感，権力，支配

エディプス・コンプレックスがもたらす抑うつ的な結末と妄想的な結末

　〈きまりの悪さ，恥，屈辱〉の体験に関心をもつと，当然相対的な地位と権力 power が問題となる。支配のハイアラーキーは，しばしば視線の方向と屈辱を与える能力で示される。自己愛的な患者はとくに地位に敏感である。彼らは，自分が優越しているという空想が疑問視されると予想し，見下されていることに気づくことを恐れている。彼らは「優越的な権力を持った人物に屈辱を受けている」と感じることがあり，〈鬱憤 resentment〉[訳注9]を抱いたままの状態でいることも多く，復讐の機会をうかがい，立場を逆転させ，優越的位置を取り戻そうとする。

　権力はひととひとに〈違い differences［異なり，差異］〉があるときには常に存在し，相対的地位と権力という問題にまつわり緊張状態が生ずることが多い。ほとんどの家庭では，不公平さをあまり強く感じずに，能力の違いを受け入れることができる。しかし，力関係が不公平であるか，あるいは力が

訳注9）resentment：起きた出来事，生じた事態が不正であると感じて体験する怒り。「憤慨」と訳されることが多いが，本書では，とくに怒りが抑制され，十分表現されていない状態に用いられている。したがって不満 grievance と近縁性があり，復讐願望を伴うことが多い。

奪われたと感じるとき，または残酷なかたちで権力が行使されているときには，こどもは〈鬱憤〉を抱き，自己愛的な同一視によって屈辱体験を逆転させようと試みることがある。そのよい例がエディプス葛藤の解決 resolution に関するフロイトの記述（1924）に現れているように思われる。ここでは父親の意志は「こどもを去勢する」という脅しを用い，力に基づいた権威を通じ家族にある構造を押しつけている。私の見解では（1990b, 1996b, 1999）この解消法 solution ではエディプス・コンプレックスは解決せずに膠着状態に陥り，こどもは鬱憤を持ち続け復讐をもくろみ続ける。

　私はフロイトのモデルを，エディプス的ディレンマの〈妄想的な解消法 a paranoid solution〉であると考えている。これはある程度は常に認められる解消法であるが，しかし自己愛的な患者ではこの解消法がこころを支配していることがある。しかし，この解消法と同時に〈抑うつ的な解決法 a depressive solution〉が存在する。この解決法は，憎しみ hatred を〈不当なものに対する不満 grievance〉訳注10) としてこころのなかに鬱屈させるのではなく，〈関わっていく行為 action〉で表現できるときに可能となる。病理的組織の中で不満を抱いているとき，よく見られる万能的な解消法が根ざしているのは，「こどもが母親と共謀して権威的な父親を打ち負かし，その地位を奪う」という空想である。対照的に，もし患者が現実にこの空想を外に向けて行動に移し enact，万能の世界から外に出ることができると，患者は自分が父親だけでなく，家族の構造をも攻撃してきたことに気づく。このとき自分が父親と同じようには機能することが全くできず，自分の乳児的な弱さや依存性が露わになる。こうして患者は空想的な勝利の代わりに後悔，良心の呵責，そして多くは絶望に直面し，苦痛を抱えながらこれらをワークスルーしなければならない。このとき最初に感じる屈辱感に耐えることができるなら，こども［の部分］はこれらの抑うつ的な感情をワークスルーすることができ，新しい家族構造が出現することがある。この構造のなかでは権威は万能ではなく，尊敬に基づいた地位を得ている。

　ほとんどのエディプス・コンプレックスに関する議論は，父親と息子の間の関係に集中している。それはおそらく競争するという問題が劇的で，そのためそれと認められやすいからであろう。競争が母親と娘，母親と息子，父親と娘

訳注10) grievance：とくに不正，不当なもの，不当に扱われたことに対して用いられ，直接的な怒りとして表現されない性質を持つ。適宜，「不満」「不当なものに対する不満」という訳語を当てる。鬱憤 resentment や復讐願望 wish for revenge と関連が深い。

の間で起きていれば状況は相当に異なり，競争が同胞間あるいは夫と妻の間で起きていても，同じく違いが生ずる。しかし，根本的なレベルでは，年齢や性別によって異なりがあるにもかかわらず，［競争の］構成要素の多くは同じものである。すべての場合で，ひととひととの違いが——年齢，体の大きさ，ジェンダー，あるいはそのほかどのような性質についてであれ——「苦痛を伴うが現実のもつ自然な側面である」とは感じられず，むしろ「不当に扱われ不正だ」という感情を引き起こすことがある。実際にはこれを判断するのは大変難しい。というのは，ひとを不当に扱ったり権利を侵害したりすることが，人生においても精神分析においても，まさに現実の体験でありうるからである。しかし，そうであってもなお，この現実体験は「ひととひととに違いが存在する」ということと統合しづらいのである。すなわち，ひととひととの違いに耐えることは，成長し創造性を発揮するうえで不可欠なのであるが，ひととの違いは羨望をも引き起こしうるうえ，その破壊性が非常に強くなるのは，まさにこれが不当なあつかいと結びつくときが多いのである。

　エディプス・コンプレックスについての二通りの解決法は互いに交替しあう。こころの退避所のなかで利用している妄想的状況は，外に出るときには抑うつ的な接触に道を譲り，患者は現実と直面しなければならない。患者の鬱憤と向きあう能力は，どちらの解決が優勢になるかを決定する上できわめて重要な要因となる。こころの退避の多くは鬱憤の感情に基礎をおいている。この感情が育まれ，保ち続けられるのは，患者が退避所から出て，鬱憤を憎しみとして，あるいは復讐への願望として表現することに自信を持つことができないからである。

　これらの権力，支配，そして無力感をめぐる問題は，乳児が相対的に小さく弱いという現実に根ざしているのであるが，それがとくに痛切に感じられるのは，母親が自分の心を開いてこどもの投影を受けとめることができないため，こどもが母親と争わなければならなくなる場合である。この場合こどもが「無力感をすりこまれている」と感じ，「これを補うためには自己愛的なメカニズムに頼らなければならない」と感じる可能性がある。正常な場合，新生児でさえ，微笑んだり泣いたりするという生まれつきの能力によって対象の応答を引きだし，対象に力を行使して自分の存在を感じさせることができる。これらの正常な方法により，こどもは母親の気が進まないときでも，強制的に自分の世話をさせることができる。しかしもし投影する能力に障害があるか，母親が情緒的に頼りにならない場合，万能的な方法が演じられるようになることがある。

すると微笑んだり泣いたりすることが，家族の中で権力を行使する誘惑的で強制的な方法として発展し，その結果自己愛的組織が形成され，これが家族関係を構造化することもありうる。

　効果的な抑制とバランスが保たれた家族では，ふたりの両親のどちらかが介入し，支配的な人物——すなわち他方の親，あるいはこども——の自己愛的な専制を和らげることができる。この三者関係の構成のなかで，こどもは親の過剰に不当な扱いから自分を守るだけでなく，自分の支配やコントロールから親を守る構造のなかに身を置くことにもなる。これらの家族の権力関係は，もちろん個人，集団，国家の間など広い領域において，権力関係を考察するうえでも有用である。この関係はまた，内在化され，転移の中に再び現れる。転移のなかには権力をめぐる対立が普遍的に存在するのである。

　〈こころの退避〉から外に出て，エディプス・コンプレックスの抑うつ的なありかたをワークスルーするために，患者はエディプス・コンプレックスの妄想的なありかたに伴なう侮蔑される感覚に耐え，それを生き抜くため，分析から十分なサポートを得る必要がある。「妄想的な構造を押しつけているのは分析家だ」と感じているときには，この問題を切り抜けるのは困難である。しかし抑うつポジションに直面することができるようになるのは，「万能的な自己肥大に気づく援助のなかに，軽視や侮辱が含まれている」という感覚について，患者が「耐えるに値する」と思えるときのみである。それが可能となるのは，患者が「軽視された」と感じる対象に対し復讐に満ちた攻撃を仕掛け，しかもその影響をワークスルーすることができ，そしてそれに続く後悔や罪悪感にも直面することができるようになるときなのである。

　エディプス・コンプレックスに対する妄想的解消法と抑うつ的解決法は，直面する葛藤を切り抜けようとするとき，個人が向き合わなければならない根本的な選択を表している，と私には思われる。もちろん患者はほとんど自分に選択の余地があるとは思わない。それは無意識の圧力が，自分を一方か他方かのどちらかに駆り立てようとするからである。レーヴァルト（Loewald, H. 1979）が同じ問題を論じていたと思われるが，彼はあからさまな言い回しで，「患者は去勢か親殺しのどちらかを選ばなければならない」と述べている。ダナ・バークステッド‐ブリーンは（Birksted-Breen, D.）未発表論文においてまったく同様の結論に達しており，アスター（Astor, J. 1998）によると，

　　彼女は論文で，エディプス・コンプレックスのふたつの主要な解決法 resolutions

を生き生きと臨床的に記述している。妄想的解消法においては去勢恐怖が心的内界に大きく浮かび上がっている。一方，抑うつ的解決法においては，両親に性的な親密さが存在することが認められ，羨望，排除，嫉妬は「人生の現実」として，最小限の歪曲で受け入れられている。

(1998, p.707)

　エディプス・コンプレックスの中心的な重要性と，その解決法に関する主要な問題は本書のいくつかの章で議論されている。詳細に記述されているのは第5章で，そこでは〈支配をめぐる闘争 struggle over dominance〉が探求されているが，第6章においても中心的な問題となっていて，ここでは闘争の結末を根本的な無力感と結びつけて論じている。最後に第7章においてもこの問題は重要であり，いかにして抑うつ的な道すじによって和解と許しが可能となるか，一方妄想的な道すじではそれがいかに不可能になるかを示している。この主題はきわめて重要で，強調するに値すると私には思われる。
　エディプス・コンプレックスの抑うつ的結末と妄想的結末の間を潜在的に行き来している，ということは，もっと一般的には，成長の過程で抑うつポジションへの進展と，妄想分裂ポジションへの退行との間を避けがたく行き来している，ということとの特異的な例である。多くはこの選択は，迫害感と罪悪感の間にあると思われるが，この点で興味深いのはメラニー・クラインが，いちど「私のもっとも重要な唯一の考えは，妄想は罪悪感に対する防衛だ，というものである」と伝えていることである。妄想分裂ポジションも抑うつポジションもいずれも終着点ではなく，さらに成長が進むことが可能となるためには，統合されている時期からいったん破綻を経なければならないのかもしれない (Britton, R.S. 1998b)。

第3部　悼み悲しむこと，メランコリー，反復強迫

　本書の最後のセクションでさらに探究するのは，患者が選択する方向を左右する二分されたあり方，あるいは道すじである。患者はある程度ここで進むか退くかを選択するように思われる。あるときは，不安があまりにも強いため現実には選択の余地がなく，患者は自分のコントロールを超えた力によって防衛的な行動に追い立てられていると感じる。異なる場合では2つの方向の間のバランスは均等に近いので，このときこそ分析家は異なった対応をとり，患者の

力になってサポートすることが可能となる。そして患者は不安と苦痛が続くにもかかわらず困難な時期を通り抜け，成長し続けることができる。最も変化に抵抗する患者でさえも，ほとんど常にある種の動きを認めることができる。この動きは通常「妄想分裂ポジションと抑うつポジションのあいだの交替」という用語で理解されてきた。そしてこれらは互いに平衡状態にあると考えることができる。しかしもしこの平衡モデルに〈こころの退避〉という考えを付け加えると，この交替は，むしろ〈退避所〉の中に留まるか，そこから外に出るかの間で起きている現象として観察できることが多い。ここでもまた抵抗現象は（静止しているように見えるかもしれないが）実はそれほど静止した状態にいるわけではない。むしろ〈退避所〉から外に出ようとする何らかの動きが，不安に耐えられないために急激な後戻りに終わってしまっている，という可能性があるのである。

　個人が葛藤を解決する方法は，多くは喪失に耐える能力によっている。変化が起こりそうなときに個人が直面するディレンマの根幹は，一つは喪失に向きあうこと，もうひとつは防衛組織を通じて喪失を否認すること，そのどちらを選ぶかにある。万能的状態を放棄することは喪失に向きあうことを伴う。そこに含まれる精神的なプロセスは，死別によって生じた精神的プロセスと多くの共通点を有する。フロイト (1917) が〈悼み悲しむこと〉と〈メランコリー〉を区別したことで，私たちは患者が一方から他方へ移り行くときに通り抜けなければならない段階を追跡することができる。〈メランコリー〉は失敗した〈喪の悲しみ〉と考えることができる。メランコリーは，喪失──対象の喪失と，同時に生じる万能感の喪失の両方を含む──を受け入れる負担が過大だ，と感じるときに生じる。ゆえにメランコリーは，抑うつポジションに近づいたものの，万能感を保つためにそれを避けて逃げ込んだ〈こころの退避〉とも理解できる。患者がメランコリー的な否認を抜け出し，現実に向きあう方向に動くことができるためには，このときは〈悼み悲しむこと〉にこそ，直面しワークスルーしなければならなくなる。通常このプロセスでは，当初，患者は喪失を否認するために失われた対象と同一化しているが，次いでこの否認が苦痛をともない消失していく。フロイトは「失われた対象へのリビドーの固着を示す記憶や期待する状況のひとつひとつが，もはや対象が存在しない，という現実の審判に出会っていく」(p.255) と記している。悼み悲しむ作業を非常に苦痛なものにするものこそ，この〈現実の審判〉である。こころの変化を確かなものにするために，このプロセスが繰り返しワークスルーされなければならない。

このプロセスが最も明らかになるのは，悼み悲しむプロセスが現実の喪失に引き続くときであるが，フロイトは，軽蔑や失望が生じ，これにより対象の愛情が失われたと感じられるときにも，本質的に同じプロセスが進行している，と理解した。このとき外的対象の喪失についで万能感の喪失が生じる。それまではこの万能感により，対象が失われることはないと保証されている，と感じていたのである。

このプロセスは細部に至るまで詳しく研究され，そして患者が解釈を理解すると，分析的接触 analytic contact[訳注11]が意味を持つようになり，常に多大な喪失感とそれに関わる強烈な抑うつが現れることが理解されるようになった。このような洞察の瞬間には「現実の審判」が下され，投影を取り戻すことが可能となる。患者は，本来対象に属していたものを対象に返すことができるようになる。そして等しく重要なのは，投影によって自分のものではなくなっていた自分自身の一部を，自分に取り戻すができるようになることである。対象に対する万能的なコントロールを失うことを悲しみ，そして対象自身を失うことを悲しむことは，分析に有意義なこころの変化をもたらす，と私は記述している。

分析家は，患者に生じるこのプロセスを促進するうえで，きわめて重大な役割をはたす。分析家は中心的な人物となり，最初は患者に直ちに屈辱を与える〈観察する対象〉となり，ついで愛情や憎しみを向けられる〈原初的対象〉となる。もし分析家が，自分が〈排除された観察者 excluded observer〉[訳注12]の立場にいると感じて生ずる不安をコンテインできるなら，患者が〈原初的対象 primary object〉に対して生ずる強烈な感情に向きあえるよう援助することができるかもしれない。同様に，もし分析家が〈原初的対象〉として自分が位置づけられることに耐えることができるなら，患者が感じる〈見られること〉にまつわる迫害的な影響を和らげることが可能になることが少なくない。

こころの変化を促進するものとして機能するために，分析家は患者の投影を受け入れ，投影に対し反応しすぎることを控え，患者のコミュニケーション

訳注11) contact：分析家が患者の意識的，無意識的感情に解釈，理解を通じて，あたかも手を伸ばして触れるかのように，分析家のこころを近づけて，患者のこころに接すること。クライン派文献で頻用される表現で，分析家が目標としている治療的行為であり，これにより治療的変化が生じると考えられる。そのまま〈接触〉〈触れる〉という訳語を当てる。reach the patient〈患者のこころに接する〉も近縁の表現である（第6章訳注参照）。

訳注12) excluded observer：〈原初的対象 primary object〉と同様にBritton, R.の定式化に基づいている。〈観察する対象 observing object〉と近縁の概念。本章訳注8，および第4章参照。

と，それに対する自分自身の反応とをともに理解することができなければならない。ビオン（Bion, W.R. 1962）はこのプロセスをコンテインメントと呼んだ。彼が示したのは，「患者がこうして理解されると，投影したものを患者は受け入れやすくなり，修正された形で投影したものを取り戻すことができるようになる」ということである。しかし私の見解ではこの記述は不完全である。コンテインメントにより不安は和らげられ，患者は理解されたと感じるようになるが，それ自体では真の分離が可能にはならない。投影されたものは，悲しみがワークスルーされる第二段階にならないと十分には自分に取り戻されない。最初の段階では，患者は自己の一部をコンテインしている対象を内在化する。自己は対象に分かちがたく結びついている。この段階では患者は「対象を万能的に所有している」と空想していて，現実の分離による対象の喪失は否認されている。不安が和らげられるのは分析家に理解されているという感覚から生じており，分析家の権威を頼っている。しかし，理解は自分の内面から生まれる必要がある。それは自分自身で考え，判断する能力によるのであり，それを達成するために，患者は，分析家も含み権威的な人物に見解と判断を依存することを放棄しなければならない。

　この依存を放棄することが，悼み悲しむプロセスの第二段階の先駆けとなる。これが独立の方向へ，そして悼み悲しむ苦痛に向き合う動きへとつながる。この段階では「対象に依存している」という現実がまず認められ，ついで悲しみをワークスルーするために「対象を喪失している」という現実に向きあわなければならない。これらは両方とも激しい抵抗を受けることが多いのである。

抵抗，女性性の拒否，反復強迫

　こころの変化に対する抵抗のもつ性質に，一生を通じフロイトは関心を示し続けたが，とくに古典的な後期の著作「終わりある分析と終わりなき分析」（1937）においてとりわけ注目している。この論文でフロイトは，自分の病気にしがみつき，可能な限りのあらゆる手段でそれを守る患者について述べている。この状態になると，患者の病気は〈こころの退避〉の主要部分となり，分析家が患者を助けようとしていると体験すると，分析家の努力を妨害する快感が，こころの変化によって得られる満足より強くなる可能性がある。フロイトが成長を妨げる力を検討するにあたり，死の欲動を念頭においているのは明らかである。フロイトはこの抵抗を彼が呼ぶところの「女性性の拒否」に帰している。彼のこの観察は驚くべき，きわめて重要なものであると思われる。フロ

イトが論ずるところによると，女性は自分の女性性に不満を持ち，男性的な属性を持とうと望み，それがペニスを持ちたいという願望として現れるという。男性は，自分の女性的な属性を受け入れることを劣等になることと感じ，「男性的抗議」を行うようになる。フロイトは以下のように論じている。

> 決定的なこととして残るのは，抵抗によってあらゆるこころの変化は妨げられる——すなわちすべては元のままである，ということである。ペニスを持とうとする願望と男性的抗議は，私たちが心理的な地層をすべて貫いていって突き当たる岩盤であり，そこで私たちの作業は終わる，という印象を持つことが多い。
>
> (1937, pp.252-253)

この論点について，私はいくつかの章，例えば第3章，第5章，そしてとくに第9章において触れる。やはりこの論点はきわめて重要で，繰り返す理由があるのである。この「**女性性の拒否**」は，〈良い対象に対する依存を受けいれる〉のに耐えられないこととしてとらえるのが適切である，と論じたい。この困難は男性にも女性にも等しく存在する問題であろう。実際両方の性の乳児は，最早期に母親と母親の乳房との関わりを受け入れなければならない。ビオンによって「つながりに対する攻撃」(1959) として記述された現象は，とくに良い対象に対する受容的なつながりに対して向けられるのであり，この場合良い対象とは，初めの発達に不可欠な良い乳房と，創造的なペニスの双方を指している。後者は，新しい生命，償い修復すること，そして成長が進むのに必要となる安全な構造を提供する。

これらの創造的なつながりを攻撃すると新たな成長が生じるのが困難となり，反復強迫に陥る。「受容し依存できる」ということには，対象を愛しその価値を認めることが含まれている。これが羨望を再び活性化し，憎しみと破壊性を呼び起こすのである。しかしまた成長と発達が達成されると，次には患者は他者からの羨望に満ちた攻撃にさらされる。こうして羨望することと，羨望されることへの恐れが同時に存在することになり，双方がこころの変化の可能性に強力な抑止的効果を表す。

抵抗に関わるこれらのことを考察して，本書は一巡してもとに戻ったと考えることができる。〈きまりの悪さ，恥，屈辱〉の概念を導入したのは，まずは〈見られること〉の結末を探求するためであったが，いまや〈見られること〉と〈羨望されること〉とのあいだの緊密な関係を認識することができるようになった。双方は視覚と関連し，また良いものの良さを認めることに関わる。も

し患者が「良いものを奪われた」と感じ，また「その良いものに与えられていた権力を簒奪された」と感じるなら，患者は自分を現実をあるがままに観察されることを恐れるようになる。なぜなら，患者は「自分が偽物で，見下されている」と思うからである。しかし一方，患者が「自分は良いものをもち，それが検証に耐えるものだ」と確信しても，次には羨望による攻撃を予期し，やはり観察されるのを恐れるようになる。両方の場合において「邪悪な眼」こそが恐れられるのである。すべての成長は純粋に良いことだけでなりたっているのではないので，抵抗の2つの源は両方とも程度を異にしつつ常に存在する。分析作業とは，患者が自己と他者の双方の価値を正確に知ることができるようになり，自分に欠けているものを見つける〈きまりの悪さ〉を受け入れられるようになるよう援助し，そして現実の達成が得られたとき，今度は攻撃に立ち向かえるようになるよう援助することなのである。

結　論

　ここに呈示した著作は，従来から私が〈こころの退避〉について理解してきたことの上に築かれていて，患者が〈病理的組織化〉に頼る状態から自由になり，〈こころの退避所〉から外に出て行くことを，何が可能にし，何が妨げるかを見ていこうとするものである。ここで示された主要な新しい考えは，〈こころの退避所から出て行く〉ということは，〈観察される〉という体験につながる，ということである。これにより〈恥と屈辱〉が体験される。これはとくに自己愛的防衛によって，「自分が優越している」という幻想や妄想が生み出されているときに顕著となる。なお〈観察する対象〉に関連して生じる不安に私が気づいたからといって，〈原初的対象〉に関連する不安が重要である，という私の従来の見解が後退したわけではない。しかし多くの場合，〈恥と屈辱体験〉こそが，患者が新しい現実に向き合うときに直面しなければならない最初の体験なのである。患者が抑うつポジションの不安に関わりながら成長していくためには，この体験に耐えなければならない。

　この著書に編纂された諸論文で，私は患者が成長に向かおうとするときに生ずる複雑なプロセスを理解しようと努めた。私がたどった道筋には，〈権力〉と〈支配〉の問題と，〈鬱憤〉と〈復讐〉の問題が含まれている。最後に私は〈悼み悲しむこと〉の役割と女性的受容的立場に立つことを受け入れることの難しさを考察した。これらの複雑なやりとりのすべては相互に関係しあい，ま

たここに呈示した新しい問題と，何年にもわたって確実に築いてきた旧来の問題群とは互いに関連しあっているのである。

本書の概要

第1部

〈きまりの悪さ，恥，屈辱〉に関わる主要テーマは，第1章「〈見られること〉に対する不安——自己愛的なプライドと屈辱」で考察される。この章ではある患者の臨床素材が提示される。この患者の防衛は，優越性と賛美されることについての空想に基づいていて，患者はとくに〈観察されること〉に敏感である。分析設定によって患者は視線に曝されていると感じ，劣等感と迫害感を感じやすくなっている。〈観察されること〉に対する反応が患者の病理において中心的な役割を演じている。私はまた，患者が視線を用いて屈辱体験を反転させるプロセスを記述する。患者は興奮しながら見ることで対象の中に入りこんでいると感じていて，それで自己愛的な優越性を回復していたのである。

第2章「シュレーバー症例における視線，支配，屈辱」では，有名なシュレーバー症例について考察する。シュレーバーの回想録と，フロイトの素晴らしい症例研究を利用し，シュレーバーの発病における屈辱体験の果たした役割に注目する。ここでシュレーバーが苦悩を理解しコンテインする人物を見出せなかったため，ひとりで屈辱体験に向きあえず，パラノイアから抜け出すことができなかったことを示す。

第3章「改善していく過程で現れる情愛に対するきまりの悪さ」で記述する患者は，抵抗性の強い自己愛にとらわれていたが非常に改善し，自己愛状態から抜け出し，以前より現実的に自分自身と対象に向きあい始めている。ここで，自分を守るために頼っている自己愛組織と，「見透かされ，視線に曝されるのではないか」という恐れを表す臨床素材を提示する。患者は，以前より暖かく〈情愛のこもった感情 tender feeling [tenderness]〉に触れることができるようになり，この感情の現れとともに愛情と感謝を表せるようになってきている。この症例で興味深い特徴は，患者が〈情愛のこもった感情〉を感じると，〈きまりの悪さ〉と〈恥〉の感覚が生じることである。なぜなら，彼はそれらの感情を女性的なものと考え，また劣ったものとして見られることを恐れるからである。

第4章「分析家への〈排除された観察者〉という転移」では，〈原初的対象〉

と〈観察する対象〉を区別し，いかにして分析家が〈排除された観察者〉の立場に置かれるかを示す。この章では転移概念の歴史を概観し，どのようにして分析家が転移外の位置から審判的な解釈をするよう駆り立てられることがあるか，について述べる。これは排除され，見下される，という体験に対する反応として生ずる。

第2部

第5章「エディプス状況における支配をめぐる闘争」では，エディプス状況において生ずる権力と支配をめぐる葛藤について述べ，エディプス・コンプレックスの妄想的解消法と抑うつ的解決法を区別する。臨床素材で描こうとする患者は，恩に着せるような支配を受けていると感じていて，これを反転してやり返そうと闘争している。

第6章「分析セッションにおける無力感と権力の行使」では，患者が分析家に対して持つ関係性において権力の問題が重要であり，それが無力感に対する反応として，自己愛的優越感が肥大することに関わっていることを論ずる。根底では，無力感は，患者が置かれている真の状況を受け入れ，解決することができる人物を見出すことができなかったということに由来する。臨床素材では，私に「患者が近づきがたい人物と映っている」という状況を記述する。この状況は，彼もまた私のことを「自分のコミュニケーションや投影に近づこうとしない」と見ている，と私が気づくまで続いたのである。

第7章「エディプス状況における復讐と鬱憤」では，鬱憤と復讐の関係を研究する。ここではロバート・ルイス・スティーブンソンの小説『さらわれたデービッド（原題：誘拐されて Kidnapped）』を利用する。もしたまった鬱憤を，憎しみや復讐願望として表現することができれば，エディプス・コンプレックスの抑うつ的解決の方向への変化をもたらすことが可能となる。そうなると鬱憤は少なくとも一部は消失し，許しへと置き換わるのである。

第3部

第8章「悼み悲しむこととメランコリーとの葛藤」では，〈悼み悲しむこと〉の重要性を，万能感を放棄し，喪失という現実に向きあう作業との関連で論ずる。成長とこころの変化は，〈悼み悲しむ〉プロセスへと向かう中で可能となる一方，変化に抵抗するとメランコリーが生ずる。抑うつポジションに向きあいはじめると，悼み悲しむこととメランコリーとの間に葛藤が生ずる。悼み悲

しむことができるために，患者はこころの退避所から出て，見ることと見られることに対する不安に向き合わなければならない。実際に万能感を失うことと，対象を失うことの双方に向きあうことが，こころが変化する可能性を決定づける主要な要因として示される。

最後に第9章「反復強迫，羨望，そして死の欲動」では，反復強迫に焦点をあて，こころの変化に対する障害を生むものとしての羨望の位置づけと，死の欲動の役割を考察する。私の見解では，反復強迫は，変化に対する憎しみとして現れ，一切新しいものが成長できないように要求する。これは，両性において〈受容する〉という位置に立つことに耐えることが困難であることと関連する。このような位置は「女性的で劣っている」とみなされることが多いからである。羨望し，羨望されることは，見る体験と見られる体験とに関連がある。分析において，分析家が成長と発達を促すことができるようになるためには，両者がともに問題をもたらすことを理解する必要があるのである。

第 1 部
きまりの悪さ，恥，屈辱

第1章　〈見られること〉に対する不安
──自己愛的なプライドと屈辱

　〈見ること seeing〉そして〈見られること being seen〉は，ともに自己愛の重要な体験的要素である。自意識は自己愛に必ず伴う特性であるが，自意識が非常に強くなるのは，患者が自己愛的関係による保護を失い，ある程度分離に耐えねばならなくなるときである。それまでひきこもり保護されていた患者は，いまや注目を浴び，〈視線 gaze〉[訳注1]にさらされ，そのために〈屈辱体験 humiliation〉に対し脆弱になっていると感じる。この体験を患者は「破滅的で耐えることができない」と感じることがある。とくにそうなるのは，患者が自分自身の視線を利用して，他者を見下す優越的な立場を築こうとしてきた場合である。すると患者は視線にさらされることを〈報復 retaliation〉として体験する。患者がこのような屈辱体験をどうしてでも緊急に回避し，あるいは軽減しなければならない場合，喪失に関わる罪悪感やそのほかの感情に向きあうことができなくなる。もしそうでなければそのような感情に耐えることができたであろう。本章はこの状況を記述する。この状況において自分の屈辱体験を理解し，よりよく耐えられるよう必要なサポートを得られないと，患者の成長は阻害されてしまう。

　観察されるときに生じる感情について，私たちはみなよく知っている。また見られることで，快い感情も不快な感情も惹き起こされることを知っている。見られることで，自尊心，賛美されるという快感，露出的な衝動の満足を得られることもある。しかし〈きまりの悪さ，恥，屈辱 embarrassment, shame, humiliation〉[訳注2]という極端に不快な感情が結果として生じることがある。私

訳注1）gaze：対象あるいは自己に対する一定した視線。シュレーバー回想録の英訳ではBlickの訳語として使用され，〈光線〉として具象化されている。Blickは〈まなざし〉とも訳され，また第5章でウィニコットなどの引用にも見られるが，迫害的なものも含むため〈視線〉の訳語を当てる。第2章参照。

は本章でこういった感情に焦点を当てたい。なぜならこれらは臨床実践上重要で，患者の分析体験を深くいろどる可能性があるからである。とくに〈屈辱体験〉には独特の耐え難さがあり，即座に苦痛を解消するよう求められる demand urgent relief。屈辱体験は非常に恐れられ，患者の多くは「この体験を回避しなければならない」としか考えられない。ある患者はひとの視界から隠れようとし，ある患者は自分を賛美させて屈辱体験を反転させようとする。またほかの患者は，他者に屈辱体験を押しつけて自分自身を守ろうとすることもある。転移関係では〈支配をめぐる闘争 a struggle over dominance〉が生じることがある (Steiner, 1999, 本書第5章，第6章)。ここでは視線の方向が，権力と地位の相対的関係を示す重要な指標となる。患者は「自分が卑小で，依存していて，見下されている」と感じると屈辱を感じる。このような感情に対し，逆に分析家を見下したり，分析家がほかの人間を見下すようにしむけたりして，自分自身を守ろうとすることもある。取り入れあるいは投影によって優越性を獲得し，自己愛的プライドを満足させてきた患者は，とくに「自分の防衛が見透かされる」と感じ，「対象が〈復讐 revenge〉として自分に屈辱を与えようとする」と感じる傾向がある。なぜなら，自分のせいで対象は劣っていると感じてきた，と考えるからである。

　ローゼンフェルト (Rosenfeld, 1964) は，「自己愛的対象関係のもっとも重要な機能は，主体と対象の分離体験を回避することにある」と論じている。投影同一視および取り入れによる同一化により，自己愛的な患者は，対象に属している望ましい特質を自らのものとし，自分の望ましくない特質を排出する。このため患者は，真に分離した対象との関係を発展させることができなくなる。自己愛的患者は自分自身から独立した対象に関わるのではなく，むしろ対象に依存していることを否認し，あたかも自分に必要な性質とこころの栄養をすべて自分が持っているかのようにふるまう。もしこの患者がこの万能的な自己充足感を失うと，依存的で，愛情に飢えている needy という感情に触れることになり，不安を喚起させられる。もし対象が彼を欲求不満に陥れるなら，患者は怒りと失望で応えるが，他方対象の良さへの愛情と依存心に気づくと，患者は自分の羨望に直面することになる。ローゼンフェルトは，いかに自己愛的対象関係が患者をこういった不安から守っているか，を記述している。もし万能感が脅かされると不安が出現し，患者はこれに向き合わなければなければなら

訳注2) embarrassment, shame, humiliation：恥に関する体験，感情の系列で，軽度のものから重度へと順にあげられている。序章の訳注3参照。

なくなる。

　このような不安は，自己愛組織が弱まり，破綻するにしたがって，対象をより明確に〈見ること〉になった結果として生じる。〈見ること〉に対する不安の重要性は一般によく認識されてきた。しかし同時に，患者は〈見られること〉の結果として，〈屈辱体験〉が生ずることにも向きあわなければならない。私はかつて，どのようにして〈自己愛組織〉が〈こころの退避〉を生み出すかを記述した（Steiner, 1993）。患者はその中で〈見られること〉から逃れ，隠れることができるのである。本章で，私はこの〈退避〉がもはや有効でなくなったときに患者が直面する状況について論ずる。この状況では，患者は「準備ができていないのに，敵意に満ちた現実に直面するよう強いられている」と感じることもあり，また「観察され，評価され，非難されている」と感じることもある。

　視覚は，主体が対象に接近しすぎている場合には有効ではない。なぜなら対象は，距離をとって観察するときにのみ視界に入るからである。これは〈見られる〉ときにも同様である。なぜなら〈こころの退避所〉から外に出て，対象と距離を取ろうとするときこそ，敵意に満ちた〈視線〉が予想される事態が生ずるからである。〈見られること〉が，〈見ること〉ことと同様に不安を惹き起こし，両者によって自己愛的防衛は強化される。〈視線〉は自己愛的関係を再び築きなおすためにも利用されるので，この状況は複雑になる。見ることは，対象に入りこんでそこに避難し，そして再び対象を支配し，その性質を獲得する手段となる。本章で呈示する臨床素材は，眼がこのように利用されるときに，屈辱体験がとくに恐れられていることを示している。

　自分が〈視線〉にさらされる体験は，多かれ少なかれ極端に不快で，一連の感情体験のスペクトラムのどこかに位置づけられる。このスペクトラムは〈きまりの悪さ embarrassment〉，〈恥 shame〉を経て〈屈辱 humiliation〉に至っている。これらの感情の重要性は，英語のなかにこの感情に関連する語彙が非常に豊富であることによって証明される。少数だけでもあげてみると，患者の感情には，卑下された belittled，低められた debased，冒瀆された defiled，評価を落とされた degraded，面目をつぶされた demeaned，醜くされた disfigured，品位を汚された disgraced，名誉を汚された dishonoured，悔しい思いをさせられた mortified，軽蔑された scorned，価値がない worthless，脆弱である vulnerable，などがある。そこにみられる感情のスペクトラムの中には重要で精緻な区別があり，一般的に〈屈辱〉から〈恥〉をへて〈きまりの

悪さ〉へとうつるにつれ不快感は減っていくが、たとえ恥じらい shyness, 照れ blushing,（内面や身体を）隠したいと思う modestyといった程度の感情にさらされるひとでさえも、即座に苦痛を解消するよう求めると考えられる。この体験がいかに耐え難いものであるかは〈屈辱、恥、きまりの悪さ〉の感情についてなされる表現に典型的に現れている。「こんな目にあうくらいなら死んだほうがましだ」「大地が口をあけて私を飲み込んでしまえばいいのに！」といった表現はよく引用される。少なくともある文化では、屈辱を受けることは自殺することのみならず、復讐をも正当化しうるのである（Benedict, 1946）。

　この何十年かのあいだ、多数の研究により恥についての関心が復活し、包括的で重要な文献がとくに米国から現れた。これらの著者の中でも、ワームザー（Wurmser, 1981, 1987）が最も影響力のある重要な著作者であり、古典的精神分析的アプローチに最も深く根差している。彼は〈恥〉について詳細に定義して、〈罪悪感〉と明瞭に区別している。そして多くの臨床例を呈示し、恥の多様な諸側面を印象に残る詳細さで論じ、恥と自己愛および〈観察される〉体験とを結び付けて論じている。

　恥の感情についての関心が復活した理由の一部には、コフート（Kohut, H. 1971）の議論に刺激されたことがある。彼は自己愛を論じ、また「こどもが自己自身のイメージを肯定または否定する上で、対象がその役割をになう」と論じた。とくにモリソン（Morrison, A.P. 1983, 1984, 1987）はコフートの知見を拡充し推敲して、「外的対象が患者の自己感を確かなものにできないと、恥の感情が生じる」というありさまを記述した。ナタンソン（Nathanson, 1987）は恥について興味深い論文集を編集した。そして彼もまた社会的関係の中で、権力のハイアラーキーを生みだす目的のために、恥辱感が利用される様相を論じた。ランスキー（Lansky, M.R, 1996, 2001, 2005, 2005a, 2007）は無意識の、あるいは隠された恥の感情の重要性について詳細に説明した。すなわち「恥は罪悪感によって隠されている可能性がある」という。ランスキーはまた、恥と羨望の間に関連があることが重要であることを見出した。すなわち彼は、「恥と羨望はともに比較することから生じ、また羨望は、自分が劣っているという恥辱感によって触発されることが多い」と指摘したのである。この分野の多くの著作者と同様に、ランスキーは古典文学の登場人物から性格についての興味深い研究を提出している。

　古くは、恥について言及した論考として、エリクソン（Erickson, E.H. 1959）のアイデンティティと発達についての著作、ベネディクト（Benedict, R. 1946）

の〈恥の文化と罪の文化〉についての人類学的な著作，そしてH.B. ルイス（H.B. Lewis, 1971）の著作があげられる。ルイスは発達心理学の知見を臨床的著作に応用した。

　ヨーロッパにおける恥についての研究への貢献は，多数ではないが，やはり重要なものが含まれている。フェアバーン（Fairbairn, W.D. 1944, Ogden, T.H. 2010 も参照）は「恥の感情は，愛情が拒絶されたときのこどもの体験に由来する」と考えた。

> 同時にこどもにとって，母親にリビドー的な欲求をもつこと，すなわち発生期の愛情を表現することもまた，母親しだいで拒絶に直面しうる危険な過程となる。というのは，拒絶されることは彼のリビドーを情緒的な真空の中に放出するに等しいからである。このような放出はきわだって破壊的な感情体験を伴っている。より年長のこどもにおいては，この体験は彼の愛情が軽視される強烈な屈辱体験のひとつであり，複雑な体験となると思われる。より深いレベルにおいては（あるいはより早期の段階においては），この体験は恥の体験の一つであり，欲求が軽視され，卑小なものと見なされたまま露わにされるのである。この屈辱と恥の体験によって，こどもは「無価値で，愛情飢餓状態で，あるいは乞食のようなありさまに貶められている」と感じる。こども自身の価値の感覚はおびやかされ「劣っている」と苦痛を感じるのである。
> 　　　　　　　　　　　　　　　　　　　　　（Fairbairn, W.D. 1944, p.84）

　フェアバーンは，この感情体験が「きわだって破壊的」であることを示している。またヨーク（Yorke, C. 1990）は，充実した内容の詳細な論文の中で，母親 - 幼児集団における観察研究を報告している。彼と彼のチームが観察したのは，「恥の感情はあるこどもたちにとくに重要で，能力を喪失させることがある」ということと，「それはトイレットトレーニングと清潔さを獲得する課題に関して生じる」ということである。ヨークはまた，恥についての初期の研究を総説しており，その中には，この主題に対するフロイトの貢献について概観したものも含まれている。もうひとりの英国人として，コフート派の見地からこの主題にアプローチしたモロン（Mollon, P. 2003）の貢献があげられる。

　ウィルソン（Wilson, E. 1987）は，恥に関するフランスの文献を概説している。ウィルソンは一見したところ，恥は比較的無視されてきたようだと述べている。しかしながら，多数の重要な研究が恥について触れており，なかんずくグリーン（Green, A. 1983）の研究が重要で，彼はソフォクレスの悲劇における，

「オイディプス」の罪悪感と「アイアス」の屈辱感[訳注3]を対比している。これらの研究には，ドネ（Donnet, J.L. 2009）の興味深い論文が付け加えられるべきであろう。この論文では，コンラッドの小説『ロード・ジム』の主人公[訳注4]が一生にわたって抱き続けた恥の感情が探求されている。ヨーロッパ人のなかでは，ドイツの精神科医ザイトラー（Seidler, G.H. 1995）の著作について言及されるべきであり，この著作では，多くの哲学的な見地をふくみ，恥について包括的に概説されている。

特別に言及されるべきは，クリストファー・リックスによって成し遂げられた『キーツと恥 Keats and Embarrassment』と題する魅力的な研究（Ricks, C. 1976）で，詩人の恥の感情についての繊細な感覚が豊富に描かれている。リックスは，広範な分野を概観し，ダーウィンの赤面感情についての著作と，〈きまりの悪さ〉を個人のアイデンティティと結び付けて論じたゴフマン[訳注5]（Goffman, E. 1956）の社会学的研究を論じている。

視線の役割についても相当な文献があり，とくにアイデンティティ感覚の発達の観点から，多くの著作者が「観察される」という体験を関連づけている。ラカン（Lacan, J. 1956）の，影響の大きい，しかし複雑な著作群の中では，発達における「鏡像段階」を記述したものが重要であり，同じく貴重なのはウィニコット（Winnicott, D.W. 1967, p.112）のより臨床に根ざした観察である。彼は，母親の顔を「生まれてはじめての鏡」として描写した。「赤ちゃんは，母親の顔を見ているときに何を見ているのだろうか？」と彼は問い，そして，「ふつう赤ちゃんが見ているのは，彼もしくは彼女自身である」と答えた。

訳注3）アイアス Ajax はトロイ戦争に参加した勇者。戦死したアキレウスの遺体を奪われないよう，オデュッセウスと奮戦する。その後アキレウスの形見の武具をめぐってオデュッセウスと競い，判定で敗れる。ソフォクレスの悲劇『アイアス』によると，彼はこの屈辱に耐えきれず，大将のアガメムノンやオデュッセウスなどに復讐を企てるが，女神アテネに幻惑され，宿敵でなく，代わりに牛羊の群れを大量に虐殺する。そして正気に戻り，自分を恥じて自殺する。

訳注4）『ロード・ジム Lord Jim』は，イギリスの小説家，ジョゼフ・コンラッド（1827-1924）の1900年の小説。理想に燃えていた一等航海士のジムは，遭難した老朽船パトナ号に800人の乗客を残したまま，船を見捨てて船長らとボートで脱出してしまう。その後ジムは誇りと名誉を失ったと感じて恥じ，自分を憎み，ついに放浪の旅に出る。しかしジムは事件の記憶と自己嫌悪のため一か所に落着けない。最後は南洋の島で酋長の娘を愛するようになり，〈領主〉（現地語でトゥアン，英語のロードにあたる）と呼ばれ住民に慕われるが，海賊の襲撃に際して裏切りに巻き込まれ，住民の信頼を失う。最後は臆病者の汚名を返上しようとして，息子を殺された酋長に射殺される。

訳注5）アーヴィング・ゴフマン（1922-1982）はアメリカの社会学者。『日常生活における自己呈示』『スティグマの社会学』『精神病棟 asylum』などの著作で有名で，社会学的〈役割〉理論，〈ドラマツルギー〉論の先駆者，理論家のひとりである。

ここでウィニコットは自己愛的なタイプの対象関係を記述しており，彼が水の中の自分のイメージを見ているナルキッソス自身にまで立ち返って語っているのは明らかであると思われる。しかしウィニコットは，自己愛を早期に解釈するべきでないと考えていて，コフート（1971）と同様，母親の肯定的な視線がこどもの自尊心に与える重要性を強調した。この見解はライト（Wright, K. 1991, p.270）によっても支持され，「〈他者 the 'Other'〉が伝え返すこどものイメージは，このようにして，彼が自分自身をとらえ，自分自身を知っていくかたち[訳注6]となる」と示唆している。この見解は多くのクライン派分析家のそれとは異なっている。クライン派分析家は「患者が自己愛的な理想化を保持しようとする願望と共謀するのを避けることが重要である」と考えている。この点では，私はウィニコットとコフートには同意しないが，患者が見下され，屈辱を受けることに敏感であることについては私も注目している。もし屈辱に傾きやすい傾向に気づくことができたら，分析家は患者が苦痛な現実と向き合うことを援助することができるかもしれない。

　もしこの屈辱的な状態を臨床の場において認識せねばならないとしたら，この状態を把握する〈場〉の概念が必要である，と考えられる。この目的にとって私はブリトンの公式が有用であると考えている。ブリトンは，〈三者関係の空間 triangular space〉[訳注7]について築いた研究（Britton, R.S. 1989）に基づき，こどもと**〈原初的対象 primary object〉**，あるいは**〈欲望の対象 object of desire〉**との関係が，こどもが**〈第二の対象 secondary object〉**[訳注8]の存在に気づくことによって複雑になるありさまを記述した。そしてこの〈第二の対

訳注6) the form：Wright, K.は，Langer, S.の"Symbol in a New Key"（邦題『シンボルの哲学』），その師であるCassirer, Eの"Philosophy of the Symbolic Forms"（邦題『シンボル形式の哲学』）を参照している。しかし著者の関心は，自己像の〈形成 Forming〉にあるようである。したがってカント的概念を連想する「形式」という訳は控えておく。

訳注7) triangular space：「三角空間」とも訳されるが対象関係を内包する概念である。こども（自己）が両親間の関係を否認するエディプス空想から脱し，自分が部分対象もしくは全体対象としての両親間の二者関係から排除され，ただ観察していることに気づき，耐えられるようになったとき，こころのなかに構成される三者の空間が〈三者関係の空間〉である。これにより自己は〈第三の位置 the third position〉を獲得し，そこから自己自身を観察することができるようになる。そしてこころは自由を獲得し，自己として組織され，自己自身でありながら，他者のこころを受け入れ，他者として関わることができるようになる。者（もの）には当然部分対象も含まれる。

訳注8) parental coupleのうちprimary objectでない対象のブリトンの命名法には揺らぎがある，あるいは必ずしも明示されていないようである。例えば『見失われているつながり missing link』『信じることと想像すること Belief and Imagination』や『性，死，および超自我 Sex, Death and Superego』ではthird objectという表現が見られる。本書p.34, p.86でも「第三の観察する対象」とある。

象〉が〈観察する対象 observing object〉となり，こどもの〈原初的対象〉との関係を審判すると捉えた（1995，私信）。この記述に基づき，私は図式的に次のような公式をうちたてた。「一方で〈原初的対象〉との不満足な体験によって，主として罪悪感が生じる。他方，〈観察する対象〉との不快な体験によって，恥の感覚が引き起こされる」。罪悪感については，抑うつポジションをめぐるクラインの公式と関連して多くの関心が注がれてきた（Klein, M. 1935, 1940; Steiner, J. 1990a, 1993）。しかし恥の役割について〈観察する対象〉との関連では，必ずしも広く注目されてこなかった。もちろん〈観察する対象〉の審判的な性質は，フロイトのエディプス・コンプレックスの公式の中心にある。ここで父親は審判を行使し，究極的には去勢と死の処罰で脅す，権力と権威の代表者である。賛美するか非難するか，また報償を与えるか処罰するか，というのが〈観察する対象〉の機能であり，これが超自我についての古典的な公式のなかに含まれている。

　私が理解しえた限りでは，この主題はラカンの見解の中心的な部分をなしており，ここで父親は，

> ……母親とこどもの間の結びつきを裂き，言語体系 language を通じ，また第三者を通じて，こどもを文化に参入させる運動の代表者である。「ファルスの喪失」は，解剖学的な器官，あるいは特定の人物に言及しているのではなく，人間が欲望の対象から分離することを意味するメタファーである。したがってそれは女の子，男の子両方における喪失に言及しているのである。
>
> （バークステッド・ブリーン Birksted-Breen, D. 1993, p.11）

　私の見解では，この〈第三の観察し，多くは権威的である対象〉が登場することで，超自我に屈辱体験に関わる迫害的な性質が加わる。

　屈辱を与えることが超自我像による脅しの重要な部分をなしている，ということに気づくと，〈視線〉がもつ批判的役割が明瞭になる。超自我の屈辱を与える側面はよく知られているが，しかしその普遍性と重要性についての評価が不十分なことがある。しかしひとたびこの側面に注意を払うと，私は多くの臨床上の状況において，この側面を認めることができるようになった。

　私の見解では，恥は原始的な超自我の権力を維持し，抑うつポジションに見られる成熟した超自我が発達するのを阻害する，という重大な役割を果たす。このような公式はもちろん図式的なもので，あくまで単なる概念的なガイドとして役立つに過ぎない。現実において状況ははるかに複雑である。例えば〈観

察する対象〉は〈原初的対象〉の観察する役割によって表象され、それは実際には母親の眼であることが多いが、一方、〈観察する対象〉も頻繁に〈原初的対象〉へと変化し、その結果〈観察する対象〉が生み出す恥の感情は罪悪感と混ざり合ってしまう。しかしこの図式によるアプローチにより、混同することが多い恥と羨望の関係を概念化することが可能になる。〈視線〉は両者の感情において中心的な役割を果たしている。「邪悪な目 evil eye」はおおむね羨望の象徴であるが、他方、主体に屈辱を与えるよう脅す、ビオンが〈自我‐破壊的超自我 ego-destructive superego〉と呼んだものの重要な要素を成している (Bion, W.R. 1959, Britton, 2003)。

　先に述べたようにクライン派の研究者は〈屈辱〉の重要性を比較的無視してきたにもかかわらず、何人かの研究者はそれに触れてきた。ローゼンフェルトはその重要性を、とくに後期の著作において明確に指摘している。彼は、ある患者は「自分自身が創造的な力を持ち、貴重な特性を持つと思っている。この特性を有しているのが現実には外的対象であることが明らかになると、屈辱と敗北を感じる」と述べた (Rosenfeld, H.A. 1987, p.105)。この論点はすでにホーナイ (Horney, K. 1936) によって指摘されていた。彼女は「自己愛的な患者が分析において屈辱を受けたと感じて自己愛的に傷つき、本能的に分析家に屈辱を与えて復讐しようとするのはよく見られることである」と述べた。同様のテーマとしてコフートは、自己愛的傷つきにひき続き〈自己愛的憤怒〉が生じ、そのとき〈嘲笑、軽蔑、あからさまな打倒〉が主要な役割を果たしている、と記述した (Kohut, 1972, p.380)。この文脈でストーラー (Stoller, R. 1975, pp.64-91) は、「倒錯とポルノグラフィーの重要な機能は、屈辱感を反転させることにある」と語っている。これらの議論は、屈辱体験がいかに耐え難いかを認識しているが、屈辱体験と視線とをはっきりとは結びつけていない。

　しかしスィーガル (Segal, H. 2007) は、精神病における視覚の役割を扱った論文において暗黙のうちに〈視線〉と〈屈辱体験〉とを関連づけている。彼女が記述した患者においては、「健康な好奇心」が全知全能的な窃視症に変容してしまっている。なぜなら「患者の眼を利用するすべての目的は、対象に入りこみ、卑小感を反転させ、賛美と羨望の対象になるためであった」からである。スィーガルは特別に屈辱について論じてはいないが、「いかに彼女の患者が見透かされることを恐れているか」を記述している。同じく重要なのはリーゼンバーグ‐マルコム (Riesenberg-Malcolm, R. 1988) による論文で、鏡を内容とする倒錯的な空想を利用し、自分自身を破綻から守っていた、と思われる患者

を詳細に記述している。この鏡の中では〈観察され屈辱を受けること〉が中心的な意味を持っている。窃視症と露出症がこの空想において際立っていて，患者は自分を「分析家の好奇心を刺激しつつ，それを興奮しながら見ている傍観者」である，と体験している。

〈視線〉の役割はシュレーバー症例について論じた本書第2章の焦点となっている（Steiner, J. 2003[訳注9] も参照）。〈屈辱を受ける〉体験は，シュレーバーのメランコリーの明確な特徴である。この屈辱体験の苦痛は，即座に解消されなければならない。しかし一方で現実に向き合うためのサポートを得られる対象を見出せないため，シュレーバーは自身の［自分がなした復讐についての］罪悪感に耐えることができない。このため罪悪感が作用して後悔が生じ，対象を償い修復する動きが生じることはありえない。同様の問題は後の論文においても提起されている（Steiner, J. 2005，および第8章）。これらの論文で論ずるのは，ある患者に認められる葛藤，すなわち一方で〈悼み悲しむ〉方向への道筋に進もうとすることと，他方で〈メランコリー〉の方向へと逆行しようとすることとの間の葛藤である。ここでもまた，もし屈辱感が深刻でそれを分析家に理解されないと，患者はメランコリーの方向に傾くため，対象喪失に向きあうことが必要であるのに，分離が遅れあるいは妨げられる。

屈辱にとくに敏感な患者は，屈辱体験を分析の中で，再び鮮烈に生きなおす傾向があるように思われる。するとあらゆる成長は自分を守っている自己愛的な地位を脅かすように思われるため，進歩することができなくなる可能性がある。患者は〈観察される〉恐怖を意識していることが多いが，分析的なセッティングの通常の側面，例えば寝椅子に横たわること，言い渡された時間にセッションを始め，終了すること，あるいは他の患者たちから見られる，というような場合，患者も分析家も，必ずしも「自らが視線にさらされ，見られているという苦痛が生じている」と気づいていない。「分析家に傾聴され，理解される」という分析過程で最も本質的なプロセスさえもが，同様の屈辱感を生むことがある。屈辱体験の苦痛が極端な場合や，分析家が観察をどれほど共感的に表現しても，それが屈辱体験を連想する場合には，技法的な問題が生ずる。このとき同時に分析家に罪悪感が生じる。それは「患者に苦痛に満ちた屈辱体験を強いることを避けられない」と感ずるからである。

訳注9）原文ママ，論文の掲載年は2004年。

臨床素材

こういった問題の一部を，患者Ｅ氏から得た臨床素材で見ていこうと思う。Ｅ氏は「自分がどう見られるか」を非常に心配していて，「恥ずかしさ，臆病，内気といった感情を隠そう」と必死だった。母親のうつ病を含むさまざまな小児期の体験のため「自分が本当に愛されているかどうか，確信が持てない」と感じていた。そして「気持ちが不安定だ」に感じていて，そして「この不安定さのためひとは，自分には何か異常で奇妙なところがある，と考えるのではないか」と思うのだった。

患者の週５回の分析は３年目を迎えていた。この時期，彼は，陽気で活気に満ちた派手なテクニックを見せて，自分の屈辱感をかき消そうとしようとしていた。このため，「何か自分でないものになろう，と必死になっている」という不自然な印象を与えていた。その中には，ある種の道化じみたふるまいが見られることも多かった。長い間，患者は「天気や地下鉄があてにならない」といった議論に私をまき込もうとしていた。そしてそれに応答できないと，私は「自分は患者に不親切だ」と感じてしまい，またそのため患者に「きまりの悪い思いをして，見下されている」と感じさせてしまっていると思われた。

まず，Ｅ氏が私と関わりあうとき，自分の眼を使った様子を見てみよう[訳注10]。患者はまず，プライバシーの壁を越えて，私を観察する方法として眼を使用する。ついで投影により私の内部に入りこむために眼を利用し，そして最後にこの投影が成功したかどうかを測るために，眼を用いていたのである。私はそれが「屈辱体験とつながる卑小感を避けるのが目的だろう」と思っても，なおこのような関わりかたを「興味深いが不愉快だ」と感じた。投影がうまくいくと，Ｅ氏は「私を見下すことができている」と感じたと思われ，私から自分を賛美することばを引き出し，その確証を得ようとした。逆に投影がうまくいかないと「見破られた」と感じることが多く，「のぞき見をする侵入的なやつだ，と非難されるのではないか」と恐れた。そこに示されていたのは，おどけた行動は深い悲しみや空虚感に対する躁的防衛であろう，ということである。

Ｅ氏は，私の家族と職業生活に強い好奇心を抱き，それを私が伝えないこと

訳注10) I begin by…と現在形で語りだしている。いちいち注記しないが，I think…などと現在の視点から語り始めることは多い。さらには過去の事象を語っていて，途中から現在形表記が混在するようになることも少なくなく，進行しつつある物語のような臨場感を与える。一応可能な限り，この生き生きした文体を訳に反映させようとしている。

に傷ついた。そして最初は普通の好奇心で，視覚を用いて私を知ろうとしていたのだが，しだいに興奮を伴う窃視症へと変化するようになり，眼を利用して私に入りこみ，自分を私と同一視しようとした。

　ある日，彼は入室し「あなたがトイレのドアを半開きにしていたので，隙間から便座が上がっているのが見えました」と語った。「あなたは，立っておしっこをしていたところだったに違いない，と思います」。その次のセッションの最初，彼は「私はちょうどトイレを使ったところです」と言い，「おしっこをしながら，トイレで立っておしっこをしているあなたのことを考えました。私があなたのことを考えているとき，あなたは私のことを考えているでしょうか？」と話した。私は「あなたは，私たちが結局同じだ，と見なそうとしているようです」と伝えた。そしてこのことと結びつけ，「あなたは，トイレのドアのすき間を通って入りこむことできる，ということで頭がいっぱいになっているようです」と話した。「あなたはこうして私より一段上にいると感じています。そして自分のセッションを待っているあいだ，または寝椅子に横たわっていて，私があなたを見下ろしていると感じているときの，ちっぽけになった感覚を消し去ろうとしているのだと思います」訳注11)。

　彼がトイレに立っているあいだの空想を述べたとき，彼が望んでいるのは「分析家が感心し，そして屈辱体験を反転できていることを確認してくれる」ということだと思われる。しかし結局は「自分を見下すため」，私が「再び優位を主張できる方法を見出してしまうだろう」と予想していると思われる。ここで重要なのは，分析家が〈観察する対象〉として関わっているということであり，そして彼にとっては，私に「見下されると感じるのか」，それとも私を「見下すことができる，と感じることができるのか」ということであった。

　好奇心の表現として〈見る〉というテーマは，次のセッションに，さらに詳細に現れた。彼は15分遅れて到着し，私に小切手を手渡した。彼は言った，「あなたに小切手を渡す毎月このとき，ちょうど周りを見回す機会になるのですが，あなたのそばの床にいくつかの書類が見えます。でもそうすると，そうしている自分が観察されているようで不愉快です。だからたぶん書類をちらっとしか見ることができないのです」。さらに続けて，「あなたの椅子の周りには，

訳注11) 原文は ("He said that" などの省略されたいわゆる) 描出話法。本書で非常に多用される。著者のこころの中で，セッション中の会話ややりとり，関わりあいが生き生きと再現されていることが，臨床記述全体に示されている。したがって間接話法も含め，直接話法として訳出した。そのほうが日本語としてなじみ適切かつ正確であると思われる。

気づいているよりたくさんの書類があるのでしょう」と彼は言った。「ノートや書類，それともうひとつ，なにかはっきりしない束が見えます。なぜそれをテーブルの上に置いておかないのでしょう？　たぶん，あなたは見られないようにしたいのでしょう。その書類を見ると，私の居間のテーブルに積みあがった古い請求書を思い出します。私の人生では，ものごとは積み重なっていくだけで，うまく片づかないのです」。

「あなたが私を見下すことができると，自分はもうちっぽけで劣ったものだと感じなくてすむのでしょう」と私は伝えた。「あなたは，私たちが基本的には同じだと見ています。もし私があなたを見下すなら，あなたも私を見下すことができると思えるのでしょう。それは，ちょうど私たちが，2人ともトイレに立っている話をしたときそう思ったのと同じです」。「こうしてあなたは，私たちがふたりとも，同じように整理されていない状態に囲まれていて，ものごとが片づかない状態にいる，と思っているのでしょう」。彼は言った。「今の片づかない状態を見ると，私の母のうつ病が私に悪影響を及ぼして，それで私の感情を不安定にしたのだ，とみんなが決めてかかっていることを思い出します」。「私はそういう考えかたが全然わかりませんでしたが，今になって，たぶんそういうことで，自分はめちゃくちゃな状態になってしまったのだろう，と思うようになりました。母親と関わるのは大変だ，と思っていたことを覚えています。とくに母がまるでなにもかもが正常であるかのようにふるまっているときが大変でした」。「ほかにもイングランドの北にある親の家で思い出すことがあります。そこには母が働いていたダイニングルームの記憶もあります」。私はそれまで彼の母親の書き物についてあいまいな話を聞くことはあったが，詳しくは全く聴かされていなかった。E氏は「母には関心を持って取り組んでいる特殊分野がありました」と説明した。そして「どんなにダイニングテーブルの一角が，書類や本でいっぱいになっていたことか！」と述べた。「そこにはタイプライターもありました。あなたの書類の束が，母の記憶とこだまするのだろうと思います」。「面白いものが書けても，母はそれを片付けていたでしょうか？　もしかすると整理しているかもしれない。けれど怪しいものです。ではどうして私は全然質問しなかったのでしょう？　おそらく10歳の男の子には興味を持てないものかもしれませんが，自分はそうではなかったと思います。たぶん母親はそれについて話したがらなかったのでしょう」。

私は言った。「私の書類を見て，あなたの好奇心は刺激されたけれど，私は話すのを控えるのをあなたはわかっています。なぜかというと，私は自分につ

いての質問に答えないで，プライベートなことがらは隠したままだからです。それであなたはそれを見ようとして，特別に一歩踏み出すのでしょう」。このように私の防衛にすき間をみつけることができれば，E氏は通常は閉め出されていると感じている領域に入りこむことができる。最初は，私たち2人はともに散らかった書類の中で座っている，と見なし，自分たちが同じもの同士だと見なすことができていた。そして自分が見下されることに弱くはない，と思うことができた。しかし結局，彼は母親と母親の仕事について思い出し，価値があり尊敬できるものを私に見出すようになったのである。

この最初の関わりあいは，主に〈観察する対象〉との関わりで，E氏はほとんど常に屈辱についてばかり考えていて，もし私がE氏を見下している，と体験すると屈辱を体験し，またもし彼が私を見下せるなら，その屈辱体験を反転することができると思っていた。しかし，異なった種類の感情の接触が「書類」を通じて現れた。それについて解釈することで，E氏は母親の書き物のことを思い出した。彼は，私と母親を執筆するひととして考えており，この分野で自分が成功していないことに気づいていたが，今度は，私たちの違い（difference 異なり，差異）をそれほど屈辱的なものだとは思わず，かつてのように即座に感情を興奮に変化させ，屈辱体験を反転させようとはしなかった。こうして彼は，〈価値を持つ対象としての分析家〉と関わることができ，後悔と喪失感を伴い母親の記憶に触れることができたと思われる。

相互の違いに耐える，という状態を続けることは，彼にはたやすいことではなかったが，この状態は次のセッションにも続いていると思われた。そのセッションで彼は夢を描写した。「私は寝室の床板をとりかえています。どうして床板がなくなってしまったのでしょう？ 最初，私は板を間違った方向にはめ込んでいます。しかしすぐに出っ張り tongue を溝に入れないとはまらないと気づきます。それで板を回すとぴったりはまりましたが fitted，まだ足りない部分があり，床には覆われない部分が少し残りました」。この夢から彼は自分の家のダイニングテーブルのことを考えた。「私は先週ひとを夕食に招待したので，テーブルの端を何度か入れたり出したりしました。友人のチャールズに手伝ってもらいましたが，なかなかぴったりとあわせることができませんでした。結局，突き出した部分 nipple を正しい向きに回して，くぼみ hole に入れなければならなかったのでした」。私は，「あなたはある種の『同等でないということ asymmetry』に気づいています」と解釈した。「ものごとをうまく『はまる fit』ようにするのに，正しいやり方と間違ったやり方があって，私はあ

なたのものごとうまく『はまる』よう助けています。それはちょうど友人のチャールズがしたことと同じなのです」。

　このセッションは非常に思慮深いセッションであった。そしてＥ氏は好意的な分析家の援助を受けいれて、自分がものごとを意味づけることができ、そしてものごとには違いがある、ということに気づける可能性が増えた。この違いとはすなわち、男性と女性、そしておとなとこどもの違いなどである。しかし、違いについての感情に触れることは喪失の連想をも生み、それが「なくなった床板」や「残されたすき間」の連想へと結びついたのである。しかし彼はこの「すき間」に対して、「トイレのドアのすき間」とは全く異なったかたちで向きあった。それまでは、〈観察する対象〉としての私が屈辱を与える、ということだけで頭がいっぱいであったのだが、このときは〈原初的対象〉としての私と関わり、興奮ではなく悲しさを伝えることができるようになったことを表していると思われる。

　この思慮深い気分は長続きせず、また陽気な気分が湧きあがる状態に戻った。週末明け、彼は派手なスーツを着てやってきた。そういうスーツを彼はほとんど着ることはなく、ある種の活発で、陽気で、特別なものを象徴していた。「電車で来る途中同僚と一緒になりました。そのとき自分がどこに行くのか言っていないことに気づきましたが、聞かれないのでほっとしました。でもきっと同僚はもう私が分析を受けていることを知っているか、それともそれが何かきまりの悪いものだと思っています」。

　そして彼は私にそのスーツのことを思いださせた。そのスーツは恥ずかしいできごとを連想させるもので、彼は友人に嫉妬を感じ、無礼に押しかけて、そのため大切な友人関係がほとんどだめになりそうになったのである。私は解釈した。「放っておかれると、もっと不愉快なことが起きそうで恐ろしくなるのでしょう。おどけたふるまいは、その恐ろしさを何とかしようとするやりかたなのでしょう」。そして「前よりも自分が嫉妬を感じていることや、押しかけ攻撃をすることで、相手にダメージを与えることに気づいているのでしょう」と伝えた。彼は、自分の嫉妬について以前よりはるかに気づくようになっており、その嫉妬はその前の数日のより思慮深いセッションによって引き起こされたものであった、と思われる。そして前のセッションで、Ｅ氏は、私が彼との作業を楽しむ能力を持っていることに嫉妬を感じたのだ、と思われる。

　このすぐ後のセッションで、彼は、自宅の水道工事という比較的つまらない問題に手こずったことを詳しく話し始めた。「午前１時になって、携帯電話に

女性の友達からメッセージが届き、助言をもらいました。自分が手こずっているときに彼女に電話したに違いない、と気づいて驚いています」。この問題でE氏は、自分がひとを必要とするという感情に触れ、すぐにその感情を消し去ったが、しかしそれを友達は覚えていて、実際ずっと起きていたことに印象を受けた、と思われる。

ついでE氏は「自分がやった仕事のことでいらいらしています。その仕事は職場の会議でほめられたのですが」と話した。「私は喜びを示そうとしましたが、『わおーっ！ Wow!』としか言えませんでした。私がこんなふうになるとは思いませんでした」。「わおーっ！」というのは彼が興奮したときに使うことばで、この例では仕事を達成した満足感から発せられたと思われる。私は伝えた。「あなたは仕事についても、自宅で水道の問題を解決したときも、なんらかの満足を感じているのでしょう。でもあなたは、自分の思いが私の頭にも入っていって、友達と同じように私をも刺激して、心配させ、目覚めさせている、と感じて興奮しているようです。そしてもし私が興奮したり心配したりしなかったら、自分のことが私に伝わっているかはっきりしなくなるのでしょう。そして、自分が押しかけ役となって、私があなたに関心を持っているかどうか、はっきりさせなければならない、と感じるときもあるのでしょう」。

考 察

この臨床素材が裏づける考えとは、視覚が果たす特殊な役割は、眼を利用して外界についての情報を得る、ということをはるかに超えている、ということである。患者は他者に見られると屈辱を感じやすい。この感情が起点となり、さまざまな防衛的攻撃的手段を用いて屈辱体験を反転させようとするのであろう。この種の関わりあいにおいては、メカニズムとしてもメタファーとしても〈観察する対象〉が支配し、〈視線〉が中心的な役割を果たしている。そして優越性と劣等性が重要な問題となっていて、そのため、もし見下されていると感じると、患者はこの関係を反転させ、優越性を獲得し劣等性を投影しようとする。

この臨床状況における視覚の役割について、以下のことと関連づけると考察するのが容易になる。それは図式的に言って、個人の発達においても系統発生においても、〈視覚〉の役割が大きく拡大していく、ということである。どちらにおいても、〈視覚〉を利用するのはそれまで味覚、嗅覚、触覚、固有感覚

を中心的に利用していた領域である。これらの近接感覚は系統発生的に古く，そして個人においても原始的な精神的メカニズムは，主にこれらを通じて表現される。例えば取り入れは，最初は主に食物の摂取と結びついており，いっぽう投影は食物の反芻，嘔吐，そして糞便や尿の排泄とつながりがある。

　近接感覚に依拠する，ということは部分対象関係になじんでいる。なぜなら対象も自己も，全体として見るためには，ある程度の分離と距離が必要であるからである。しかし，たとえ視覚が正確で詳細な情報を与えるにせよ，比較的未分化な近接感覚はやはり重要性を持ち続け，とくに食物，糞便，病い，死，そして性といった，ひとの生の根本的な要素との関係で，なお重要である。しかし多くの領域では視覚がその役割を交替していくようになり，そしてのちに小児期になると，視覚は〈屈辱〉や〈恥〉と関わるようになる。

　もし〈屈辱体験〉が苦痛すぎて分離に耐えられないなら，患者は眼を利用して分離の感覚を消し去り，近接感覚を再び創りだすこともある。このメカニズムは，近接感覚にかつて依拠していた部分対象関係に関連する機能を，眼が引き継ぐことができることによる。とくに投影と取り入れは，いまや眼によって媒介され，視線は貫く能力を得て，対象を全体として見るだけでなく，対象に入りこみ対象と同一視することができるようにする。こうして入りこむ行為に伴う興奮によって，こどもは〈観察する者 observer〉の立場から〈のぞき見る者 voyeur〉の立場に変わる。さらにこの同一視により，空想の中で〈距離をおいて見ている者〉が〈身体的に接触している参加者〉に変容する。これはあたかも視覚が近接感覚として利用されるようになったかのようであり，こうして部分対象関係が再び成立する。

　乳児はまた，眼が誘惑的な力を持っていて，自分を賛美する立場へと母親を惹きつけることができることを発見し，それが屈辱に対抗する重要な手段となることを知る。実際，相互に賛美しあう関係が乳児と母親の間で発展することがあり，しばしば性愛化され，視線を通じて演出される。この相互賛美は妄想的な性質を獲得することもあり，〈**二人精神病** folie à deux〉（Mason, A. A. 1994; Steiner, J. 1997）となってしまう。ここですべては，母親とこどもの現実との接触を保つ能力にかかっている。

　視覚と並び，聴覚も距離を橋渡しすることができる。人生の早期においては泣き叫ぶことこそが，投影と同様に悲嘆を伝える重要な手段である。のちにことばの発達により，話すことと聴くことが重要性を帯びるようになる。ことばはもちろん精神分析の〈通貨〉であるが，視覚と精神分析との関係はそれと同

様に，あるいはそれ以上に複雑である。原光景は視覚的概念であるが，目撃されるのとひとしく，あるいはそれ以上に「聴かれる」ことが多いであろう。そしてそのさまざまな意味について知識を得ることができるのは，ことばによる思考によるのである。視覚が近接感覚全体とそっくり入れ替わらずに，その機能の一部を引き継ぐのと同じように，聴覚とことばは，視覚の持つ機能の一部を引き継ぐ。目と目で見つめあったり，ひとを眼で直視したりすることは視覚的行動であるが，それはしだいにメタファーとしてことばで語られるようになる。例として，意味を与える解釈をすると，患者によっては観察されたと感じ，たとえ理解されたと感じるときでさえ，屈辱感がのこる可能性もある。

　これらの視覚に関する考察を一部利用すると，さきに呈示した患者が，分析のほとんどあらゆる局面を〈屈辱〉として体験する傾向があることを，この考察と関連づけることができると考えられる。〈屈辱体験〉は患者が〈自己愛組織〉から外に出て私と関わり始め，私を全体的な人間として見るようになったために生じたと思われる。患者は短期間は屈辱体験に耐えられるが，結局自分が特権的な立場から外に追いやられたと感じるようになる。そのため患者は，「自分がちっぽけで排除されている」と感じ，結局この屈辱的関係を反転させ，不快な感情に折りあいを付けようとした。そして私のプライベートな生活領域に入りこみ，禁じられていると思っている私についての知識を得られると感じた。こうしてしばしば窃視症的状況に至り，そこで私を見て興奮し，部分対象関係をふたたび確立することができた。彼は私の「内部に入りこんでいる」と空想し，「自分がそれほど排除されておらず，屈辱も受けていない」と感じることができた。そして私が自分を守るための鎧である，と患者が見なしているもののすき間，あるいは割れ目を見つけることができると，勝利の感覚を得て私を見下すことができる，と感じたのである。

　トイレの中を覗きこんだり，椅子の周りの書類を見たりすることは，患者にとってある種の原光景を目撃する始まりを示していた，と思われる。患者の空想が示していると思われるのは，彼はこの機会を，最初は窃視症的に私を観察することに利用していたが，ついで自分を私と同一視するために利用するようになった，ということである。E氏が立って放尿するのは，私が立って放尿するのと同じであり，書類の山に囲まれて座っている状態は，自分の家のテーブルにある書類の山と一致しているのである。

　のぞき見行為の目的は，対象の内部に入りこみ，賛美すべきだと思える長所を獲得することにある。これにより患者は「プライドを持って自分の達成を誇

示し，対象の賛美を引出そう」と望んだが，しかし「常に見透かされ屈辱を感じさせられる」と恐れた。無意識的に彼は〈原初的対象〉の内部に入りこみ，誘惑し，盗むことで自分の自己愛を奮い立たせようとしたが，結果として生ずる罪悪感や喪失に向きあうことができなくなった。それは彼が主として必死に向き合っていたのが〈観察する対象〉としての私であったからである。

　しかし私の椅子のまわりにあった書類や覚書をみて，その結果彼は母親の書き物を連想し，興味を持ち，こころを動かされた。この体験が異なる種類のこころの接触をもたらした。このとき患者は自分が対象と分離していて，違いがあるという思いに，以前より耐えることができるようになった。そして「母親が能力と業績をもつ職業人である」ということを表す記憶を取り戻すことができた。彼はそれを尊敬し，また羨望も感じていたのだった。彼の連想はまた，喪失感と，母親のうつについてのかつて感じたことのない後悔と，「今やもう遅い」という恐怖とに結びついていた。これは〈原初的対象〉との関係性を示しており，患者はいっとき，屈辱を受けたと感じることなしに，自分が対象と異なることに気づき，その感覚を保ち続けることができた。「トイレのドアのすき間」とは違い，夢に現れる「床板のすき間」は悲しみと喪失感とに結びついていたと思われる。これらのセッションには，対象を観察し，何らかの価値を見出そうとする関心と能力が表現されている。こうして一時侵入性が減少したが，しかしこのこころの接触を保ち続けることはできず，次は別の露出症的なセッションが引き続いた。このときは「派手なスーツを着て道化を演じる」という主題に立ち戻り，対象に真に接触する時期と，興奮をともなって侵入する時期との入れ替わりが定期的に現れた。にもかかわらず，興奮して道化を演ずる，ということも私は部分的には理解でき，「自分の嫉妬が，友人と疎遠になってしまう侵入性を引き起こした」ありさまを彼は理解することができたのだった。

　彼が自分の家の水道工事の問題について語ったセッションは，「興奮をともなった押しつけがましさ」と，「愛情に飢え依存しようとする自分の何かを自覚すること」とが混ざりあったセッションであった。彼はある種のパニックになって友達に電話したが，しかし彼は自分で解決できることに気づき，そして友達がメッセージのメールを彼に送ってきたことに驚いた。こうして彼は友達のこころに侵入することができたことに興奮した。私はそれを彼が，自分の作業で控えめではあるが真に成功したときに，「わおーっ！」と思うことと結びつけた。この状況を解釈すると，彼は何らかの進歩が達成されたという事実に

ついて，ささやかな満足を得ることができた。

　彼の〈防衛組織〉は，実は自分の欲求と喪失についての感情に触れる時間を与えていた，と理解することもできると思われる。これらの感情には，自己と対象のよい側面と悪い側面の双方に耐える，という全体対象関係を支える能力が含まれている。これらの時期には，彼は分析に何らかの価値を見出すことができる。しかしこの状態を保つのは困難で，患者はすぐに「自分がちっぽけで劣っている」と感じやすく，感情に触れることを屈辱感に触れることとして体験するのだった。そしてさらに私との関係を反転し，形勢をひっくり返し，私を〈排除された観察者〉の立場に押しやろうとする試みが続くのであった。進歩は分析の常として循環的で，発達の時期のあとには退行の時期が続くものだが，にもかかわらず，なにかが徐々にワークスルーされていった，と思われる。彼の**観察する対象**としての私との競争的な闘いは次第に減少し，屈辱体験を反転させようとして頭がいっぱいになることは少なくなり，そして，〈自分が価値を認めるひと〉として私と接触することができるようになっていった。これに従い，彼は依存と喪失の感情と向きあうことになった。ワークスルーすべきものはまだ多かったが，異なったタイプの接触が可能になった。屈辱的な関係を即座に反転させねばならない，ということを以前より理解したとき，患者は以前より長く分離の時間に耐えることができるようになった，と私には思われる。

第2章 シュレーバー症例における
視線，支配，屈辱

序　論

　ドイツ［ザクセン］控訴院判事，ダニエル・ポール・シュレーバー氏の有名な「回想録」(Schreber, D.P. 1903) は，多大な関心を集めてきた。それは主としてフロイトが 1911 年の著作で行った，明晰な，しかし論争を呼んだ分析によるところが大きい。幸運なことに，多数の文献（Katan, M. 1959; Niederland, W. 1951, 1959a, 1959b, 1960; Santner, E. 1996; White, R. 1961 を含む）を，ズヴィ・ロターネ (Lothane, Z. 1992) が見事に概観，要約してみせて，シュレーバー「回想録」とフロイトの論文のいずれもが，今もなお研究し続けるにふさわしいことを示している。

　今日，およそ100年経ってこの2つの著作を眺めると，精神医学と精神分析がこの間にどのくらい変化したか，自らを問い直すことにもなるであろう。精神分析はこの間に確実に変化した。本章では，シュレーバー症例と関連していると思われる，現代的な関心を呼んでいるいくつかの領域について焦点をあてる。まず初めに，抑うつについて，そして抑うつとパラノイアとの関係について，進歩してきた理解を用いよう。そしてもう一方で，抑うつと誇大的自己愛的状態との関係について進歩してきた理解もまた利用しようと思う。ここではシュレーバーの疾病が抑うつ的なものとして始まり，根本的には抑うつ的なものにとどまっていたが，しかし急速に迫害的要素が発展し，全体的な解体を示し，パラノイア的になるに至った，ということを論じる。結局，混沌として断片化した状態は，万能的な〈自己愛組織〉の支配により組織化された。そしてこれによりシュレーバーは，妄想的信念をまったく放棄しないままで，臨床的には改善したのである。

私はまたシュレーバーの妄想的な対象関係において，〈視線（まなざし gaze, Blick)〉が果たす役割についても考察しようと思う。視線の役割については多数の文献があり，とくに〈自己感〉の成長という観点からのものが多く，多くの著者がそれを〈見られる〉という体験と関連づけて考察している。第1章で言及したように，ウィニコットもコフート（Kohut, H. 1971）も，こどもの自尊心に対する，母親のこどもを肯定するまなざしの重要性を強調している。クライン派分析家も，徐々にこの種の〈ミラーリング mirroring〉の重要性を認めてきてはいる。しかし，対象のまなざしに映る自己の肯定的なイメージにより，否定的な側面を分裂し排除することができる，ということを認識することこそが重要である，と私は考える。これは乳房や，またとくに母親の顔によって描写される良い対象が，悪い感情を取り除くことになる，というクラインの考えにも示されている（Klein, M. 1957）。この問題はのちにまた考察する。これら分裂排除された否定的な自己像は，「非難に満ちていて恐ろしい」というもう一方の母親の視線のイメージから生まれることがある。ライト（Wright, K. 1991, p.27）は否定的な自己像が，「小児期の母親」のもう一方の恐ろしい側面に由来する，と考えている。これは後になり，父親との関係で，敵意に満ちた側面の特徴とされるようになることが多い。この場合は父親が迫害的で〈自我‐破壊的超自我 ego-destructive superego〉を体現すると感じられるようになる。

〈視線〉の迫害的な側面は，シュレーバーのパラノイアを構成する重要な特徴となっている。これは「神の光線」による攻撃，というかたちで表現され，最悪の迫害体験と屈辱体験の一部となっている。同時にシュレーバーの視線は，欲求と万能感を対象に強烈に投影する上で，中心的な役割を果たしている。そして最終的には，視線は対象を眼をそらさずまっすぐに見て，徹底的に吟味する手段となる。対象が彼を失望させたときには，裏切りの感覚に，対象に勝利したという感情が加わり，この対象には神さえもが含まれている。こうして対象は信頼を失い，打ち負かされた，とシュレーバーは感じるのである。シュレーバーが対象の見せかけを見破ったとき，彼は対象に屈辱を与えたと感じ，そして逆に暴力的な反‐投影の受け手となる。反‐投影の目的は，対象が自らの立場を再び取り戻し，彼を支配し，そして屈辱体験を反転させることにある。

シュレーバーの発症が悲劇的であるのは，この種の万能的な投影をコンテインし，投影に対抗して〈支配をめぐる闘争〉を行動化せず，十分な理解を示すことができる対象を見出せなかったことにある。

シュレーバー症例の抑うつ的な中核部分

　シュレーバーの疾病は，その中核は抑うつ的なものである，と私ははっきり確信するようになっている。したがってシュレーバー症例研究において，ロターネによる包括的な記述を除き，多くのコメンテイターのうちほんの少数しかこの抑うつ的な特徴を重視していないことに驚きを禁じ得ない。おそらくこれは，フロイトと同じく，関心を向ける焦点が彼のパラノイアであるからであろう。実際には，シュレーバーの最初の病態や2度目の増悪の初期は，難治性の不眠，重度の心気症，そして深刻な抑うつに支配されていて，そのため彼は頻回に自殺を企図していた。2番目の増悪のために入院したときには，彼は極端に悪化していて治療困難で，ボーマイヤー（Baumeyer, F. 1956）が発見した病歴の写しによると，食事を拒み，長期間ほとんど動かず，混迷状態であったことをうかがわせる。シュレーバーは，「自分は心筋梗塞で死につつある」と信じ，また「脳軟化症である」と訴えていた。そして「ペストに感染している」と話し，看護者に金を払って自分の墓を掘らせようとしていた。また「私は死んで腐敗していて，埋めることができない状態だ」と信じていた。「ペニスがねじ切られている」と訴え，「私は女性になっている」と信じ続けた。興奮し，とくに大声でわめき散らしたり悪態をついたりして，ほかの患者を困らせることも多かった。

　「回想録」に見られる同時期のシュレーバー自身の記述には，いかに彼が終わりのないメランコリーの中で時を過ごし，死の観念にのみ関心を持ち，自殺企図を繰り返していたかが記されている。彼の無力感と絶望の中から，抑うつ感情がはっきりと伝わってくる。例えば，彼は自分のおかれた屈辱的な状態について，次のように呼んでいる。

> ［それは］痴呆性患者（躁病者）用の睡眠のための個室であった……その個室の中で，私は運命に委ねられた……私は，シーツで首をつろうとしては失敗に終わるのだった。私が完全に支配されていた考えは，あらゆる医療技術をつくしても，もはや睡眠を得ることができない人間には，生命を奪う以外何も残されていない，というものだった。そういうことは精神病院内では許されていないのはわかっていたが，しかし，すべての治療の試みが尽きたら退院させられるであろう——その唯一の目的は自分の人生を，自分自身の家かほかのどこかで終わらせることだけだろう，という妄想を抱いていたのである。

(1903, pp.50-51)

心気症状はすぐさま妄想的な色彩を呈するようになり，シュレーバーは自分の苦しみを，「神の奇蹟 divine miracle (göttliches Wunder)」に帰するようになった。この奇蹟は悪意を伴っていて，最初は主に精神科医フレヒジヒ教授の魂によって，後には神によって自分に向けられたものであった。シュレーバーが自分の身体について取り憑かれている観念は，うつ病に典型的なものである。彼は自分の肺が侵されていて，肺結核を患い，また「肺の蟲 lungworm (Lungenwurm)」が内部にいると信じていた。肺葉はほとんど吸収され，横隔膜はほとんど喉頭の下まで上昇してしまい，その結果，肺はほんの少ししか残っておらずほとんど息ができなかった (1903, p.143)。そして胃のあった場所は，劣等な「ユダヤの胃」に代わっているか，またはほとんど胃がなくなっていて，食べたり飲んだりしたものは腹腔内や大腿部に流れ落ちた (p.144)。食道と腸は繰り返しズタズタにされ，あるいは消滅し，また何度も自分で咽頭の一部を食べてしまった。性器に対する破壊は深刻で，彼は神の目的のために女性化されつつあり，はじめは性的に乱暴に扱う sexual abuse ため，後には世界を救済するためだ，と確信するようになっていった。下腹部の腐敗によって屍臭が生じ，それが口から洩れてひどい吐き気を催すようであった (1903, p.146)。神経は頭部から引き抜かれ，また頭部も「チビ悪魔たち little devils (klene Teufe)」の器械によって締めつけられた。下部の脊椎は極端な苦痛を伴うカリエスのような状態となり，これは「尾底骨奇跡」と呼ばれた (1903, p.151)。(サントナー (Santner, E. 1996) は興味深い指摘をしている。19世紀ドイツにおいてはユダヤ性と女性性はともに劣等性のしるしとみなされており，それでなぜシュレーバーが女性とユダヤ性にこだわるようになったか，その理由が理解できる，という。)

シュレーバーの精神は深刻に障害されたが，それは抑うつ観念に典型的に見られる。例えば，彼は自分の声が自分を「地獄の王 The Prince of Hell (Höllenfürst)」と呼ぶのを聴き[訳注1]，また「生きたまま埋められようとしている」と述べている。彼は，自分のこの呼び名は「[人類の] 道徳的退廃 moral decayに由来するもの」であり，この退廃から自分の内部に「神に敵対する不吉な力 uncanny power inimical to God」(p.153) が発展した，と考えている。

フロイトは，非常によく認められるシュレーバーの抑うつ的妄想を次の

訳注1) by his voiceとあるが，「回想録」では声の主は明示されていない。

ように記述している。「［疾病の頂点で］シュレーバーは……幻影 visions (Visionen) の影響のうちにあり，それはある面では身の毛のよだつような性質のものであるが，ある面では筆舌に尽くしがたい荘厳さを伴っていて，彼は大きな破局，世界の終焉が差し迫っていると確信するようになった」。シュレーバーは次のように固く信じた。「自分は生き残った唯一実在する人間であり，いまだに見える少数の人間の形をしたものたち——医師，看護者，ほかの患者たち——は『奇蹟により，いい加減に，即席で作り上げられた男たち miracled up, cursorily improvised men (hingewunderte „flüchtig hingemachte Männer")』[訳注2]』である」。(Freud, S. 1911b, p.68)。フロイトは，「シュレーバーの世界終末妄想は，リビドーのカセクシスを周囲の人間からひきあげることで生じた」いう公式を導いた。「世界の終末は，この内的な破局の投影である。彼の主観的な世界は，そこから愛情を引きあげることで終わりを迎えた」。この臨床像は，重症のうつ病に特徴的なもので，否定妄想とその他の多くの特徴を伴い，コタール症候群と呼ばれることがある (Cotard, J. 1980)。(Délire de negation：自殺傾向を伴う精神病性うつ病にみられる症候群。患者は所有物，身体一部もしくは全部などすべてがなくなった，と訴える。自分は死んでいて，動く死体だと信じていることも多い。この妄想は通常発展し患者は，自分の腐った肉体の臭いがする，あるいは，蟲が皮膚の中を這っているのを感じると訴える。逆説的であるが，「死んで」いることで，患者は自分が不死だという観念を持つことになることも多い。その他の誇大的メランコリー性観念を伴っていることもある。)

フロイトがシュレーバー論文の約6年後に発表した「悼み悲しむこととメランコリー Mourning and melancholia」についての論文 (1917) によって，私たちの抑うつ患者のこころの中の世界の理解は明確なものとなった。フロイトが示したのは以下のことである。すなわち，「メランコリーにおいてこころの変化の障害となるのは，傷ついた，あるいは死んだ対象に対する同一化であり，この対象は手放されることも，悼み悲しまれることもないまま患者のこころの中で生きつづけ，自我に影を落とす」。この知見に基づき，メラニー・クラインと，そして今日のクライン派分析家は，患者の現在の状況を早期乳児期の体験に結びつけて考察しようとしており，抑うつは，乳児が自分の愛と憎しみが同じ対象に向いていることに気づく成長段階を根底としている，と考えている。

訳注2) 標準版のストレイチー訳。「回想録」英訳では "fleeting-improvised men by miracle" (Schreber, D.P. 1903, p.77)。

そのもっとも重要な対象は，乳児の原初的対象，すなわち母親，あるいは母親の乳房である。フラストレーション，羨望，嫉妬，貪欲に由来する憎しみは避けがたく，したがって乳房を攻撃してしまうことを止めることはできない。このため対象は傷つき，死にかけ，あるいは死んでしまったと想像し，空想され，乳児はこの対象と同一化するようになり，罪悪感と喪失感を防衛する。この発達段階では，乳房は世界全体を表すと感じられるため，乳房の破壊は世界の終焉と感じられる。同時に傷つき，あるいは病んだ内的対象に対する同一化は，身体的心気症状として身体的用語で体験される（Klein, M. 1935）。

このこころの中の葛藤が抑うつポジションを特徴づける。ここでは傷ついた対象に対する主体の愛情が，同じ対象に対する憎しみと触れあうこととなり，このために罪悪感が生じる。愛と憎しみを統合できると，乳児は対象を気遣うことができるようになり，また自分の破壊性から対象を守り，保護することが不可能であることに気づくようにもなる。もしこの結果として生ずる苦痛と絶望に耐えられるなら，罪悪感は，後悔と良心の呵責を生む動機となり，傷ついた対象を償い修復し，回復しようとする強力な要因となる。

フロイト（1917）はまた，その後超自我として理解されるものを先取りし，こころの中に特殊な審判的主体（agency 審級）が構築され，自我の［ほかの］一部を対象として扱うさまを記述した。それはこの自我の一部が失われた外的対象と同一化しているからである。必ずしも認識されていないことであるが，もし失われた対象が自我に影を落とすのであれば，この影を生み出す光は，いずこからか投げかけられるはずである。そしてこの光は上方から来るもので，自我を批判的に評価する〈観察する対象〉を表す，とフロイトは推測していると思われる。

フロイトは書いている。

> このようにして対象の影が自我に落ち，そして自我は特殊なこころの中の審判的主体によって審理される。この自我はあたかも対象，すなわち見捨てられた対象のようである。こうして対象‐喪失は，自我‐喪失に変容し，自我と愛する人物との間の葛藤は，自我のなかの審判的主体と，同一化によって変化した自我との間の亀裂へと変容する。
>
> （1917, p.249）

抑うつからパラノイアへの移行には，〈原初的対象〉へのこころ遣いから〈批判的な観察する対象〉に対するとらわれへの移行が含まれる。またこの種

の超自我が批判的な性質をもつため，この移行は，罪悪感への関心から恥や屈辱に対するとらわれへの移行を伴う。シュレーバーの「回想録」ではもっぱらこの状態が認められ，罪悪感についての関心はきわだって欠けており，同一化を通じたものを除き母親像についてはまったく言及されていない。

パラノイア

　抑うつ的な罪悪感と絶望の苦悩が強すぎるとき，防衛が働くことでこの体験は耐えやすくなる。この防衛のうちもっともきわだっているものにパラノイアへの移行があり，分裂，断片化，投影同一視といったメカニズムが利用される。クラインは，抑うつとパラノイアは関係が近いと述べ (1935)，後に (1946)〈抑うつポジションと，妄想分裂ポジションのあいだの移行〉という用語で公式として表現した。パラノイア的な傾向はシュレーバーの発症のきわめて早期から現れていて，すでにその時，彼は自分の苦悩の原因を「神の光線」による迫害に求め始めていた。投影によっても必ずしも苦悩は減少しないが，苦悩に対する責任感は軽くなる。そして責任に伴う罪悪感が取り除かれると決定的な安心感が得られる，と考えられる。
　シュレーバーの迫害感にみられる抑うつ的な色彩は，「回想録」の多くのくだりに認められ，自分が不治だという確信を強調している。例えば彼は次のように記している

> このようにして陰謀が私に向けられた。その目的は，私の神経病が不治だと認識されると私はほかの人間に引き渡される，というものであった。その際，私の魂はそのまま引き渡されるが，身体は――女性の身体に変容され――その人間に性的に乱暴に扱われ，そして〈ただ放りっぱなしにされる〉，別の言葉で言えば，腐るまま放って置かれるのであった……常に主な考えは〈私を放っておく〉ことであり，つまり，捨て去ることであった。すなわち……その［目的を達成する］ために，あるときは私を殺害し，後には私の理性を破壊して，私の身体を売春婦のように扱おうとするのであった。

(1903, p.63) 訳注3)

　彼はこの最悪の苦痛を「魂の殺害」と述べている。これは考え得る最も深刻

訳注3) この引用文の後半は，英訳 96 ページ (Schreber, D.P. 1903, p.96)。

な屈辱体験であると思われ，まさにシュレーバーのアイデンティティ本体を破壊しようとすることが企てられたのである。

　ほどなくシュレーバーの迫害妄想内容は次第に断片化していった。フレヒジヒからの攻撃は，後にはほかの複数の魂からのものとなり，そして究極的には神自身から発するようになった。神もまた「前方の神」と「後方の神」に分割され，「後方の神」はさらに「上方の神」と「下方の神」に分けられた。彼を攻撃する魂も多数にのぼり，「天の前庭 forecourts of heaven」[訳注4]，歌う鳥，また彼の身体の上を這いまわる多数の小人などと表現された。このころが彼の障害の表れかたが最も解体した様相を見せている，苦痛に満ちた時期で，破壊性が愛情や理性のコントロールを上回って猛威を振るっていた。

救済妄想の体系

　のちにこの断片化が減少すると，シュレーバーは「女性となり，その結果神によって受胎させられることにより，人類を至福 bliss (Seligkeit) の状態へと回復させることができるようになる」という観念を中心として，妄想体系が組織化されるようになった。シュレーバーの「神の光線を引き寄せる力を持っている者」という特別な地位は，いまや徐々に性愛化される。そして「世界の秩序 the order of the world (Weltordnung)」という，神自身が由来する権威よりも高い権威にもとづく原理が，彼に「官能的快楽 voluptuousness (Wollust)」を育むよう求め始める。死後，魂は浄化のプロセスを経て「至福の状態」へと高められるが，最初この状態は「神を観照することと結びついた，妨げられることのない喜び uninterrupted enjoyment bound up with the contemplation of God ([Zustand] ununterbrochennen Genießens, verbunden mit der Anschauung Goddes)」であるとみなされていた。しかし，すぐにこれは「官能的快楽」が持続する感覚的状態であると考えられるようになる。実際やがて神との和解が訪れ，シュレーバーの苦悩は終わりを迎えることが明らかになる。なぜなら神の光線は，光線自らが霊的な官能的快楽を体験できるとわかれば，敵意を持たなくなるからである。神自身が，自ら官能的快楽を得る

訳注4）Vorhöfe des Himmels：シュレーバーの幻聴に現れる表現で，彼によると「神を構成することになる部分」。人間の神経ないし魂は，死後，光線の力で浄化されてその中に組み入れられる。しかし，天とシュレーバーが接近すると，光線は「死体の毒」を荷い，彼の身体に毒を蓄積させ，彼を殺害し，あるいは彼の理性を破壊する。

ことを求めていて，シュレーバーが快楽を育むことを怠り，神が求める快楽を提供しない場合には，光線を送らないと彼を脅すのである。「回想録」の多くの部分が，女性化されることと，神に服従する態度をとるよう要求されることについて，詳細に記述することにささげられている。この体験は次第に迫害的な色彩を薄め，「至福の状態」につながる救済的な性質を獲得するようになる。悩ましい迫害感が力を失うにつれ，シュレーバーの人格は，以前よりまとまるようになり，自分の状況から喜びを得ることができるようにさえなった。彼は，「霊的な官能的快楽を最大限生みだせるようにするのが自分の義務である」と主張する一方，こうも付け加えている。「この過程で，少しの感覚的快楽を私のものとして得たとしても，それを受け取るのは正当であると思う。なぜならそれは，何年間にもわたって私のものである計り知れない苦悩と窮状に対する，少しばかりの埋め合わせであるからである……」(1903, p.250)

　フロイトは，これらの妄想が，精神生活において性愛が重要である，という主張を支持し，またシュレーバーの父親に対する関係が基本的には同性愛的である，という命題を支持していることに感銘を受けた。今日では，両性性は普遍的なものである，という考えにもはや論争の余地はなく，むしろ私たちは，どのようにしていずれの性との関係が，適応しやすいかたちとして性愛化されるか，について理解することに関心を持っている。分析において特に多く認められる反応は，迫害と残酷さの体験が性愛化され，サド・マゾヒズムというかたちの性愛の色彩を持つことで，元の体験が耐えやすくなる，というものである。すなわち，残酷さを男性性器と関連づけて考えるのがおそらく一般的であろう。男根に同一化することによって，ただ苦悩を逆転させるだけでなく，別の他者に残酷な仕打ちを与えて屈辱を体験させ，自分の屈辱体験を反転させることができるからである。ちょうど抑うつ患者がこころの中の傷ついた乳房に同一化するように，万能的患者は通常はこころの中の勃起したペニスに同一化する。この観点から見るとシュレーバーの救済妄想は珍しいものである。なぜなら残酷な迫害体験を耐えるのに，服従的な女性に同一化し，残酷さを性的な快楽に変容し，その目的を虐待から万能的な修復に変化させるからである。ときにシュレーバーは，苦悩の後，昇天し神との至福の結合を享楽するキリストと同一化する空想と戯れている。これは皮肉にもより明らかに同性愛的である。しかしほとんどの場合，彼が試みているのは破壊された世界を再建することであり，これは両性愛的かつ異性愛的なものである。

　これは細かいことにこだわっているだけなのかもしれない。なぜなら能動的

サディスティックな同一化と，受身的マゾヒスティックな同一化は，ふつう同時に存在するからである。たしかに非常に性愛化した関係がシュレーバーと神の間に存在し，これは疑いなく父親との早期の関係を反映している。「絶え間ない官能的快楽が，双方の参加者 participants の間で交わされていて，これにより至福の体験が成りたっている」という空想は，「両親が2人だけの時，互いに快楽を与えあっている」というよくみられる小児期の空想に一致している。しかし，この空想はさらに早期の赤ん坊の乳房に関わる体験にまでさかのぼることができる。そこでは乳房は性愛化され，理想化され，赤ん坊にとっても母親にとっても完全に満足を与えるものとされる。それぞれは，「自分は相手が求めるすべてであり，また眼はただ相手だけを見つめている」と感じる。それはおそらく，父親や同胞のような誰か第三の人物像が出現する以前のことなのであろう。この性愛化された誇大的空想がシュレーバーの妄想となり，これにより彼は自分の精神的能力を組織化することができたと考えられる。そして彼は自分が卑小で，脆弱で，侮蔑や嘲笑にさらされている，と感じる恐ろしい体験を避けることができたのである。シュレーバーは，こどもを産むことができる母親像と同一化することで，自分の女性に対する羨望や罪悪感からも守られることとなった。なぜなら彼こそが，すでに乳房と女性の能力をもち「新しい人類 a new race of men (neuer Menschen)」を誕生させることができる者であるからである。

　フロイトの洞察で最も感銘を受けるのは，シュレーバーの妄想体系が，償い修復する要素 reparative element を持っていることに気づいたことである。良い対象を万能的に攻撃し世界を破壊した後について，フロイトは述べている。「パラノイア患者は，再びそれ［世界］を築く。もちろん，以前より素晴らしいことにはならなくとも，少なくとも彼がそこで生きられるようにしなければならない。彼はそれを妄想の働きで築き上げるのである。**妄想形成を，私たちは病理的な産物とみなすが，実は回復の試みであり，再建のプロセスなのである**」(1911b, pp.70-71)。

　実際，妄想体系によってシュレーバーは，かなりの程度統合を回復することができた。根本的には信じていることをなにも放棄せず，社会性においても目覚ましい改善をみた。ついにはほとんどの社交的状況で適切に行動し，「回想録」を書き，一貫した態度で自由を求めることができるようになった。シュレーバーは，1902年12月に精神病院から解放され，十分良好な状態で生活することができたが，妄想と幻覚は私的なものとして保ち，それは妻の脳卒中の後，

約5年後に再発し，最終的な病状の悪化をきたすまで続いたのである。

「こころの退避」としての妄想体系

　私はこれまでシュレーバーの病態において，3つの要素を区別できると論じてきた。第1は抑うつと絶望である。これは発症の初期を支配しているだけでなく，その後も持続し，精神病症状をより深刻に色づけている。第2にパラノイアがある。これは責任と罪悪感の投影によってはじまり，著しい進行性の解体の様相を見せた。このとき防衛的な分裂により迫害者とともにシュレーバーの自己もまた断片化し，混沌とした死力を尽くした生存のための闘争となった。そして最後に第3の要素として，比較的組織化された妄想状態があげられる。ここに至り，救済をもたらす女性性との同一化，および父親に対する性愛化された服従によって迫害体験を受け入れることができるようになった。これら3つの状態は平衡状態にあると考えるのが有用であると思われる。抑うつからパラノイアへの進行，さらに妄想体系への進行が認められるとしても，これらの平衡状態の中でなお行ったり来たりの往復運動が常に生じているのである。私は，シュレーバーの妄想体系を〈精神病的な組織化を基礎としたこころの退避〉と考えてきた（Steiner, J. 1993）。シュレーバーは，抑うつとパラノイアの両方が耐え難くなったときに，この精神病的組織に頼るようになったのである。シュレーバーが万能的な投影に応えてコンテインする対象を見出せず，その結果生じた屈辱体験にも応えてもらえなかったため，抑うつに耐えてワークスルーすることができなくなった，ということを後に論じようと思う。これが結果的にシュレーバーをパラノイアとその後の精神病的組織化へと追いやったのである。

シュレーバーの精神病における視線の役割

　視線はシュレーバーの「回想録」で重要な役割を果たしている。他者の視線は彼の妄想では「神の光線」として表現されることが多いが，これが屈辱体験の由来となっている。そして自分が見られ，『低い位置に貶められ』，嘲られ，見下されていると感じると，苦悩は桁外れに増大した。彼自身の視線もまた重要であり，これが権威に挑戦して自分自身を守る能力となり，強力な人物像，例えばフレヒジヒや，さらに神にさえ勝利を収めることができることもあった

のである。この能力には妄想的な万能性が認められ、例えば「太陽を直視することができ、その結果太陽の光は色あせる」という場合に、とくにそれが明瞭に表現される。視線はまた対象に投影して侵入できる手段であり、また彼は視線を通じて対象が自分の内部に投影してくると考えている。そしてさまざまな精神病的な同一視が生じていて、例えば神の万能性や、のちの救済妄想では服従的であるが同時に万能的な母親像と自分を同一視している。

このような投影と同一視の複雑な発展を詳細にたどることは不可能であるが、このなかで視線がどのような役割を果たしていたかについて、いくつかのヒントを見出すことができると考えられる。それはシュレーバーの病態の初期、フレヒジヒ教授に対する関わりかたの変化の中に見出すことができる。当初、彼は万能感をこの精神科医に投影していたが、その後精神科医のうその身振りを見抜き、信用を貶めて勝ち誇った態度をとるに至った。そしてこれがパラノイアへと至る破局的な悪化の要因の一つとなったのである。

即座に苦痛の解消を求めることと、万能感を投影すること

2回目の悪化のはじめ、フレヒジヒ教授を受診するまでに、シュレーバーはすでに深刻な抑うつ状態に陥っていて、迫害されていると感じ始め、睡眠で苦痛を解消することができなくなっていた。彼は電報でアポイントメントをとり、ドレスデンからライプツィヒに急行し、抑うつ状態のまま妻とともに教授の診察室を訪れた。苦痛を解消するよう求めるプレッシャーを感じ、またおそらく治癒に対して家族が強い希望を持っているので得意になり、フレヒジヒ教授は楽観的な態度で対応した。後に「回想録」でシュレーバーは述べている。「長い診察があり、そこでフレヒジヒ教授は実に雄弁に語り、私はとても感銘を受けた。彼は、最初の発病のあとにも精神医学は大変進歩しており、新しく睡眠薬も発見された、といったことを語り、一回ぐっすり眠れば病気全体が……すると伝え、私に希望を与えた……私の気分はその後安定した……」(1903, p.48)。

しかし、おそらく避けがたいことであったであろうが治療は失敗した。「さまざまな理由で就寝は遅れ、ベッドは冷たく、新たな症状が現れ、そのために薬はほとんどまったく効果をあらわさなかった」[訳注5]。一晩「ほとんど一睡も

訳注5) 引用符は原文のまま。実際はもう少し長い文章が続くので、その要約であると思われる。

できず」シュレーバーの抑うつは深刻になり，タオルで自殺を企図して妻に止められた。翌朝教授が呼ばれ，自ら馬車で彼の精神病院に連れていった（1903, pp. 48-49）。

　シュレーバーが睡眠にさえ苦痛の軽減を見いだせない時期，精神科医に苦痛を解消してもらうよう強烈に求めたことは想像に難くない。しかしフレヒジヒ教授の応えかたは，彼がそのようなプレッシャーにさらされ，自分には結局はできないようなことを請け負ってしまったことを示している。

　入院後，シュレーバーの精神状態は動揺し続けた。彼の記述によると，彼の深く落ち込んだ気分が上がったのは，フレヒジヒ教授の助手が彼の気分を持ち上げようとして，「治療を放棄するつもりは全くない」と言って安心させたときである。その結果「たった一日，希望で喜びに満ちた気分で，生き生きと過ごすことができた」。そしてまた医師は希望的態度で対応するようプレッシャーをかけられ，またもやシュレーバーは裏切られた。彼の気分は，ほぼ同時に起きた2つの出来事で再び劇的に悪化した。まずは彼の妻であるが，彼女は毎日病院を訪れ，昼食をともにしていたが，休息をとるために4日間彼のもとを離れ，ベルリンにいる父親のところで滞在した。彼女が戻ったときシュレーバーは非常に悪化していて，妻に自分を訪れないように頼んだ。「どん底の状態に零落している」自分を見られるのが耐えられなかったからである。その後，妻がやってきた時，シュレーバーはもはや彼女を「生きた存在であるとは考えなくなっていた」。このことからすると，その前までは，毎日の妻の存在が彼の投影の一部を吸収し，コンテインすることができていた，と考えられる。そしておそらく主治医に対する信頼をも支えていたのだが，妻の不在によってその信頼も損なわれてしまったであろう。妻が戻った時，シュレーバーは妻が自分を見下すだろうと確信していたのである。

　2番目の出来事はフレヒジヒ教授の診察で，そのとき患者は自分が治るかどうかについての質問を再び投げかけた。シュレーバーは記している。「彼はいくらか希望を持たせるようなことを言ったが，しかし——少なくとも私にはそう思われたのだが——**彼はもはや私と直接目をあわせることができなかったのである**」。フレヒジヒ教授は約束を果たすことができず，また自分が求めるものの投影に応えることももはやできない，という考えをシュレーバーが確信したのは，まさに教授が彼の視線を避けるという行為にあったのである。シュレーバーは，自分が治らないということで精神科医を打ち負かしてしまったと思い，そしてフレヒジヒはその非難に耐えられず，最初は屈辱を感じ，次には復

讐心を燃やすようになったと考えるようになった。フレヒジヒから向けられた超自然的な力が，このときから迫害の源であると確信するようになったのである。

教授が「雄弁に語った」という記述には，ちょっとした皮肉が含まれている。そして実際には，シュレーバーのフレヒジヒに対する疑心暗鬼は，9年前の最初の発病のときでさえ存在したのである。彼はこの時のことを「フレヒジヒ教授の治療法について，全体としてはただ好ましい印象を持っていた」と記しているが，それに続きこう述べている。

> いくつかの過ちはあったかもしれない……その病気のときも，そして今もそういう意見だが，**悪意のない嘘** white lie はというものは，おそらく神経の専門医が精神病患者を診るときにはまったくなしに済ますことができないものなのであろうが，しかし最大限の慎重さを持ってのみ利用すべきものであって，私の場合には全く不適切なものであった。なぜなら，私と対面してみて，高度の知性と，まれな鋭さを備えた理解力と，鋭い観察力をそなえた人間と出会っている，ということを彼はすぐに理解せざるを得なかったからである。
>
> (1903, p.45)

悪意のない嘘とは，教授が彼の病気を「もっぱら臭化カリウム中毒のせいである。それについてはS市のR医師に……責任がある」と説明したことである。彼はまた，「そのとき取り憑かれていたある種の心気的観念，とくに体重減少にこだわっていた症状は，もし患者が体重を測るための体重計を私に数回遣わせてもらえたら，速やかに治癒したであろう」と訴えている (1903, p.45)。

対象を直視することと，フロイトによる鷲の寓話

シュレーバーと直接目を合わせることに耐えられなかったのは，フレヒジヒ教授だけではない。シュレーバーは「ほんのわずかしか目をくらまさずに」太陽を見つめることができるのであり，また実に「太陽光線は私の目の前で色褪せる」と信じているが，ここにも彼の挑戦心と優越心が現れている。混乱した状態で大声で怒鳴るとき「フレヒジヒのチビ野郎」と叫ぶこともあり，また「太陽は売女だ」と言うこともある。それはあたかも屈辱を受けたと感じたのと同じように，これら優位の人物たちに屈辱を与えようとするかのようである。

また「回想録」には，シュレーバーがいかにして神に勝利したかについて述

べている個所がいくつかある。彼は，「神は人間を理解できないがゆえに劣等である」とみなしている。なぜなら「神は死者とのみ交わっているために」人間を理解できず，「経験から学ぶことができない」からである。さらに，神の力は「世界の秩序に反して」行使されている。この「世界の秩序」は神自身も服従しなければならない高位の力を表しているのである。

　フロイトは，シュレーバーの「太陽を直視することができる」という能力に特別な関心をいだいた。シュレーバー論文の補遺において，フロイトは，太陽を見ることができる能力が鷲だけに与えられている，という神話[訳注6]について述べている。鷲は「空のもっとも高みに住まうものとして，とくに天や，太陽や，稲妻と密接な関わりを持っている」。そしてさらに，鷲は「その雛を正当な後継者として認める前に試練を与える。もし雛がまばたきなしに太陽を見つめることができなければ，雛は巣から追い出されるのである」(1911b, p.81)。フロイトはこの神話を，［未開社会における，神話に基づく］神による審判 ordeal[訳注7]，血統を示すための試練の範例であり，太陽が実は父親の象徴である，ということの確証である，と理解している。「鷲は，あたかも自分自身が太陽の後継者であり，自分のこどもたちに祖先の試練に課するかのようにふるまう」。そしてフロイトは言う。「……シュレーバーはかくして神話学的方法を再発見し，自分が太陽に対して子孫としての関係にあることを表現している」(1911b, p.81)。しかしまた，自己の優越性を押しつけようとする父親に非難され，屈辱を受けたとき，抑うつの深淵に落ち込んでいく，そのイメージの恐ろしさにフロイトが感応していることをこの記述は示している。

　シュレーバーの実際の父親の性格と，フレヒジヒや神として体験される妄想的父親との間には，興味深いつながりが多く見出されている (Katan, M. 1959; Lothane, Z. 1992; Niedeland, 1951, 1959a, 1959b, 1960)。モーリッツ・シュレーバー博士は高名な医師で，体操運動の体系，［姿勢を保つための］身体拘束器具，権威主義的な風潮を育むこどもの教育原則を発展させた。これはおそらく19世紀ヨーロッパでは珍しくないもので，反抗することは困難であったであろう。シュレーバーは父親を尊敬したいと思っていたが，しかしまた父親が構

訳注6) この節の表題では parable，この箇所では myths となっている。特に分類学上の差を意味しているのではないと思われる。

訳注7) 神判，神命裁判 Ordal．盟神探湯（熱水審判）や，焼けた鉄棒に手足を当ててやけどを負うかどうか，などで判定を下す原始・古代社会の審判。フロイトは同じ個所で，蛇に触れさせることで，正当な（蛇の）血統の嫡子であるかどうかを審判する氏族の例を挙げ，トーテミズムと関連づけている。

築したこどもの訓練体系が，服従と自己抑制に力点を置く防衛的で自己愛的な性質のものであることにも気づいていた，と推測することができる。シュレーバーはそのような権威と衝突するほどの人物であるから，こどもの世話をする母親には全く尊敬を示すことはできなかったのである。

対象による反 - 投影と，その結果としてのパラノイアと屈辱体験への転落

パラノイアが進行すると，フレヒジヒと神は，まるでシュレーバーに脅威を感じているかのようにふるまい，彼に罰を与え始める。この罰において，苦悩を耐えがたくするものとして，屈辱体験が重要な役割を果たしている。迫害者はシュレーバーを嘲り，苦痛を与え，彼は迫害者に，見下され，卑小で，穢れて，劣っていると感じさせられた。迫害者は彼を〈支配をめぐる闘争〉に巻き込み，服従するよう強制しようとしたが，この闘争で視線が中心的な役割を果たしている。下を向く視線は，シュレーバーにとっては劣等性を意味した。なぜなら彼は見下されるのを恐れていたからで，その結果として今まで見てきたように妻にさえ，自分が零落して「どん底の状態」にいるのを見られることを受け入れられなかったのである。

屈辱体験がとりわけ苦痛となるのは，「脱男性化される being unmanned (Entmannung)」という，中心となる迫害体験に関わるときである。シュレーバーは，「声が絶えず，自分が女性に変化していくことは性的な恥だと言い，自分を嘲ってよいという理由にする」と訴えた。「神の光線は，まれならず私を『ミス・シュレーバー』と呼んで嘲るのを当然だと思っていた。それは私に差し迫っているとされる去勢について語っているである」。あるいは神の光線は言う。「こいつは自分が控訴院議長だったと言いはっている。でもこの人間は自分から犯されにいっているんだ」（1903, p.164）。それとひとしく屈辱的であったのは，「神が私は愚かだと思い込ませようとしてきた」とシュレーバーに思わせたその手段である。それは糞便を腸に無理やり押し入れ，それを空にしようとする欲求を生みだし，そして少量残った糞便は尻に塗りたくる，というものである。シュレーバーが排泄衝動へと駆り立てられれば，神はそれが彼に対する勝利を示すとみなすのであり，かくして理性を破壊するという目標が達成されるとシュレーバーは考えた。「このような衝動が生まれたときには，常にだれかほかの人間が便所に行かされ，私が必要なとき必ず便所が占領され

ている。この事実が，やりかたが不正であることを示している」と彼は訴える。そして神は「愚かだから排泄できないのだろう」と伝えてまでして彼を嘲るのであった。このことがらが，「神が人間の性質について盲目で知識を欠いている」ということをシュレーバーが確信するようになったひとつの理由である（1903, pp.205-206）。

シュレーバーが迫害者に反抗し，打ち負かそうとしていることは明らかである。この反抗によりシュレーバーと神との間に戦争もどきの闘争が生じ，彼が抑うつにさらに深く触れることはできなくなった。なぜなら抑うつに触れることは，シュレーバーにとっては敗北と服従を意味するからである。シュレーバーの無能さが露わにされ，彼に支配力を行使しようとする強力な対象像により屈辱が加えられる。したがってこの屈辱は跳ね返さなければならず，観察者に反撃し打ちのめさなければならない。シュレーバーの〈支配をめぐる闘争〉は『失楽園』における神とルシフェルとの戦いを想い起こさせる。フロイト（1911b, p.51）は指摘している。「神との関係において，シュレーバーは，一方の冒瀆的な批判や反抗的な不服従，他方の神への尊敬に満ちた忠誠 reverent devotion[訳注8] が奇妙に混ざりあった態度を示している」。そして，これは男の子の父親に対する小児的な態度に典型的に見られる，とフロイトは述べている。シュレーバーは打ちのめされ，去勢され，ひどく罰せられることもあり，また反撃して「フレヒジヒのチビ野郎」を見下し，神さえも打倒することがあるのである。

コンテインする対象が存在しないという悲劇

シュレーバーは，支配をめぐる闘争と彼に持続的に屈辱を与えようとする企てに対する闘争を体験し，それを万能的に解決せざるを得ず，その解決法は妄想的な性質をもつ病理的組織化というかたちをとるに至った。「回想録」にはさらに別の，これに関連する要素が認められ，それはある痛ましさをともなっている。すなわち彼の苦悩をコンテインし，彼が利用せざるを得ない投影にうまく向き合える対象と出会えない，ということである。

コンテインメントにおいて，分析家は患者の投影に対し開かれていることができ，かつ自分に引き起こされる体験を，現実との関係を保ちつつ理解できな

訳注8）独語原語は verehrungsvoller Unterwerfung（尊敬に満ちた従順）。

ければならない。シュレーバーは，彼の絶望を理解することができ，それでいて人間としての欲求を持つ独立した個人として，彼に対することができる者と出会うことができなかった。さらに彼の病気の現実と，彼を助けるために何ができ何ができないかについての現実を認識し，直面させることができる者も誰もいなかった。シュレーバーは症状が解消することにこころを奪われていて，理解されるということには全く関心を持たなかった。対象は苦悩を解消するよう求められる立場に置かれ，結果として治癒方法を見つけることにばかり関心を持ち，やはり理解を求めるこころに場所 space を与えられなかったのである。

クラインが気づいたことであるが，こどもが良い対象に頼るのは単に栄養や理解を得るためだけでなく，第一に不快な感情を取り除いてもらうためであることが多い。こどもは悪いものを対象の中に排出し，対象に破壊感情，罪悪感，妄想的感情を取り除いてもらおうとする。このことを次のようにクラインは明晰に表現している。

> 同様に，乳児が尽きることなく，常に存在する乳房を求めるのは，決して単なる食物への渇望やリビドー的欲望からだけではない。最も早期の段階であっても母親の愛情を得ようと駆り立てるものは，根本的には不安である。生と死の欲動の間の葛藤と，結果として破壊的衝動により自己と対象が無となる恐怖が，乳児の母親との関係を構成する根本的な要素である。というのも乳児の望みは乳房により，そしてすぐ後には母親によって，この破壊衝動と迫害的不安のもたらす苦痛を取り除いてほしい，というものであるからである。

(1957, pp.179-180)

絶望した患者がこのように苦痛の解消を求めるのは理解できるが，対象は現実との接点を保ち続け，患者をありのままに，良い面も破壊性も両方とも理解し受けとめることが必要となる。

無論，妄想が万能的になるにつれ，それをコンテインするのは困難になる上，シュレーバーの誇大性は「回想録」全編を通じてきわだっている。病状が悪化したパラノイアの段階で，シュレーバーは「自分は神の奇蹟が働く唯一の対象であり，地上でかつて生きた中でもっともきわだった人間である」と述べている (Freud, S. 1911b, p.17)。彼の万能感は対象にも反映されていて，破壊性と同じく万能的な治癒能力を獲得しており，それは「神の光線」を通じて発揮される。シュレーバーは自分の「……身体器官はかくのごとく破壊的損傷をこうむり，私以外ならば誰でも死に至ることは避けがたかった……しかし，神

の奇蹟が常に破壊されたものを修復し，その結果，私が人間としてとどまる限り全くの不死となった」と信じていた (Freud, S. 1911b, p.17)。誰もここまでの妄想的確信に向きあうことはできないとも言えるが，しかしなおシュレーバーは人間として理解し，接してほしいと思っていたと思われる。そして彼の言う「魂の殺害」ということばは，自分が人間として見捨てられる，という体験を伝えていると考えられる。

　このことは，コンテインメントがうまくいかなかったということに，彼がある程度気づいている，ということを示している。ここでやはり視線の方向が重要であり，眼が感覚印象を取り入れるだけでなく，投影の通り道として利用されていることが明らかとなる。シュレーバーが父親，主治医，そして神を見上げたとき，彼は自分の卑小感や劣等感を投影でき，そしてそのような感情に耐えられるよう，理解とコンテインメントを得られることを希望していた。教授はこの投影に耐えることができず，視線をそらしてしまい，彼の無力感を受け入れることができなかった。しかしシュレーバーは，尊敬してきた者たちが自分を見捨てただけでなく，地位が脅かされたと感じて自分を迫害し始めた，と考えた。彼らは自分自身の恥ずべき要素を切り離し，患者に投影し，屈辱と侮蔑を押しつけて支配権を得ようとし始めたのである。

精神病的解決法における恥の感覚の欠如

　シュレーバーが救済的な妄想体系を構築するころまでには，迫害体験は理想化された服従体験 submission へと変容していた。そして妄想体系はこころの退避所として機能し，恥体験から完璧に彼を保護していたと思われる。こうして恥から解放されたことで，シュレーバーは自分の狂気について，このように詳細な――そして「恥知らず」といってもよいような――記述をすることができたのである。彼のフレヒジヒ教授に対する公開状が「回想録」の最初に掲載されていて，そこでは自分の暴露によって，フレヒジヒやそのほかの人々が苦痛を味わうことがある可能性を認めつつも，道徳的権利について妄想的に確信することで出版を正当化している。彼は言う。「私は非常にこのことを遺憾に思うのですが，しかし残念ながら変更の余地はないのです。そうしないと，冒頭から私自身を理解していただくことができなくなるのです……私の目的は，もっぱら重要な領域における真理についての知，宗教についての知を高めるためにあるのです」。［序文において］シュレーバーはさらに気づかって，「な

お存命中のひとびとについても配慮」したが,「しかし私が生きているうちに,専門家が私の身体を診察し,私の個人的な運命を考察してもらえれば,科学にとっても,宗教的真理についての知にとっても価値をもたらすであろうと考えている」と結論づけている (1903, p.3)。

ゾンネンシュタイン精神病院管区医官ヴェーバー博士は,シュレーバーの恥の感覚の欠如に強い印象を持ち,1900年11月の法廷での鑑定報告書で,このことをもって彼が妄想について病識がないことを論じた。この文脈で,彼は次のように記している。

> この文書の内容をざっと見ると,そこには,彼自身や記載されている他のひとびとについての数々の無遠慮な発言,全く疑わしく美的に見てありえないような状況やできごとについての恥の感覚を欠いた詳細な記述,もっとも攻撃的で下品な言葉の使用などが認められる。これらを考慮すると,ほかの面ではきわめて配慮深く,繊細な感情の持ち主である人物が,公衆の眼から見て,はなはだしく自分の信用を傷つけるような行動に訴えるということは,次のように考えなければ全く理解不可能である。すなわち彼の生活全体に対する態度[訳注9]が病的になっていて,ものごとを適切な視点から見ることができなくなっており,そしてまた自分自身の人格を著しく過剰評価しているために,自己の病気について洞察を欠くことになっていて,社会によって人間に課せられた制約について評価する能力が曇っているとしか考えられないのである。
>
> (1903, pp.347-348)

フロイトもまた,シュレーバーを出版物によって人目にさらす影響についていくらか疑問をもち,あたかも謝罪するかのようにこう述べている。「シュレーバー博士が今日もなお存命中で,1903年に明らかにした妄想体系から遠く距離をとることができるようになっているかもしれず,彼の著作について書かれた考察を苦痛に感じるということもありうる……しかし,博士が当時の人格の同一性を保っている限り……彼自身が回想録を出版するのを控えようとする働きかけに抗しようとして示した議論に,私も依拠することができるであろう」(1911b, p.10)。このあと彼はシュレーバーが展開した論点をいくつか引用する。これが先ほど引用したものである。フロイトは,シュレーバーがなお妄想状態にあると仮定していて,万能感により,それがなければ受けるかもしれ

訳注9) his whole attitude to life. : 鑑定文独語原文では「世界観」。

ない苦痛から守られる，と考えていると思われる。この妄想体系は〈こころの退避所〉として働き，現実に触れ，屈辱的に破壊される体験から逃れる〈隠れ場所〉として機能したのである。

　実際，精神病者は恥の体験をものともしないという能力によって，それほど障害されていない個人なら隠すような自分のひととなりのプライベートな側面を明らかにできる。フロイトは次のように記したときこのことに気づいていた。「パラノイア患者は，ほかの神経症者なら秘密にしておくようなことがらを，詳細に明らかにする（歪曲された形ではあるが）。パラノイアの精神分析的な研究は，この特性を患者が持っていなければ全く不可能である」（1911b, p.9）。このように恥の感覚を欠いているために，こころのメカニズムが露わになり，それを見ることができる。シュレーバーが，助けを求める叫びと屈辱体験を詳細に記述したおかげで，私たちは今日的なパースペクティブからシュレーバーの病態を再検討することが可能となり，彼の自己観察を利用して，彼がこうむった苦悩のいくらかをよりよく理解でき，そしておそらく私たち自身の患者の同様の苦しみを見定めることができるのである。

第3章　改善していく過程で現れる情愛に対するきまりの悪さ

　分析の進展に伴い，重要で意味深い変化を認めるようになったものの，その変化が後戻りしないよう，安定して確立したものにできない，ということは珍しいことではない。変化は，はっきり確認されるというより暗示されていることもあり，患者によってほのめかされるだけであることもある。あるいは変化と認められるものの，非常に偽装されていたり，ごっちゃにされていたりして，その重要性が無視されていることもある。成長した状態がはっきり認められ，安定した形へと変わるためには，さらなる前進が必要であると思われる。そしてこのさらなる前進のためには，生じた変化が観察でき，明確に示されるものになる必要があると考えられる。もしこの前進がなければ，変化は隠されたままで，単なる可能性としか感じられないこともある。そうすると患者は変化にともなう結果と向きあわなくてすむことになってしまう。しかし，もし変化したものを観察できるようになると，患者は自分が外界に露わになっていると感じ，また脅かされていると感じることも多い。
　新たな成長を認めることについて感じる不安がとくに強烈になるのは，患者の中で，〈自己愛組織〉が〈隠れ場所〉をつくり出している場合である。患者はそこでは外界にさらされずに守られ，達成できたことを現実に照らして吟味する必要がなくなる。私はこの〈こころの退避〉が，最初は迫害体験に対する破局的な不安から個人を守るために発達したものであることを述べてきた(Steiner, J. 1993)。これらの迫害的不安が最高に高まっているとき，この〈退避所〉は，生き延びるために必要であると感じられる。すなわち，強力な破壊的対象からの致命的な攻撃を恐れ，退避所から出ていくことは脅威と感じられる。しだいに「自分が統合されてきている」という感覚が発達するにつれ，不安の性質は変化していく。そして退避所から出ることで，罪悪感，後悔，絶望といった抑うつ的感情に触れるようになるが，これはむしろもっと耐え難いも

のとなる。これはリヴィエールが〈陰性治療反応〉についての論文で記述した状況で、彼女は患者が「防衛が高度に組織化されたシステム」に頼り、絶望、不信、失敗の感覚が露わになるのを避けようとするさまを書き記している (Riviere, J. 1936, p.315)。

　迫害への恐れが一方にあり、抑うつへの恐れが他方にあり、両者をすべて乗り越えることはできない。しかしここでは、患者が「退避所から外に出よう」と思っても「以前ほど恐ろしくなくなってきた」と感じ、それほど絶望的にはならない、という状況を見ていくことにしたい。それまでは、患者は〈退避所〉から無理矢理に押し出され、保護を失うことを恐れ、〈退避所〉にしがみついていたのだが、ここに至り、患者は現実と接触し、もっと率直に向きあう方向へ動こうとし始めている。雰囲気が以前より希望を帯びたものになると、分析家も患者もこのような成長が続くと思い始める。しかしそのとき、両者とも〈退避〉の外に出ていくにはまだ障害が残っていることに気づき、失望し、フラストレーションを感じていることに気づくことがある。〈改善していくこと〉は「よい体験が可能であるか？」ということに関連しているが、しかしここで〈見られる〉という体験が、苦痛に満ちた、不快で、きまりの悪い体験となり続けることが多い。このためにもっと期待できるはずの成長が中断し、あるいは反転して、きまりの悪さに対して防衛が動員される。とくに「不公正だ」という感覚があると憤激が生じるので、患者は「きまりが悪い」という感情を、「自分は正当だ」という感覚に置き換えることができるようになる。この状況を詳しく述べていきたい。

　私が論じようとしている患者は、外界にさらされることを恐れていた。この恐怖感は、主として屈辱と恥の体験が著しい、極端な迫害的状態と結びついていた。そして患者は「もし優秀さや完璧さを誇ることができなくなれば、自分は卑小で、無価値で、軽蔑されると感じてしまう」のであった。しかし、しだいに患者は相当の進歩を見せ、〈防衛組織〉の保護から抜け出し、私および現実と情緒的に接触するようになった。このときに現れてきたと思われるのは、自分の中の〈良いもの、温かいもの、情愛のこもったもの anything good, warm or tender〉[訳注1]に対する独特の敏感さであった。患者は「自分が、きまりの悪さや嘲笑に対し弱くなったのは、そうしたもののせいだ」と感じた。こ

訳注1) 本章のキーワードである tender, tenderness には〈情愛、情愛の表れ、情愛のこもった〉という訳語を当てる。「優しい、優しさ」が通常の訳語であるが、本章では患者が分析家に感じ始める「暖かく、かつ傷つきやすい〈愛情〉」を表している (OALD: kind, gentle, and loving)。

の状態が進展に対する新たな障害となり，とくに分析から得たと思われるものを確かなものにできなくなった。

ここに述べようとしている分析段階では，患者は以前ほど迫害を感じなくなっているが，なお私を引きずりこみ，患者に憤慨を感じさせるよう関わりあう状況を創り出すことができた。私が仮説としていたのは，「患者は自分の改善が観察できるようになると〈きまり悪さ〉を感じ始めるが，これに対し自分は誤解され，攻撃されている，と感じることができれば，自分自身を守ることができる」というものである。

ほとんどの場合患者は，私が「迫害的ではなく，寛容で，自分をありのままに受け入れている」と見るようになってきていて，場の雰囲気は変化し，暖かい感情が現れるようになっていた。にもかかわらず，観察されることにきわめて敏感な状態は続いていて，〈退避所〉から出ていこうとすると，むしろ〈恥ずかしさ，弱さ，きまりの悪さ〉の感覚が強烈に生じるという問題に，直面するようになっていたと思われる。これらの感情は，それまで普通であった迫害感や屈辱感に比べると強烈なものではなく，まだ耐えやすいものではあったが，にもかかわらずやはり苦痛なもので，患者は希望を感じられる気分に触れ続けるのを避けねばならなかった。実際きまりの悪い思いがすると，すぐにそれを解消する必要があり，それがほかの成長に優先するため，結果として成長は止まってしまうのであった。

臨床素材

患者は改善を見せてきたにもかかわらず，若いころの職業的かつ個人的な野心が満足されていないことに苦しみ，その鬱憤 resentment がときどき激しい憤り rage となって噴出していた。典型的な場合，自分の人生と人間関係についての不満がよみがえり，「分析は助けになっていない」と主張するのであった。この状態のときに患者のこころに近づくのは非常に難しく，私は邪悪な人物で，「ただ自分を〈身の丈にあわせ cut him down to size〉ようとし，野心を持っていることを罰しようとしている」とみなすのであった。患者は古い〈防衛組織〉を保っていて，本質的には変化しないように思われた。この状態に陥るのは比較的短い間ではあったが，こうした逆行には落胆させられた。こうした防衛組織の逆風効果が弱まり，患者が「自分は前より理解されている」と感じるのは，私がそういう逆行について「成長に伴う防衛的反応である」と

理解を示したときであった。

　患者は何年もかけて少しずつ改善してきたが，最近になってその変化が本質的なものとなってきた。憤りは減り，セッションにおいてのみならず，個人的生活の領域でも態度が異なってきたと思われる。新たな仕事もきわめてうまくいき，分析に対しては暖かい感情が育ち始め，両親とも関係がよくなってきたように思われる。こういった暖かい感情にうながされ，何年も内に秘めていた，極端に傷つきやすいきわめて個人的なできごとや，それに対する考え方についても話すことができるようになった。私は患者に真の変化が認められると思えた。そうした理解を解釈すると，患者はそれを認めることもあったが，しかしその理解を保ち続けるのが難しく，そのため彼に耐えがたい失望が残ることもあった。患者は，なおこころの退避から出ていくことに抵抗し続けていたが，しかしそれに伴う不安は別のものに変化してきたと思われる。すなわち暖かい感情が生じてきたため，新たな問題が生じていたのである。それは「自分は弱く，きまりの悪い思いをする」という感覚にまつわるものであった。この感覚は，自分自身と対象に〈良いもの〉を認めるときにもはっきりと表れていた。彼は「そういうもののせいで自分は『萎縮』する」と語り，その結果良い変化を壊すような態度をとることが多く，それはちょうど陰性治療反応に似ていた。

　夏季休暇が近づくにつれ，私たちの間に緊張が再び高まってきた。これは一部には「私をコントロールすることは不可能である」というフラストレーションが関係していると思われたが，同時に，私と私の作業に対する評価が現実にはっきりしない，ということもあった。フラストレーションを感じ怒っているとき，彼はよい体験を保ち続ける能力がなくなるが，しかしもう分析の初期には顕著であった，重篤な迫害感情にまで至ることはなくなっていた。それに代わり「不正だ」という感覚が突発することが続くようになった。それは，なにがしか作為的で防衛的なもののように思われた。

　このころは会社での，とくに自分自身のイメージについて「卑小だ」と感じさせられるできごとに対し，患者の怒りが集中していた。このため会社の同僚や，とくに自分を昇進させなかったトップの経営者に対し憤りが向けられた。患者は自分の怒りを「運転者の逆上」と呼び，それを「自分の昇進の道が断たれた，と感じるときによく見られる状態」として考えた。しかしこういう怒りと同時に，とにかく自分が改善してきたことや，分析に価値があることも，両方とも認めることもあった。

憤りを利用してきまりの悪さを防衛する，と思われる関わりあいのパターンに私が気づくようになったのはこの時期である。セッションは多かれ少なかれ肯定的な話で始まることが多く，その話によって，私は「希望が感じられるし，患者のこころに意味のある接しかたをしていると自信を持ってよい，とも感じられる」と思えた。しかし同時に，あるいはすぐその後に，患者はそれと逆行するテーマを述べ，そのために私は批判的で権威的な人物になるよう誘い込まれてしまっていた。典型的な場合をあげると，患者はなにか無謀であったり，非情であったり，不正直だと受け取られることをしている，という状況を述べる。そして，私がどちらの味方かはっきりさせるまで満足しないのである。こうして私は不当と思われる批判に対し患者を弁護するか，患者を批判する迫害者に加わるか，そのどちらかにならざるを得なかった。このやりとりは数えきれないほど繰り返され，私は自分が背負わされている役割に気づくことも多かったが，にもかかわらず，通常一方か他方の，どちらかの態度をとることを避けられなかった。さらに，そこで起きている，と考えられることを解釈しても，その解釈はたいてい感情から切り離された，説明的な感じのものとなりがちで，それ自体が批判的なニュアンスを帯びてしまうのであった。

　私は自分がフラストレーションを感じていることに気づいてはいたが，典型的な場合，過剰反応してしまうのが常であった。私はあたかも「重要点を大げさに話せば彼にわかってもらえる」と思いこんでいるかのようであった。それに対する反応として患者は憤り，「自分はわかってもらえておらず，不当に扱われている」と不満を言うのだった。すなわち患者は，最初はたいてい，私と以前より現実的で，開かれたこころの接触ができるよう純粋に求めているのだが，しかしそれが可能になると，彼は急に激しいきまりの悪さに直面してしまうのだと思われる。そしてそうなるとこのきまりの悪さを，激しい怒りに至るようなやりとりによって打ち切ろうとするのである。憤ることで，患者は強くなったと感じ，興奮を感じることができることもあった。しかし必ずしも，最初の肯定的な雰囲気がすべて見失われることはなかった。むしろこのパターンに対する理解は部分的にせよ進んでいき，患者はある程度これに取り組もうと決心していた。にもかかわらず，この状況がなにがしか希望をくじけさせるものであることに変わりはなかった。一定期間，私はなんとかして自分がこの特定のパターンにはまらないように努め，また患者の術中にはまってしまう自分を責めていた。しかしやがて，結局は私たちの間で演じられるやりとりを〈生き抜く live through〉ことでしか，それを認識し，理解できることはないのだ

ろう，と思うようになった。

第1のセッション

月曜のセッションで，患者は次のように話し始めた。「残りが2週間しかないということに気づいています」。さらにそのあとついで「『休みまで』と言おうとしましたが，それはここに戻ってくると仮定しての話で，もしかしたら分析をやめるかもしれません」と告げた。そして「私はある程度，前より状態はまともに normal なってきていて，週末友達とつきあったり，名付け親やいとこに会いに行ったり，両親や兄弟の家族と時間を過ごすようになっています」と話した。

患者はさらに続けて言った。「私は自分自身についてもいろいろ気づいてきています。自分には，スノビズム snobbism[訳注2]としか呼びようのない部分があることを感じていて，とくにノーマンという同僚に対してそういう態度をとってしまいます。ノーマンは私より昇進していて，私は彼のことにとらわれてきました。私は同じ階級のひとといるときは安心していられますが，ほかの階級の人たちといると安心していられません。それに黒人に対する態度についても冷静でなければならないと思っています。でも見ていると，乱暴な運転をするのはかなりの頻度で黒人だと思います。黒人の運転手に対して道を譲っても give way to，彼らはそれを認めませんが acknowledge（礼を言わないが），逆に私は道を譲ってくれた人に対していつも感謝の挨拶を返しています」。そして「こういうことを，あなたに酷評されたり，人種差別主義者だと言われたりしないよう話すのは大変なことです」と強調した。

まず私は「あなたは誤解されるのではないか，と恐れていて，自分がまともな normal 人間で，人種差別主義やスノビズムに反対する人間である，と認めてもらいたいのでしょう」と解釈した。この解釈に対し，患者は不愉快そうにいらいらして「私はただ事実をそのまま見てほしいだけです。どうやら，私たちが何かを達成するには時間がかかりそうですね」と言った。「なぜあなたは感情を抑えているのですか？」「なぜあなたは私が話している内容について触れないのですか？」。私は彼を刺激しないようにさらに解釈を試みたが，結局同じようないらいらを招き，患者は「あなたは慎重すぎて率直でない」と不満を述べた。

訳注2) 階級の上下で態度を変える傾向。

実際その次には，私が実際にある役割を演じてしまう enactment ということが起こったと考えられる。このとき私は，患者がそうあってほしくないと警告していたのとほとんどそっくりの人物となっていたのである。私は，人種差別の問題をとりあげずに彼の話の内容を正しく明らかにするのは難しいことに気づいた。そして「ノーマン氏や黒人の運転手に対する怒りと同様に，私に対する怒りにも気づいてほしいのだろう」と理解した。そして「怒りが生じると，すぐに私を攻撃しようとして，人種や階級について嘲笑って怒らせるといった，利用できる方法をなんでも使うのだろう」と考えた。その結果私は患者の怒りを解釈したが，そのとき「あなた自身が恥と思い，嫌っていることについて話していますね」とも伝えた。そしてさらにつけ加え，「おそらくあなたが前よりまともになっていると感じるのは，そういう態度を後悔するようになってきているからで，それを私にわかってもらいたいのでしょう」と伝えた。彼は同意せず「私は恥と思っていることなど何も話していませんし，どこからそんな考えが出てきたのかわかりません」と言った。患者は「私が嫌悪感を持つのは人の皮膚の色でも，話のアクセントでもありません」と主張し，「『ノーマンが大事なメッセージを受け取っておきながら，そのことを認めない acknowledge』というのは事実そのもので，それが自分には受け入れがたいのです」と強調した。彼はさらに続けて，「このことについて，あなたは馬鹿馬鹿しいと思うかもしれませんが，自分には重大な問題のままなのです」と話した。「私は，自分の考えが無視されるのには耐えられないのです」。

私は解釈した。「ノーマン氏と同じように，今は私がメッセージを受け取ったのです。それは，あなたは人種差別主義者と呼ばれるのは不当だと考えている，ということなのでしょう。でも私は，結局あなたを人種差別主義のフーリガンであるかのように話してしまいました。その結果，私は，あなたの怒りに向きあわなければならないだけでなく，私が話したことが不当で，私はあなたの言うことを聞いていない，という非難にも向き合わなければならなくなっているようです」。患者は答え，「それは正しいと思いますが，今度はフーリガンということばが頭から離れません。たぶん，そのようなものが自分の中にはあって，自分自身では気づいていないけれど，それを受け入れないといけないのだと思います」と付け加えた。私は「今度は，あなたは自分では正しいと認めていないことを受け入れようとしているようです。でもおそらくまだ不当な扱いをされている，とあなたには感じられるのでしょう」と解釈した。

第1のセッションについての考察

　後からこのセッションを振り返ると，私は患者がセッションを始めるとき話したテーマに触れ続けることができなかった，と考えられる。すなわち「休みまで2週間しかない」と言ったあと，「自分は前よりまともになっていると思う」と話したとき，彼は重要なことを話していたのである。患者は，「自分が半期の終りを『休暇』と呼ぼうとしている」と気づいたときには，「分析を終わりにすると脅すのをやめよう」としていたと思われる。彼は以前より寛容で感謝に満ちていたのである。それは「友人や家族と会った」という話とつながりがあり，「また自分自身や対象についてすすんで観察しようとしている」といった話とも関連している。この自己観察を，患者は「ノーマンに対するスノビズムや黒人の運転手に対する態度」といったことばで述べようとしていたが，こういう観察を始めたのは，「ノーマンとの関係や，私に妨害されるフラストレーションや怒りと折り合いをつけたい」という望みを表現しようとする試みであった，と考えられる。そこには，「障害となるものをただ単純にわきに追いやることができる」という万能感を，苦痛を伴いながらも放棄することが含まれていたのである。

　患者が人種差別主義のテーマを持ち出したのはちょっとした挑発で，「分析家が実際に自分に良いものを示していて，それできまりの悪い思いをしている」ということに気づくのを避けるためであったと考えられる。患者は，私が実際に彼を人種差別主義者だと酷評したり，非難したりするとは考えていなかったと思われる。しかし自分の卑小さや力の不足についてきまりの悪さを感じていたため，私を議論に巻き込む，というわざを使ってこのきまりの悪さをさえぎることができたのである。

　実は患者は「分析作業で譲歩し give way to 協力したい」ということを私に伝えようとしていたと考えられる。しかしこの「協力する」ということこそ，きまりの悪さを引き起こすものであった。そして私が彼の偏見について解釈し始める前に「フーリガン」といったことばを使ってしまい，これが私の意図を超えていってしまい，共同で作業する可能性は完全に失われてしまった。彼の失望は「ノーマンはメッセージを受け取り損ね，黒人の運転手は自分が道を譲っているのにわかっていない」という怒りとして表現された。

　私はまた，彼の善意 good intentions に気づかなかったが，その理由の一つは，解釈にたいし，彼が一方では被害的な態度も挑発的に示していたからである。前より「まとも」になったと感じるようになった，というメッセージを

伝えるとき、彼はそのメッセージを、「分析を終結する」という話や、「ノーマンの昇進について長い間不当だという感覚を持ってきた」といった挑発的な話にくるんでいた。同様に、私たちの間で人種差別主義のテーマには長い歴史があり、きわめて不愉快な反ユダヤ主義的ニュアンスを帯びていた。患者は自分が弱いと感じると、私が面接時間や休暇を定めるやりかたに対する憎しみのほうに眼をそらすことができた。また「理解されたい」という望みは常に不安定なもので、「ノーマンは実際に無礼であり、あるいは黒人の運転手について見たことは単に事実で人種差別的なものではない、ということに私が同意しなければならない」ということを含んでいることが多かった。ふりかえってみると、彼が人種差別や偏見の話をしたのは、「以前には否認していたが、今は苦痛ではあるが徐々に認めようとしようとしている」こととして述べていると考えられる。しかしきまりの悪さに耐えなければならなくなると、患者はそういうことを認めないようにして、もとの態度に戻れるようにしておかねばならないのだった。そしてセッションで私に対決姿勢を示すことで、患者は憤りを感じることができ、この目的を達することができたのである。同様に患者は、おそらく分析を続けるだろうとほのめかしたとき、「私に譲歩しよう giving way to me としている」と感じていたのだと思われる。しかし、自分の尊厳を守るため、「来るべき休暇で分析をやめるかもしれない」という脅しを繰り返し、そのようにして障害を設け、私に対する善意を悟られないようにする必要があったのである。

　私自身がかくも簡単に挑発にのってしまった理由としてつけ加えておきたいのは、患者の圧力にさらされていた、ということである。なぜなら不当だという感覚を生みだすことには、相当の防衛的機能が含まれているからである。つまり不当だという感覚は憤慨を生み、変化の方向をそらしてしまう。この変化こそは、本来、まずはセッションにおいて、さらには人生のほかの領域での歩みにおいて、達成できてきたものであり、そしてまさにはっきりとしてきたことがらなのである。しかし私は「えさ」に食いついてしまって偏見を問題としてしまい、患者は自分の鬱憤を正当化できると感じた。こうして患者は自分が正当であると感じ、きまりが悪いという感情から自分を守ることができたのである。

　さてこの次のセッションについては短く報告するだけにしておこう。患者はそれまでより思慮深かった。彼は話した。「相談室から出て坂を上っていって、右折して大通りに入ると、バスが近づいてきました。私がよけるとバスは

いつも通りに停留所に止まらないと気づき，私は急ブレーキを踏まなければなりませんでした」。私はこの話を，「昨日に生じたような問題では，私は衝突を避けるだろうといつも思いこんでいた」ということと結びつけて伝えた。その後，私は「あなたは分析を中断したいのか，そうでないのかはっきりしなくて，そのことについて助けを求めるのが難しい，と思っているのでしょう」と伝えた。患者は同意し，「私は，分析を6カ月か12カ月休みを取って，もし必要だと感じたら再開することができるかどうか知りたいです」と訴えた。この訴えは，「分析家が5週後に戻ったとき，当然［患者は］分析を続けるだろう，と［分析家は］思うのだろう」と考えてしまうと，患者は休みと向きあうのが難しくなってしまう，ということと関連があると思われた。

第2のセッション

続く水曜日，患者は「夢をおぼえているのはとてもまれなことです」と話し始めた。「家から離れたところの現代美術の展覧会を見に行きました。作品に約2フィート四方の木の根っこがあって，そこから小さな根が突き出していて雑な感じでした。刈り取る必要があると思い，剪定ばさみを取ってきて根の一部を刈り取り，それをポケットに入れました。きまりの悪い思いがして，見られないように，と思いながら，美術館をそっと抜け出しました。建物の外に出てしまって安心して，『もう誰も私に何もできないぞ』と思いました」。

　患者はさらに続けて言った。「自分自身のプロジェクトに使ったお金のことを，ついに会社の会計士につかまれてしまいました。会社はすでに金を支払っていて，それを返済するように求めてきました。自分はこのプロジェクトの補助金をもらえることになっていますが，お金をもらうためには報告書を書かなければいけません。でも先延ばしにしてきてしまったのです。問題は，家に帰ったら内容に本気でとりかからなければいけないのに，だらだらと過ごしてしまうことです。夢は，私が後ろめたい秘密を持っていて，それをつかまれるのが怖い，ということについてのものだと思います。［会社で］『お金はどこか？』と尋ねるメモがあって，パニックになってしまいました。ごまかすこともできますが，報告書を書いていると夏が台無しになってしまうのが怖いです。報告書を書かないで済ませるために自分のポケットからお金を支払おうか，という気にもなります。会社に見つかるかもしれない，とわかっていますが，最悪何をされるでしょう？　私はお金を盗んだわけでもないし，収支は全額明らかにされています」。

患者は夢の話に戻り「美術館では誰か一緒にいました」と話した。「たぶんそれはノーマンだと思います。うまくいっていない上司です。夢の最後では，オフィスに戻ると，ノーマンは前かがみになって，私のカップでコーヒーを飲んでいました。私の怒りは爆発しました。ノーマンが私のものを取っていってしまうことに腹がたちます」。後になり，彼ははじめて「私はオフィスで，ほかのひとにコーヒーを持ってきてあげる bring over to 習慣がありますが，ノーマンにはしません」と話した。

　私は解釈した。「最近のセッションのように，恥ずかしいと感じることをしてしまった話をここに持ち込んで bring いますね。あなたは最初それでパニックになっていましたが，夢ではむしろきまりの悪い思いをしています」。患者は「昨日，家で剪定ばさみをたまたま見つけたことを思い出しました」と話した。「私はいつもテラスの花の枯れたところを刈り取っています，花はそうする必要があると聞きました。美術館の展示はアーティストが掘り起こして，ただそのまま置いたのだと思います」。

　私は次のように解釈した。「あなたは，いい加減な結末になるときちんとしないではいられないのでしょう。おそらく，とくに私が仕事を見せびらかしているように感じると，そうせずにはいられなくなるのでしょう。私はあなたの何かを掘り起こして，それを私自身のものとして見せびらかしている，と私を非難しています。でも夢では根っこを刈り取った時，刈り取ったものは自分のものではないと気づき，きまりが悪くなり，それが見つかるのではないかと心配になったのだと思います」。患者は同意してノーマン氏との議論の話に戻った。「ノーマンは意志決定から私を切り離そうとしています」と患者は不満を述べた。「私は会社では上下関係が絶対なのか，協力的なところなのか，わかるよう要求しようと思っています。ノーマンはメモを，あたかも双方が協力しあって出したように送りました。私はノーマンに『いいえ，これは協力してできたのではなく，あなたが権力 authority を行使したものです』と答えました」。

　「ノーマン氏や，彼が勝手に飲んだコーヒーと同じように，私もあなた自身の考えを使って，しかもあなたを参加させないで，その考えを私流に発展させている，と感じています」と私は解釈した。「あなたは，私と一緒に作業しているのではなく，私が自分の権力を行使している，と思っているようです。スノビズムと人種差別のテーマについては，あなたは自分の行動について好ましくない面も率直に述べようとしています。こうしておそらく私に『野蛮』というようなことばを使わせようとしているのだと思います。でもこれは権力者的

なものの見かたで，あなた自身の考え方を理解したものではないのでしょう」。

患者は，「抗議を聞いてもらうために遺伝子作物をだめにする人々を思い出しました」と話した。「それは『野蛮』だと呼ばれていますが，実際は抗議であって，だめにするのを楽しんでいるわけではないでしょう」。そして患者は「野蛮」というようなことばをどう思っているかについて述べ，「私の判断は『そういうのは不当だ』と言っていますし，また感情は『無礼だ』とも言っています」と話した。さらに彼はほかの例として，「ドイツでバイクの免許試験に落ちたことを思い出しました」と言った。「私が腹を立てたのは，私はちょっと失敗しただけで，それも後部座席にひとを乗せて，円錐の標識の間をゆっくりと走るというものだったからです。おかしいのは，それは使う必要がありえない技術だということです。私はもう何年も上手にバイクを乗ってきたのです。これこそくだらないドイツ人ども bloody Germans のやりかたです！ 自分たちの道路は自分たちのものだと思っているんです！」。しかしここでも彼の抗議には，1年か2年前に同じ話をした時より，確かだという感覚が乏しくなっていた。患者はなお不満を持っていたが，「ドイツ人の道路はドイツ人のものだ」ということに気づいていて，また「同乗者を乗せて走る」ということが表わしていのは，「自分に近い人間とうまくやっていくことが難しい」というおなじみの問題だ，ということにもまさに気づいていたと思われる。

第2のセッションについての考察

このセッションを見ると，以前のセッションと同じように緊張感が強く，対決姿勢も見られるが，患者は自分に多大な苦痛や，きまりの悪さをもたらす問題を持ち込んで brought，それに取り組もうと試みている，とも思われる。患者は，夢が「後ろめたい秘密や，つかまることを恐れている」ということとつながりがあるとみなすようなっており，それは彼が「保護されている世界から抜け出そう」と望んでいることと関わりがあると考えられる。ここでは患者は，自分が思うように行動し，そして現実に触れるきまりの悪さに向きあうことができている。しかし実際にきまりの悪さに向きあうと，彼が自分の率直な面に触れるのはさえぎられ，〈権力を行使する分析家〉とみなしているものが，彼の率直な面と置き換わってしまう。こうしてノーマン氏についての発言が生まれた。「ノーマンとあなたは同じで，共同して作業していると言いますが，私は決められた位置に置かれているだけです。」

このあと，私は自分が批判的なスタンスをとったことを解釈することはできたものの，なお批判的スタンスをとってしまうことを避けることはできていな

かった。その結果，私は別のもっと重要な領域から離れてしまったと思われる。例えば，私は彼の夢の「後ろめたい秘密」や「見つかってしまう」というテーマに留まることができなかった。むしろそれを「患者は剪定ばさみを使って刈り取ることについて話し，そうしないではいられないことについて伝えている」ととらえた。しかし患者は全体として，自分をめぐる，苦痛を伴う思いをほのめかしていた可能性があり，しかしきまりの悪さを恐れ，それ以上その思いに近づけなかったと考えられる。彼がプロジェクトに十分な基金をもたらすはずの報告書を完成できなかった，ということも，私たちが，苦痛に満ちた問題に取り組むことに失敗してきたことを表しており，私は剪定ということにとらわれていて，「私たちの作業を表す展示物を詳しく調べ，評価したい」という患者の願望を無視していたのである。

現代美術の展覧会に行く夢を見ることができた，という事実は，彼にとって新しい何かに興味を持っていることを認める，という驚くべきことであった。この展示で，私は彼の抱える「困難の根っこ」を露わにしたため，それが彼にはきまりの悪いものであるのは避けがたいことであった。しかし，私が患者を批判し，屈辱を与えようとしている，と彼が本当に考えたとは思われない。彼はもはやこころの退避所に留まって，自分自身の作業を美化することに満足してはおらず，関心と好奇心を持って現在の作業を実際に見ようとしていた。たとえ，その作業を刈り取らずにはいられないにしても，である。これを見るかぎり，患者はすでにかなりの部分，退避所から外に向かって動き出していたのである。

しかしノーマン氏のような同僚を中傷し，口論する態度は，セッションにおいても簡単に繰り返された。私が患者に憤慨する機会を与えてしまうのはよくあることであった，と思われる。それはちょうど逃げ道として使うために剪定ばさみを渡すのと似ていて，患者はそれを手に取らずにはいられなかったのである。これが彼が言うように煙幕として働き，より深刻な問題を偽装していたと考える。

セッション中，私たちはともに批判しあっていたが，にもかかわらず，分析作業が止まることはなく，患者は問題となるテーマをもたらし，自分自身を理解してもらおうとし続ける雰囲気は保たれていた。夢を話す，というのはこの患者にはめったにないことだったが，分析に協力しようという行動と考えることができる。きまりの悪さが何についてであるのかはっきりしないと考えられるが，夢自体は患者のきまりの悪さを生き生きと表現していたのである。

考　察

〈きまりの悪さ〉は，迫害感に比べればそれほど酷な体験ではない，と考えられがちだが，ときにはきわめて苦痛で耐えがたいものとなる可能性があり，むしろ迫害的不安に変化したほうがましだ，と感じられることがある。患者がとくにきまりの悪さを感じたのは，暖かい感情や，情愛がこもった感情，頼りたいという感情が露わになっていると感じるときであったと思われる。そうなると患者は嘲笑されることを恐れるようになり，とくに彼が「自分の精神は芯が強く，人並みすぐれた状態にある」と誇ってきたあとにそうであった。実際，彼が最も不安定だと感じたのは，自己愛的な優越性を基盤にしたこころの退避から抜け出るときであった。私には，患者が屈辱体験をくぐり抜けるのを支えることができず，また屈辱体験を耐える方法を見いだせるようにして，さらに心的に現実を体験していけるようにすることも不可能であることが多かったと思われる。にもかかわらず，患者は，助けになる人物としての私への信頼を完全に失うことはなかったし，憤慨するのを選んだことを後悔することも多かったと思われる。

キーツと恥［きまりの悪さ］についての研究の中で，クリストファー・リックス（Ricks, C. 1976）は，きまりの悪さと憤慨の間にこの種の反比例の関係があると主張している。彼の見解によると，

> 興味深いのは，憤慨はきまりの悪さと対峙しているということである。前者が噴出すると後者を駆り立てる。あたかも発砲に発砲で応じるようなものである。その結果よくあるのは，きまりの悪さを避ける方法として，自分を憤慨へと駆り立てることである。少し傷つけられたとき（例えば，つり銭の間違いなど），これに対し公衆の注目をひき，ものごとを正当な状態に戻さなければならなくするために，ひとは憤慨する。少しばかりの憤慨が作為的にかきたてられる。ひとたび激しく憤慨に駆られると，もはやきまりの悪さに支配されることはないからである。

(1976, p.3)

結局，私はこの感情の連鎖は，ワークスルーしていかなければならないものと考えるようになった。そして私が行動化しやすく，批判的で権威的な人物像となってしまうのは，長期にわたる内的対象関係の反復であると理解した。患者を不当に扱う対象との闘争は，分析セッションに繰り返し現れた。このため常に行き詰まりの感覚が作りだされたが，これを〈生き抜き，変容する live through and modify〉ことは可能であったと思われる。確かに患者は，私が理想の対象からほど遠いことに気づいていた。こうして彼は「現実は失望と苦痛に満ちている」という事実に向き合わされたと思われる。このテーマが現れたのは，ある日「母が，私の新しい家のキッチンユニットが好き，と言いました」と話したときである。「私が『古いタイプだよ』と不満を言うと，母は『理想的というわけじゃないけど，うまくつきあっていける live with ものだと思うのよ』と説明しました。それで気づいたのですが，母は以前，父についても同じようなことを話して，そして私についても同じことを，もっと嫌そうに話したのです」。

　私が記述してきた多くの関わりあいのなかで，患者は自分の内的現実に気づくようになってきたと思われる。この内的現実とは，自分の貪欲や破壊性が自分を上まわり，その結果自分が頼りにしている良い対象がダメージを受け，自分が苦しんでいるのは，まさにこのことに関わる不安なのだ，ということである。しかしこのような破壊衝動や破壊的空想に気づくということは，同時にまた愛情を感じていることをも示しており，そしてその結果，後悔，自責感，そしてダメージを受けた対象，およびその対象との関係を修復したいという望みなども生じているのである。また患者は，自分のよい感情を信じることができないでいた，と私には思われる。なぜなら患者は，対象が彼を失望させ，あるいは弱さを見せたとき，興奮して対象を攻撃したくなるという誘惑を意識しすぎる，と感じていたからである。患者はまた，対象に尊敬すべき権威を見出すと，きまりの悪さを感じた。それはあたかも自分の良さと，対象の良さに対する基本的な信頼が損なわれていて，この信頼を回復し確かめようと試みるのは，非常にためらわれることであるかのようであった。また〈見られる〉という体験は，患者が深く恥だと思っている自分の一面を受けいれることを必要とした。それが可能だと思えるには，患者が自分について良いと感じ，敬意に値すると思える面にも気づくことなしには難しいことであった。患者は自分自身の良さが，「金で偽装された糞便」の如き偽物であると見られているだろうと思い，それを恥じていた。

　〈こころの退避〉から出て抑うつ的な不安と向き合うことは，成長のプロセスに本質的な段階である。しかしそのような抑うつ体験に耐えられるようになる前に，まずこの〈出ていく〉という行為そのものをやりとげなければならない。〈見られる〉という体験がきまりの悪さを生じ，これをすみやかに解消することが求められるのは，まさにこの時点である。究極的には罪悪感と喪失に

向きあうことにより深刻で持続的な苦痛が生まれるのであるが，その前に〈見られる〉体験によってきまりの悪さが生じ，このきまりの悪さから憤慨に根ざした〈こころの退避〉に逆戻りする動きが生まれる，という段階をワークスルーしなければならない（Riesenberg-Malcolm, R. 1999 も参照）。

　もちろんこれは陰性治療反応として，いろいろと述べてきた治療的改善に対する反応と考えることもでき，羨望に満ちた破壊的対象に対する患者の恐れと見ることもできる。この破壊的対象は分析によって得たものを含め，患者が良いものを持っているとみなすと患者を攻撃し破壊する，と脅すのである。患者と私自身が置かれるこの種の状況における羨望の重要性を，私は過小評価しようとは思わない。羨望と羨望に対する恐れは，改善したことについて満足を認めることが困難となっているとき，疑いなく一定の役割を果たしていて，とくに「成長をひとに見られてもよい」と自信を持とうとするとき顕著となる。しかし自分自身の良さにはっきり触れることを避けようとするのは，直接的には羨望による攻撃を避けることよりも，きまりの悪さを避けようとすることと関連していると思われる。

　おそらく研究の進展によって，きまりの悪さと羨望の関係をよりよく理解することができるようになるであろう。本症例では，羨望に満ちた攻撃に対する患者の恐怖は原始的な病理的組織化に由来している。この組織は患者を糞便的 faecal［くだらないもの］で，軽蔑されるべきものとして扱う。とくに患者が自分を卑小で，依存的で，ひとに感謝の気持ちを感じると，そのように扱うのである。このため患者は恥と屈辱を感じ，自分が白人で優越した人種であるということが必要となる。この立場で患者は病理的組織と一体であると感じ，自分の優位を脅かされず，いかにもへりくだって感謝することができるようになる。しかしこの原始的な自己愛組織とは別の，もっと人間的で日常的なものも成長してきていて，これに関連してはにかみや，もっとこわれやすい，情愛に満ちた感情がはっきりと現れてくるようになっている。例えばそれは夢で見た「根っこ」の中にあるもので，情愛のこもった新たな成長を表している，と私は考えている。これらの性質から考えて，きまりの悪さという感情は，羨望や侮蔑にあまり侵されていないという点で，恥や屈辱体験とは異なる。にもかかわらず患者はこの感情を「試練」として体験しているように思われる。

　それは部分的な理由としては，なお原始的な病理的組織が強力な脅しを行使し続けているため，患者は「分析家との関係が，迫害体験や屈辱体験から自分をも守るには不十分ではないか」と疑っていた可能性がある。彼は「外界にさ

らされたとき，苦悩に耐えられる」とは信じられず，また「この恥ずかしさのため屈辱を受ける攻撃に脆い」と確信していた。その結果，きまりの悪さを断ち切るのが最優先の問題のままであったのである。憤慨を感じられれば問題のいくらかは一挙に解決できる。憤慨すると，以前の迫害的な状態と，次第に発達してきた良性の状態とを区別しなくてもよくなり，きまりの悪さを生む情愛のこもった感情を隠すことができるようになるからである。そして同時に批判的な雰囲気を作り出すことが可能となり，この雰囲気により病理的組織化が活発になる。患者が，そこで生じるサド‐マゾキスティックな興奮から満足を得ていたことは疑いない。患者の挑発にのってしまうとき，私はまさしく病理的組織化を特徴づける敵意に満ちた態度で行動していた。人種差別主義として患者を「非難」することは，当然私自身が〈白人〉として人種差別主義的になる，ということであり，「情愛と依存心を感じ，同時に卑小で簡単に〈黒人〉として軽蔑されてしまうと感じている」患者が，退避所の外に出ようとしている，ということを無視することになっていたのである。罪悪感もまた，退避所から出ようとするときの患者の複雑な感情の混合物の一部となっている。しかし〈秘密〉という点では，患者が夢に表れていると感じたように，それは〈罪悪感に関する秘密〉ではなく，むしろ〈きまりの悪さに関する秘密〉であった。患者が「隠さなければならない」と感じたのは，私との関係の中に現れた新しいものに，きまり悪さを感じていたからなのである。

　振り返って患者の進歩について考えると，最も明白なのは，自分自身と対象に対する態度に徐々に重要な変化が見られている，ということであり，そこに理想化ではなく，実質に基づいた真の敬意が認められる，ということである。しかしこの変化は秘密として保たれ，ほのめかされたり，暗示されたりしていたが，はっきりと述べられることはなかった。そして対象関係に含まれる，自分は深く必要とするが，しかし非常に苦痛を感じる側面が姿を現すと，激しい過敏性が現れたと考えられる。2001年1月17日に本論文を英国精神分析協会で取り上げたとき，ヴィック・セドラック Vic Sedlak は，この側面は，本質的には女性的なものとみなされる，受容的な立場をとることと関係があるのではないか，という可能性を論じた。

　「終わりある分析と終わりなき分析」(Freud, S. 1937) において，フロイトは，いかに「2つのテーマが特別な注目を引くようになっていて，分析家を異常なまでに悩ましている」かについて述べている。

この２つのテーマとは，女性においてはペニスに対する羨望，すなわち男性性器を所有したいという陽性の渇望であり，そして男性においては，ほかの男性に対して受身的，あるいは女性的態度をとることに対する抵抗である。２つの問題に共通するものは，初期の精神分析的命名法で，去勢コンプレックスに対する態度，として把握されてきたものである。

(1937, p.250)

このテーマはとくにこの患者にあてはまる。彼は，自分に良いものを受け取り，対象や自分自身の良さを評価できる能力がある，と認めるのが難しいと感じていたからである。良いものとの関係の原型は，口と乳房との間の受容的なつながりである。この関係は，のちに膣とペニスとの間の関係を含むようになる。受容的であることには，患者が耐え難いと感じる何ものかがあるのだろうか？　私は，患者が最初，乳房との受容的な関係を受け入れるのが困難であったことが，のちに膣とペニスとのつながりを発展させることを錯綜させた可能性がある，と考えている。セドラックはこの問題を，ペニスを〈男根的な攻撃性〉としてではなく，〈創造的なつながりを可能にするもの〉として概念化できないことと関係がある，という考えを提唱している。これは，バークステッド・ブリーン (Birksted-Breen, D. 1996) が提唱した区別で，彼女は，権力と支配に基づいた男根的関係を表すペニスと対照して，「つながり‐としての‐ペニス penis-as-link」という用語を創造した。確かに患者が主張していたのは，自分が〈つながり‐としての‐ペニス〉の受容者であるというより，〈男根的な対象〉の攻撃の標的となっている，ということであり，そうであれば，それがある種の迫害体験となるのはもっともなことである。

フロイトは記述している。「男性においては……受身的態度は（彼が意味するのは受容的な態度である）……必死になって抑圧される。そのような態度の存在が，過剰な代償によってのみ示されることも多い」(1937, p.251)。患者は，私の作業をフーリガン，野蛮人，そして血に飢えたドイツ人といった，男性的な対決として体験し，それに対抗して憤慨によって反応したのではないか，とセドラックは述べた。それは権威をかさに着た対決であり，ひとのこころから情愛と感謝を奪い去る雰囲気を創りだす。

こういった問題の一部は，男性患者が男性の分析家と作業するときに生じる特殊な困難と関係があり，同様の問題は患者と父親との関係でも生じている。しかし，私はより深い問題として，受容性と女性性の問題があると考えている。

フロイトは，このような態度は，精神分析治療において出会うもっとも深層の問題の一部を示していると考えた。

> 決定的なこととして残るのは，抵抗によっていかなる変化も妨げられるということ，すなわち，すべては元のままにとどまる，ということである。私たちは，ペニスに対する願望と，男性的抗議に達することで，すべての心理的な層を貫いて岩盤につきあたり，かくして私たちの活動は終りを迎える，という印象を持つことが多い。このことはおそらく正しいのであろう。というのは，心的な領域にとって，生物学的な領域はその基底にある岩盤の役割を果しているからである。女性性の拒否は，ほかならぬ生物学的な事実であり，性という大きな謎の一部である。分析的治療においてこの要因を克服することに成功できるかどうか，いつになったらできるか，ということを答えるのは難しい。私たちは，ただ，被分析者に，この態度を再検討して変化させるよう，あらゆる可能な助力を与えたことは確実である，と考えて自分たちを慰めるしかない。
>
> (1937, pp.252-253)

フロイトは，両性におけるこの問題を，彼が去勢コンプレックスと呼んだものと結びつけて考えた。今日私たちはこの問題を，私たちがみな女性的，受容的立場を受けいれることについて，とくに良い対象に対しての関係で困難を抱えている，というところまでたどることができるようになっていると考えられる（この困難についてのより詳細な議論として，第9章参照）。観察によると，このような関係性には，さらに付け加えるべき性質があると思われる。〈第三の観察する対象〉の性質が決定的な意味を持つのはこの地点である。〈見られる〉ということは，〈羨望〉されるという恐れを生む可能性があると同時に，〈きまりの悪さ〉を生む。この2つの体験の関係は複雑であるが，核心的なものとして重要である可能性がある。さらに成長をとげ，またすでに達成した成長を土台とすることができるようになるためには，観察され，判断されることに関わる，さまざまな恐怖のすべてに耐えられるようになる段階を経ることが必要となるのである。

第4章　分析家への〈排除された観察者〉という転移[原注1]

　本章で，私は分析家が〈排除された観察者 excluded observer〉の位置に置かれ，参加する者ではなく傍観者となってしまうありさまについて，その一部を考察する。分析家はこの位置に立たされると，観察したことに対し批判的になってしまう可能性がある。患者がもつ「見下される」という恐れの一部は，この「超自我もどき」の役割によって引き起こされている。そこで最初に転移についての考えかたの発展における，いくつかの重要点を簡単にふりかえる。これはフロイトの発見に負うものが非常に多い。次いでフロイトの業績に基づいたその後の発展として，私が個人的に感銘を受けたものについて，その一部を考察する。とくにメラニー・クラインによる，内的対象が住まうこころの中の世界についての詳細な研究や，分裂や投影同一視のメカニズムについての記述について触れておきたい。両者はともに私たちが転移を理解するうえで深い影響を与えている。
　さらにいくつかの臨床素材を利用して，ある重大な転移状況について記述しようと思う。この状況は，クラインが大枠を述べた「全体状況」の一部をなしているにもかかわらず，今まで十分に強調されてこなかったと思われるものである。この種類の転移においては，分析家は自分が〈観察する位置 observing position〉に立たされ，〈原初的対象 primary object〉として愛や憎しみを向けられていないことに気づく。そしてその代わりに〈排除された人物〉の位置に置かれ，しかも自分が置かれている役割について理解する代わりに，簡単にそ

原注1) 本章のもととなっている論文は 2006 年 10 月 14 日の English Speaking Weekend Conference で発表され，2007 年 2 月 7 日に英国精神分析協会の集会で朗読された。この論文版のタイトルは「転移：今とその時」で，そこには二重の意味が込められており，一方では，転移についての現代的な見解と以前の見解の比較が行われると同時に，他方では転移は常に存在していて，ただ時に応じて生じるのではない，ということを伝えようとしている。

の役割を実際に演じて enact しまう。この状況に陥った分析家が，転移における患者の原初的対象の立場を取り戻そうとすることもある。あるいは逆に，転移の対象となるのを完全に避け，転移外解釈を行い，かえって審判的で批判的な超自我の役割を演じてしまうかもしれない。

　しかしもし分析家が，自分が中心的な役割を失ってしまったことに耐え，自分が置かれた転移の配置を理解することができるならば，役割を演じてしまうことが減少し，自分自身と患者双方の，悼み悲しむことや失うことに関わる感情を解放できる可能性が生まれるのである。

転移の起源

　転移の歴史は，フロイトが，ブロイアーによるアンナ・Oの治療のなかに性愛化した恋愛要素が侵入しているのを観察したときに始まる。フロイトが理解したのは，この要素が気づかれないがゆえに強力になるものであり，特定の患者の特殊性や特定の治療者の弱さ以上の何ものかである，ということである。そしてむしろ「［患者の］個人的な［治療者への］関係が……無理やり前面に入りこんでくるのはほとんど避けがたい」と考えるようになった（Freud, S. 1895, p.266）。

　さらに，フロイトはこの点で自分がブロイアーを上回っているとは考えず，自分自身も影響を受けやすいことに気づいていた。

> ある日，私はある経験をした。それは長い間「そうではないか」と思ってきたことを最も残酷なかたちで示した。その経験は非常に順応性の高い患者に関するもので，私は催眠術を用いて驚くべき成果を上げることができ，その治療に携わることで，彼女の痛みの発作を起源にまでさかのぼって軽減できた。ところがあるとき彼女は覚醒すると，腕を私の首にからめてきたのだ。使用人がたまたま入ってきたので私たちは不愉快な話しあいをしなくてすんだが，しかしこの時以後，「催眠法は続けられない」という暗黙の了解が生まれた。私は謙虚に考えて「自分自身に抵抗しがたい個人的な魅力があってこの出来事が起きた」とは思わなかった。そして「催眠法の背景で働く不思議な要素の性質を把握できた」と感じた。それを除外するため，あるいはとにかくそれを切り離すため，催眠法を放棄しなければならなかったのである。
>
> 　　　　　　　　　　　　　　　　　　　　　　　　　　　　　　（1925, p.27）

第4章　分析家への〈排除された観察者〉という転移　89

　当初転移は単に混乱を生み，潜在的に危険なものとみなされていた。しかしフロイトは催眠法を放棄し，手を前頭部において圧をかけて患者に記憶とイメージを述べるよう求めるようになって，転移が〈想起することへの抵抗〉であることを発見した。当初彼はこの「圧をかける方法は決して失敗しない」(1895, p.281) と主張していたが，数ページあとには「患者の治療者に対する関係に障害があると，失敗する可能性もある」と述べていて，それが「私たちが出会う最悪の障害」であると述べている。そして「しかしそれは避けがたいもので，比較的重篤な症例の分析では必ず出会うものである，と考えなければならない」(1895, p.301) と，観察したことを語っている。

　生涯を通じ，フロイトは抵抗としての転移の重要性を強調していた。そして晩年においてさえ，彼はなお，「転移が単純になくなってしまえばいい」と自分が望んでいることに気づいていて，そういう自分を笑っていたように思われる。そしてまた「救助者，助言者となり，さらに自分が荷った困難が報いられ，困難を伴う登山におけるガイドとしての役割を果たして自分自身に満足している」という分析家のイメージに郷愁を覚えてしまうことに苦笑していたようである (1940a, p.174)。

　しかしこのように，「距離をおいて巻き込まれないでいる役割」という考えかたは，転移の理解が飛躍的に進歩するに応じて保つことができなくなった。むしろ転移理解を進歩させたことこそ，フロイトのたぐいまれな天才を示している，と私は常々考えてきた。困難や障害と考えられたものは，むしろ分析のプロセスに本質的な側面として認識されるようになり，意味のある変化が生じるのを可能にするものとなったのである。「転移の力動性について」(1912) のなかで，フロイトは有名な文章を書いていて，そこで転移が普遍的に，かつ中心的に存在することを記している。

> 転移現象をコントロールすることが，分析家に最大の困難をもたらすことは議論の余地がない。しかし忘れるべきでないのは，この現象こそが，患者が隠蔽し忘却している性愛的な衝動を，直接的で明らかなものとする上で計り知れない役割を果たす，ということである。というのは結局のところ，そこに存在しないもの，影しかないものを破壊することはできないからである。
>
> (1912, p.108)

　ほぼ同時期に，「想起すること，反復すること，ワークスルーすること」(1914b) において，フロイトは転移を反復強迫，行動化，そしてワークスルー

と関連づけた。ここでも彼は，同じく以下の印象的な文章を記している。

> 患者は忘れたこと，抑圧したことを〈想起〉するのではなく，〈行動化〉する。記憶としてではなく，行動として再生するのである。患者は〈反復〉するとき，もちろん自分が反復していることを知らない……例えば，患者は自分の親の権威に反抗し，いつも批判的だったことを思い出す，と言うことはない。そのかわりに医師に対してそのように行動するのである……患者はある種の性的行動を強く恥じていたことや，それが見つかるのではないかと思っていたことを覚えていない。そのかわりに，今行っている治療を恥じて，あらゆる人に秘密にしようとする……患者は治療中ずっと，反復強迫から逃れることはできない。そして結局はそれこそが患者の想起のしかたなのだということが理解できるのである。
>
> (1914b, p.150)

最初フロイトは転移が存在することを特定するだけで，それを消失させるのに十分だと考えていた。しかし1914年までに，彼はワークスルーのプロセスの中で，転移の現れを繰り返し理解し解釈しなければならない，と考えるようになっていた。

フロイトにとって，転移は抵抗の源泉であるとともに，患者の生活史や態度について多くを伝え，基本的な防衛プロセスについての情報を与えるコミュニケーションの形式であり続けた。私たちの転移の理解についてのその後の進歩は，フロイトの考えの発展であるが，その先駆的なものはフロイトの著作に見出せることが多い。

こころの中の世界

例えば，こころの中に世界が存在し，喪失した対象によって構成されている，という発見は，「悼み悲しむこととメランコリー」(1917)に始まり，『自我とエス』において拡張された。ここでフロイトは述べている。

> この同一化こそが，エスが対象を放棄する唯一の条件なのであろう……自我の性格は，放棄された対象へのカセクシスの沈殿物であり，対象選択の歴史を含んでいると考えることが可能である。
>
> (1923, pp.28-29)

『精神分析概説』では，フロイトはこころの中の世界について一つの章をまるごとあてている。そこでも同様の全般的な考えを表明し，次のようなありさまを記述している。

> 外界のある部分は，少なくとも部分的には対象としては放棄され，かわりに同一化によって自我に取り入れられ，こうしてこころの中の世界の構成部分となる。この新しいこころの構成主体 agency は，それまで外の世界の人々［放棄された対象］が演じてきた働きを担うのである。
>
> （1940a, p.205）

さてフロイトにも基本的な記述は明白に認められるが，外の世界が現実的であるのと同水準で，患者にとってこころの中の世界が重要である，ということを強調したのはクラインである。彼女はこどもを観察し，おもちゃ遊びを通じて内的対象が生命を得て，生き生きとこころの中の世界が現れることに注目した。そしてこれを理解することが，転移についての私たちの見解に根本的に影響を与えることに気づいた。それにより私たちは，転移されるのは過去の対象であるというより，むしろ現在内的対象として存在している対象であり，これが分析状況上に投影されていることを知ることができるのである（Joseph, B. 1985）。

クラインにとって，転移は，絶えず内的なものと外的なものが相互に関わりあうことで特徴づけられる。さらに言うならば，分析家に投影されるのは，ストレイチーが影響力の大きかった論文で示したような超自我という単純なものでは必ずしもなく（Strachey, J. 1934），彼女の見解ではむしろ「全体状況」と呼ばれるものである。すなわち転移されるのは，こころの中の世界の対象と対象との間，そして自己と対象の間にある，すべての感情，防衛，そして対象関係である。クラインは簡潔に，「……患者は必ず，分析家に対して再体験されるかたちで葛藤と不安に向き合うようになる，それは過去に利用したのと同じ方法である」と述べている（Klein, M. 1952a, p.437）。

分裂と投影同一視

転移関係において転移されるものはなにか，という問題——あるいはより正確に言えば，いかにしてこころの中の世界が分析設定に外在化されるのかという問題——はクラインが分裂と投影同一視を発見したことで，根本的に変化し

た (Klein, M. 1946)。これは私たちの転移の理解，こころの変化の性質の理解，そして治療の目標についての理解に関して，さらに大きな発展をもたらした。

　フロイトは，すでに分裂について記述していて，「防衛過程における自我の分裂」と題する論文さえ書いている (Freud, S. 1940b)。しかし，ここで彼が主に関心を払っているのは，2つの矛盾する信念がこころの中で共存する，ということである。この見解は，フェティシズムについての論文で最も明確に表現されていて (1927)，そこでは，ジェンダーの違いという事実を観察し，認識しながら，同時に否認するさまを記述している。『精神分析概説』において，フロイトは同様の区別をして次のように述べている。

　　これらのすべてにおいて起きているのは〈こころの分裂 psychical split〉である。2つの心的態度が形成され，それは単一のものとならない。一方は正常なもので，現実を考慮にいれる一方，他方は欲動に影響されていて自我を現実から引き離す。

(1940a, p.202) 訳注1)

　しかし，ほとんどの場合，フロイトは，自我は分裂するとは考えておらず単一なもので，エスと超自我からくる力に引かれて，圧のかかったゴムボールのように変形する。クラインの分裂と投影同一視の理論は極めて異なっている。彼女の著作では，自我は常に分裂を募ると理解され，暴力的で無秩序なかたちで断片にまで破壊されることもある。またあるときは非常に一貫したプロセスにより，自我の一部が分裂して切り離され投影される。これは通常，自己の望まれない部分を除くためである。分裂のこれら二つの特性は転移の理解のために特別に重要である。最初に述べた断片化された状態では，自我と対象の双方がばらばらになっており，この絶望的な状況は，主に精神病的状態または前精神病的状態において生ずる。この状態は通常激しい不安を伴い，また離人感を伴うことも多く (Rosenfeld, H.A. 1947)，また転移において断片群は暴力的に分析家に投影される。これが転移に深刻な影響を与え，分析家に著しい緊張状態をもたらす。もし分析家が投影された断片を受け入れ，それに意味を与えることができるなら，不安は軽減し，断片群の統合をある程度促進する可能性がある。

　2番目の種類の分裂は，やはり「分裂機制についての覚書」において記述されたが (Klein, M. 1946)，分析家は患者の特定の断片の受け手となるのであっ

訳注1) 標準版ではp.201。

て，断片的な分裂の場合のように，ただ多数の破片のシャワーを浴びるのとは異なる。この分裂は，その投影と結果として生ずる同一視によってさまざまな結果を生む。これはきわめて複雑でときほぐすのが難しい。

そして次第に，投影同一視は必ずしも病理的であるとは限らず，実のところ，ひととひとが相互に関わりあいを持ち，おたがいに影響しあっているときには常に生じている，ということが明らかになった。より暴力的な種類の断片化は病理的な分裂のひとつの形と考えることができ，一方，別の形は，ローゼンフェルトが詳細に記述したが (1971b)，その強度や柔軟性の欠如の度合いによって，正常にも病理的にもなりうる。実際，ソドレは，「投影同一視は，ある種の包括的用語 umbrella term で，多くの異なったプロセスを含み，極端に病理的な手段や，ある性格特性の根本にある恒常的な病理的状態から，正常なかたちのコミュニケーションまでを記述するのに利用されている」と論じている (Sodre, I. 2004, p.54)。

分裂と投影同一視が患者と分析家双方に影響を与え，転移効果と逆転移効果の両方を産み出すことには，一般的に意見の一致が見られている。しかし，患者が投影してきたものについて情報を得るために逆転移を探る価値については，分析家の中で意見は分かれている。クライン自身は懐疑的で (Spillius, E.B. 2007)，逆転移は患者についてよりも分析家について多くを語る，と話しており，また分析家に与える影響は多くの要因によっていて，それには分析家の精神状態や，患者に対する受容性などが含まれる，と述べている。さらに重要な要因は，逆転移のほとんどが無意識的なものである，という事実に由来している。

内在化された対象関係を演ずること

ある面で私たちの反応の多くが無意識的であるため，私たちにはつねに投影されてきたものをコンテインするのではなく，行動化してしまう危険がある。フロイト (1911a) は，思考と行動の間にある根本的な相違についての考えに基づいて，ある種の行動化は「こころに蓄積した刺激の重荷をおろす」目的でなされる，と述べた。これは今日，私たちが〈**排出性の投影同一視** evacuative projective identification〉と呼ぶものと近いもので，「刺激の蓄積」をコンテインできないとき，患者と分析家の双方がこのようなメカニズムに頼ってしまう，ということがわかってきている。分析的態度とは，分析家が自分自身への

投影を受けいれることを許容し,可能な限り行動を控える態度と考えることができる (Segal, H. 1967)。その代わりに,分析家は行動を〈考えられるもの thought〉に置きかえようとする。そして患者から伝えられているものが何か理解できたとき,その考えを解釈として言語化することができる (Bion, W.R. 1962)。もし分析家が耐えるのが難しい投影の受け手となっているときには,自分の内部に積み上がる「刺激の蓄積」について考えるのは困難であるかもしれない。こうしてさまざまな程度でコンテインメントは失敗し,分析家による部分的な行動化が生じる。

〈実際に役割を演じてしまうこと enactment〉[訳注2]について,私たちの理解はとくにサンドラー (Sandler, J. 1976a, 1976b) とジョゼフ (Joseph, B. 1981, 2003) の研究によって進展した。サンドラーは,〈乳幼児期の役割関係 infantile role-relationship〉がどのようにして現実に演じられるかについて記述し,分析家との関係の中で〈現実化される actualised〉さまを詳しく研究した。他方ジョゼフは包括的な研究を呈示し,「分析家が,患者の空想の中に存在する役割を演ずるよう引きこまれる,ということは避けがたい」という考えを基礎づけた。本質的には,2人の著者がともに,いかにして分析家が患者のこころの中の世界に由来する対象の役割を演じさせられるかを,以前より詳細に明らかにしていると言える。2人はまた,この役割を観察することで,患者の防衛システムと習慣的な対象関係のありかたに光をあてることができる,ということを示している。実際,サンドラーは,分析家は〈自由に漂う注意〉と同時に〈自由に漂う反応性〉を持たなければならない,と論じている。その結果として役割を実際に演じてしまうことはあり,それが常にコンテインメントの失敗を反映しているのは間違いない。しかしそれを抑制するのは不可能であり,むしろ抑制しようとすると,堅苦しい,不自然な関係になってしまう (Steiner, J. 2006a)。もちろん,実際に演じていることを分析家が気づかないままであることもあるが,通常は分析家がきまりの悪さを感じ,また患者が指摘することもあるため,分析家の知るところとなるのである。

訳注2) enactmentは「再演」「実演」と訳されるのが通例であるが,論者たちは「演劇で役割を演ずる」という日常的な語義を,そのまま概念として利用している。すなわち対象関係論と役割理論が交錯している (本来の意味での,主体の成立に先立つという) 間主観的概念である。ここではその豊富な意味あいを生かすべく,そのままこの訳語を用いる。「実際の行動にうつす」と訳すときもある。

同一視[訳注3]

ローゼンフェルト（1971b）は，異なったタイプの投影同一視を惹き起こすと考えられる，さまざまな動機を記述している。あるものはパーソナリティの望まない部分を除くために企てられ，あるものは対象をコントロールし，所有するのを意図している。別のものとしては主として分析家とコミュニケートするために利用される。これらのすべては同時に異なる程度で作用する。しかしどの動機が支配的なものであるかを考察するのはやはり有益である。

投影に伴う同一視のありかたもまた複雑で多様である。例えば，動機が何かを取り除こうとするものである場合には，望まない要素を対象の中に投影してしまい，そのプロセスにおいて望まない要素を所有していることを否認し，そしてその要素と〈対象〉とを同一視する［同一のものと見る］。ブリトン（Britton, R.S. 1998a）は，これを〈帰属的な投影同一視 attributive projective identification〉と命名した。そしてこれと区別して，個人が，自分自身と対象の属性とを同一視するものを〈獲得的な投影同一視 acquisitive projective identification〉とした。同一視には取り入れのプロセスが含まれることもあり，このプロセスは患者の性格やアイデンティティに影響を与える。

フロイト自身はこのような多くの同一視を1910年の段階でレオナルド・ダ・ヴィンチの例で記述していた。フロイトによればレオナルドは自分の弟子が，あたかも男の子としての自分自身を象徴するかのようにして接した。同時にレオナルド自身は自分を母親と同一視し，自分の母親が自分を愛してほしいと望んでいたように，男の子を愛した。フロイトは次のように記している。

> こどもの母親に対する愛情は，それ以上意識的には発達しつづけることはできず，抑圧に屈する。男の子は母親に対する愛情を抑圧する。彼は自分を母親の位置におき，自分自身を母親と同一視し，他方自分自身の人となりをモデルとして，それに似た者の中に新しい愛情の対象を選択する。
>
> （1910, p.100）

ここでは自己の乳児的な部分は投影され，弟子と同一視される。他方，残された自己の要素は母親と同一視される。ほかの例では，あるいは同じ人間でも

訳注3) identification の訳語については，序章の訳注5参照。文脈上，主体の視点，パースペクティブ性が意識されている場合，同一視の訳語をあてている。少なくとも本章において同一化の訳語をあてる個所は少ない。

異なる時には，同一視は移動し，反転した構図を観察することもありうる。すなわち，母親的な内的対象が投影されて外的対象と同一視され，他方自己は乳児的なアイデンティティを持っているとみなされる。

ここまで述べてきたことが，私が個人的に印象を受けてきた，転移についての私たちが理解を発展させてきたことがらの一部である。その多くがフロイトによって発見され，あるいは彼が築いた基礎的な土台の上に成り立っていることが明らかであると思われる。

〈排除された観察者〉としての分析家

クラインは，転移を詳細に解明するときには，〈全体状況〉が過去から現在に転移されている，という観点から考察することが不可欠である，と述べている (1952a)。本章で私が注意を喚起したいのは，こころの中のエディプス的構図のうち，異なる面が別々に現れることがある，その様相である。ブリトン (1989) はエディプス的な構図の中にある両親の間のつながりを，「見失われているつながり missing link」として記述し，こどもがこの関係の中で，自分が排除されているのを認めることがいかに難しいかを示した。そしてかわりに，こどもはそれぞれの親と別々につながることを望む。そのためにひとりの親は常に排除されていることになる。もう一方の対象は，発達早期では通常母親であるが，〈願望の原初的対象 primary object of desire〉とみなされ，愛と憎しみの感情の焦点となる。しかしさまざまな程度で，しだいにつながりから排除されていた第二の対象の存在も感じられるようになる。この対象は典型的な場合には，こどもの原初的な関係を観察し，審判する超自我の役割をになっている。この人物像は賛美，賞賛，激励を与えることもあるが，しかし羨望にみちた破壊的超自我の迫害的な性質を帯びるようになることが多い。多くの場合このように観察されることは屈辱として体験され，とくに苦痛となる可能性がある (Steiner, J. 2003, 2006b)。

分析家にとっても，［ただ］観察している，という立場を転移されることに耐えることは難しく，とくに実際に行動に移してしまいやすいことが私にわかってきた。とくにそうなりやすいのは，患者の話の内容に強い感情が含まれているのに，それが転移と直接つながりを伴っていない場合である。それは例えば，親，配偶者，競争相手などと言い争うできごとが報告される場合などに多い。この状況で，分析家は無理やり原初的な対象の役割をとり戻そうとするか

もしれないし，あるいは，転移外解釈にひきこまれ，患者の人間関係にコメントすることもある。こうなると話の前面に現れてきやすいのはその状況の道徳的な側面であり，分析家には患者の味方をするよう莫大なプレッシャーがかかることが多い。しかし私たちがそうしてしまうと，容易に審判する役割にひきこまれてしまう。またたとえ何が起きているかを理解しようとし，もっともらしい共感的なコメントをしたとしても，やはり私たちに投影されている患者の内的な超自我と一致する，超自我的な役割に踏み込んでしまいやすい。

ここでもしこの状況に気づくことができれば，自分が排除されているという感情に反応してしまって自分も参加者となろうとすることが少なくなる。するとあまり束縛されないまま，観察者の立場に置かれていることに気づき，審判的な転移外解釈をしないようになることができる。ここで言わんとするところは，分析家が原初的な感情の焦点となっているときにも，「今，その時 now and then」についての転移を解釈することに分析家は限定されない，ということであり，むしろ常に，患者によってもたらされるあらゆる状況に含まれる，転移の意味あいを理解しようと努める，ということである。あるときには自分自身が愛情と憎しみの対象となっていることに気づくこともあるが，別のときには，コメントしたり，観察したりするよう強要されていることもある。転移において〈観察する対象〉の役割にあることを明確にし，それを解釈することで，観察され，審判されているという強い感情を明らかにできることもある。これにより〈観察する対象〉が，過酷な超自我像の形で存在することを詳細に探求し，分析することができるようになる。

もし分析家が，自分が患者の〈原初的対象〉でないと気づくと，分析家は排除されていることに傷つき，鬱憤を感じるかもしれないが，原初的な役割を放棄することに関わる喪失感を体験できる可能性もある。もしそうできれば，分析家は喪失を悼み悲しむという段階に進むことができ，それにより患者自身が悼み悲しんでいることに気づくよう促すことができる可能性が生じるのである。

臨床素材

　ここで，私はこの現代的な転移理解に照らして臨床素材を考察したい。
　F氏は40代の男性で，約6年間の分析で大きな進歩を見せていた。クリスマスの休暇の後に，F氏は「治療をやめるつもりです」と告げた。実際彼は「7月に治療を終わる前にセッションの数を減らす考えです」と話した。そし

て，「あなたはまだしなければならない作業があると考えているということはわかっていますが，私はもう十分だと思っています。それに私が休みをとるとき，あなたの休暇に合わないと必ず起こるたぐいの問題は，もう結構なんです」と話した。また「あなたは私に週5回のセッションを続けてもらいたのだろうと思います。でも私にはやめたいときにやめたり，セッションを減らしたい時に減らしたりする自由がある，ということをわかっています」と話した。ついで「私が週に3回か4回しか来なくても，5回分の料金を請求するおつもりかもしれないと思います。でもいつでも支払いを断れることもできるはずです」と話した。そこには私のものごとを進めるやりかたに対する怒りが存在したが，私が分析設定を安定させるよう努力していることについてのなにがしかの評価もまた含まれていた。

第1のセッション

　報告するセッションは，私が休みを取って月曜から水曜まで不在だった週におこなわれたものである。私が戻ってきた木曜日，F氏はイライラしていた。「書類を一部片付け始めていて，いくつかはシュレッダーで裁断し，残りは保存しています。パートナーのBは，私が不機嫌なことに気づいていますが，私が彼女に性的に関心を示さないことに，いつものように不満を言っているのだと思います」。「私は想像の中で，もし彼女がもっと鼻をかまなくなり，生理が来なくなれば，もっと魅力的に感じるようになるよ，と答えています」。
　私は「休みの後，あなたは私に魅力を感じなくなって，私に近づきたくないと感じているのでしょう」と解釈した。F氏は「私がどう感じているのかはっきりしません」と言った。「Bは，分析家がいないとき『分析がなくてさみしくないの』と私に尋ねてきましたが，私はそれに答えませんでした」。私は「私の休みについて，あなたは自分が感じたことがはっきりわからないので，どう答えていいかわからなかったのでしょう」と解釈した。F氏は，「それはそのとおりだと思いますが，ほかにも考えがあります」と話した。「Bが整理してほしいという書類の中には，あなたが書いた論文の束があります。私が集めていたものです」。この話は私には初耳であった。というのは，F氏は分析と職業的なつながりがなかったからである。しかし彼がインターネットでいつも私のことを調べていることは知っていたので，「そこで論文を見つけたのだろうか？」と思った。彼は「これらの論文はほかの書類とともに，終結についての考え方についてのもので，裁断するか，ファイルしてどこかに置いてお

ておいたらいいかわからないのです」と話した。「それで今のところ，それを
とっておいているのです」。
　F氏はいらいらしていたが，最近の私の休みについても，分析の終結につい
ても，とても悲しい思いをしているように思われた。そして書類を整理するこ
とで，自分が分析から得たものも整理しようとしているようだった。私は「休
みから戻ってきた私が魅力的に見えなくて，それが理解されないのではないか
と思っているのでしょう。でも私のことをなにがしか，あなたのこころにとど
めていたということを，私に知っておいてもほしいのでしょう。あなたはその
記憶を少なくともしばらくの間は『裁断』するつもりはないのですね」と伝え
た。私はさらに付け加え，「あなたは分析の終了に備えるため，自分の感情を
もっと知りたいのだろうと思います。そうして突然打ちのめされないようにし
ようとしているのでしょう。それはちょうど子どものとき，お母さんのうつ病
にショックを受け，打ちのめされたときと同じなのでしょう。そのときは誰も
あなたにとって苦しいことがあって，それが続いていることに気づかなかった
のですね」と伝えた。

第1のセッションについての考察

　このセッションで，F氏は初め，私を一方的な立場に追いやろうとしていた
と思われる。それはこどもがすることと少し似ていて，いなくなっていた母親
に，機嫌を治すようなだめすかされているときのようである。私の休みの後，
F氏は冷たい気分でいらいらしていて，私に背を向けてむくれている，という
ことを私に理解してもらう必要があったと考えられる。それはまさにパートナ
ーに背を向けていたのと同じである。彼は，暖かい態度で，喜んで私に会うよ
う要求されているように感じていたと思われる。しかしそれには私の休みに対
する自分の冷たい感情を克服しなければならない。彼の不機嫌は「そういうこ
とは抗議することなしには行えない」ということを伝えている。より深いレベ
ルでは，F氏の情緒的な平板さは，喪失に対する彼の反応として典型的なもの
であり，彼のこころの中の世界に，生命感のない無反応なものがあることを表
わしていると考えられる。パートナーからのプレッシャーで彼は書類を整理し
たが，その結果私に関わるものを見つけ驚いたと思われる。当初私がなすべき
ことは，F氏が生き生きと暖かく応対しなければならないというプレッシャー
を感じている，という不安をコンテインすることであった，と思われる。そし
て私は彼が好意を持つよう期待しているわけではなく，また彼が私を拒絶して
も，私が彼を拒絶し返すわけではないということでF氏は安心したと思われる。

私は，このことは分析の終結についての感情についてもいえることであった，と考えている。F氏は，私が分析を終えることを止めようとしないことだけでなく，彼の決定についてどちらか一方の態度を示すわけでもないことにも安心した。彼は「分析設定を維持するように」というプレッシャーを私から感じていて，また私が「週5回のセッションを減らすという考えに同意しない」と考えていたと思われる。時にこの問題は私にも測りかねないプレッシャーを与え，それは必ずしも簡単にコンテインできないものである。私が困ったのは，自分がF氏に「もっと分析が必要だ」と伝えてプレッシャーを与えるのか，あるいは逆に，準備ができていないのに，それを無視する形で分析をやめるのに同意するのか，そのどちらにしても過ちとなるのではないか，ということであった。

ここでF氏の家に私の論文があり，しばしそれを保存すると決めた，という話によって異なった感情が生まれてきた。それは「私は彼のこころの中の世界の中に住んでいるが，彼はその意味をどう判断したらいいのかわからない」ということだと思われる。F氏は論文をどこで手に入れたのか，さらには読んだのか，あるいは理解できたのかさえ話さなかった。この状況は彼の小児期の外傷的なできごととつながりがある，と私は確かに考えた。しかしこのできごとについてF氏はほとんど記憶や感情を持ちあわせていなかった。この記憶や感情が転移の中で再び生きなおされたとき，新しい感情がF氏の中に生みだされ，彼はそれをどうしたらいいかわからなかったのである。この感情のある部分は悼み悲しむことと喪失とつながりがあった。この感情は私の不在を強く意識し，「私を失うのでは」と恐れることで引き起こされたのである。「書類を整理し，裁断するかどうか決めようとする」という話を聞くと，私はメラニー・クラインの抑うつについての論文を思い出す（1935）。クラインは，手紙を整理するA夫人について記述しているが，これは悼み悲しむことの前段階である。F氏の体験の主要な部分には，感情がなお平板で，あるいは生気のないところがあり，こころのなかで本当にははっきりとしたものにならず，このため，自分が思ったり感じたりすることそのものを知ることができなかったと思われる。

第2のセッション

F氏は次のセッションを陽気な調子で話し始めて言った。「坂を上がってくるのは楽しいです。水道管が修理されていて，歩道の穴をプラスティックのカバーで覆って plastic covers bridged holes 通れるようにしてありました。カバーを踏むと跳ね返るようで，通ると音がします。寒いけれど天気のいい日で

気分がよいです」。しかし，彼はさらに「あなたがすべてをあなた自身に関係づけて解釈するのは気分が悪いです」と話した。「それはまったく正しい場合もあるのだけれど，押しつけだ，と思うことも多いのです。それでものごとが直接的になるのはわかりますが，自分のこころの中には他のことだってあります。私はとても忙しいので，あなたのことを考えている余裕は減っています。今日は金曜日で，今週は2セッションしか，ありませんでした。ちょうど流れが途切れた感じです。来週は1回休みをもらうかもしれません。たぶん，水曜日か木曜日だと思います。友達のCが彼の息子とうちに来ることになっています。彼らとの時間を途中で中断したくありません。あなたは，あなたの休みに対する仕返しだと思うかもしれませんが，私はそうは思いません」。

　私は「あなたが，何かほかのことが前面 foreground にあるときには，私には後ろに控えている stay in the background ことに納得してほしいと思っているのでしょう」と話した。彼は言った。「はい，そうです。今は訪問客と過ごすことでいっぱいなんです。いとこが今いて，あとから来るのがCと彼の息子のJです。Jがものをこわすのではないかと心配です。Jは今4歳で，たぶん去年よりはよくわかっていると思います」。私は解釈した。「あなたはプラスティックのカバーが丈夫で，自分の体重を支えてくれるようなので，それを踏んでいくことを楽しんでいます。それと同じように私も十分な強さを持っていて，休みについてあなたが私に嫌な思いをさせるかもしれないことも，私が自分を押しつける push myself forward のをあなたが嫌がることも，ちゃんと受け入れるだろうと感じています。でもあなたは，今年は隙間を埋めるのは難しく gaps are difficult to bridge，何かが簡単に壊れてしまいそうだ，ということにも気づいていると思います」。

　彼は答えた。「あなたは結局自分を押しつけようとしている push myself forward と思います。パキスタンでのジョージ・ブッシュを思い出します。彼は大地震の生存者に何もせず，たくさんの人を住む家のないまま放っています」。私はこう伝えた。「分析は一時中断してものり越えられるし，隙間は埋められる gaps bridged ので，たいていはあなたは幸運だと感じているけれど，私があなたの中にある種の地震のようなものを生み出すこともあるのでしょう。とくに私が一方でひとを放っておいて，他方で自分を押しつける put myself forward ようにみえるときそうなのだと思います。そうなるとあなたはこの治療設定が保たれていくのか，はっきりしなくなるのでしょう。そしていつもきちんと払っている私への支払いを無視したので，きっとあなたはいやな気持

なっているのではないのでしょうか」。彼は,「渡された請求書は見てもいません。ちょうど今,預金が十分ではありません。だから支払いを見積もる必要があります」と話した。私は,「あなたは書類を整理して,ものごとの値打ちを測ろうとしているのだけれど,記憶や感情が浮かんできて,それをちゃんと見積もることができないでいるのでしょう」と話した。彼は言った。「そうです。でもあなたは3日間私をほったらかしていたのですよ put me in the background。継続性というのはどこにあるんです？」。私は言った。「一瞬自分がほったらかされている put himself backward ことがあることが気になると,私があなたを本当に気にかけているのか確信が持てなくなるようです。たぶん,あなたは自分が遊びに来るJのような小さな男の子のように感じると,分析のとぎれ gap が長すぎて安心できない,と思うのでしょう」。

F氏は,「自分がいかに小さい男の子のように感じているか,ということついて話しあうのはいつもいやなことです」と話した。「それは屈辱的で,品格を落とされ demeaning, 評価を落とされる degrading 感じです。自分は成熟していてストレスに強い,と思いたいです」。私は「あなたは私が成熟していて,ほったらかされていても,またあなたが感情を表すまで待たされていても,料金が支払われるのを待たされていても気にしないかどうか,見きわめようとしているのだと思います」と解釈した。少し間があき,彼は「ひとがこどもを持つ理由の一つは,こどもが親よりも愛情を求めようとするからだと思います」と言った。私は「必ずしもそうとは限らなく,大人が愛情を求めることもあるのでは？」と伝えた。「あなた自身のご両親の場合がまさにそうで,自分たちが愛情を求めるときにはそれを押し付ける push themselves forward こともあって,それこそがあなたが恐れていることではないでしょうか。それはちょうど私が自分自身の要求を押しつけるのでは,とあなたが思うのとおなじなのではないかと思います」。彼は「それは逆説的な話ですね」と言った。「母は自分のことで頭がいっぱいのときには,私や兄弟のことを考えていませんでした。それに父は新聞に隠れていました。だから2人とも私たちに自分を押しつけてきたとはいえないと思います」。

私は言った。「あなたは自分が訪問客と一緒にいるときには,私は控えていてほしい wants me to be in the background けれど,でも私を必要になるときには,すぐやって来られるように come forward, 私にそこにいてほしいのだと思います」。F氏は言った。「フロイトを読んだのですが,彼は,普通の不幸に到達すればとてもうまくいったことになる,と考えているのでしょう？」。

私は応えた。「昔の記憶を思い出して，不幸だったという感情が浮かび上がってきたのでしょう。けれど，それをあなたはどう見積もったらいいかわからないのだと思います。それは普通の不幸なのか？　それとも何か地震のようにもっと恐ろしいもので，私たちが築いてきた基礎は耐えられないものではないのか？　そしてとくに，今回の休みについて，自分がどう感じているのかわからないのだと思います。そしてこの休みを治療の終りのリハーサルのたぐいだとみているのだと思います」。彼は話した。「分析の終わりの時，自分がどう感じるのかわかりません。きっとパニックになるでしょう。最後のセッションはどんなふうになるのでしょう？　あなたは笑っているのでしょうか？　私は泣いてしまうのでしょうか？　あなたを抱きしめるのでしょうか？　握手するのでしょうか？　恐怖を感じるのでしょうか？　私は，分析の時間の記憶を残していくのだろうと思います。ドアの番号を入れる数字盤，待合室，じゅうたんや植物や絵。あなたがいなくなって，自分はどうしたらいいのかわかりません」。

私は解釈した「あなたは何が起こるかわからないでいます。そして今も何を感じているのかはっきりしません。だから治療の終りが突然あなたに衝撃を与えるのではないかと恐れています，それはちょうどお母さんが入院したことで起きたことと同じなのだと思います」。このやりとりが起こるまで，F氏は「自分が不当に何かされたとは思っていない」と主張するのが常だったが，しかしもはやそれは本当ではなくなったと思われた。このときにはとてもたくさんの情緒があふれていた。しかし彼はこの情緒が小さな男の子のものである，と思うと，その情緒をもてあまし，「おとなは終了時に不安定にはならない」と考えるのであった。彼は言った。「分析を終えるというのは自殺幇助のようなものだとよく感じてきましたけれど，むしろ帝王切開のようなものだというほうがそれらしいです」。私は言った。「あなたは自由に休みを取るのはいいことだとも思っていますし，近すぎて親密すぎる私とのつながりから，適切な自立に向かいたい，と思っています。そこで心配になるのは，それで私を傷つけることになって，自分が必要になるときに私がそこに控えていてくれないかもしれない I might not be there in the background ということだろうと思います」。

第2のセッションについての考察

第2のセッションでは，F氏は遊びに満ちた雰囲気で話し始めた。「こころが強くなった」と感じていたが，ある部分，家に泊りに来る小さな男の子Jと同一化していたと考えられる。また道路工事により，プラスチックのカバーで穴がふさがれているのを喜んでいたが，それは「分析の構造が自分を支えて

くれている」と感じていることを示していたと思われる。この信頼感に促され，彼は「私が無理やり転移を解釈しすぎていて，それで自分を押しつけようとしていると感じる」と強く不満を言うことができたと考えられる。F氏が感じていたのは，私がBや訪問客より重要な〈原初的対象〉として自分を示すことが多すぎる，ということであり，他方でむしろ彼は，私は〈第二の観察する対象〉であり，「自分を評価し，なかんずく彼がどの程度おとなで理性的かを測ろうとしている」とみなしていたと私は考える。しかし彼は「4歳の男の子が物を壊すのではないか」と心配しており，これはある部分では「訪問客と過ごすために翌週セッションを休む」と主張していることと関係があると思われる。それで「地震が起きるのではないか」と不安となり，そのとき「私がブッシュ大統領のように助けにならないのではないか」と恐れていたと思われる。

　この地震は私の中にも起きることが多く，もしそれが十分にコンテインされないと，F氏は私に「プレッシャーをかけられ批判される」と感じるのだった。セッションを休むのはこの時点では独立への動きと見ることもできるが，それは私のコントロールをふりきった「帝王切開のようなもの」であった。しかし彼はまた私が「必要とするとき前面に出てきてくれるよう，後ろに控えていてくれるか」本気で心配していたと思われる。F氏は「自分の両親は自分自身が抱える問題のため，そういうことができなかった」と感じていた。彼の重大な問題は，「感情的で不安定なのはこどもっぽいことだ」と感じてしまうところにある，と私は考える。もし私を〈原初的対象〉と見て依存していると感じると，彼は屈辱を感じてしまい，「助けを借りて問題に対処できる能力を獲得し，偉大で勇敢になる」ことが必要となるのであった。これが彼の感情が平板で，そのため自分にも感情が明確にわからない要因であった，と私は考える。分析の終結が差し迫っているということは常に背景にあり，患者は「分析の終結のことをどう感じているのか，はっきりさせるのが不可能だ」と思っていた。これはまた「彼を失う」ということをめぐる**私の感情の問題**でもあった。私の感情もまた混ざり合っていた。F氏が去るのを見るのは悲しいことであるのははっきりしていたが，彼と同じように，止めるのが正しいかどうか確信が持てなかった。これらの感情のなにがしかが解釈に入りこんでいるのは疑いがなく，それがおそらくF氏には「私自身が整理するのが難しい感情を表現するよう彼にプレッシャーを与えている」と見えたであろう。

転移のテーマ

　転移について私が述べてきた特性の多くが，これらのセッションにおいても働いているのが認められる，と私は考える。フロイトにとって，転移において刺激されるのは，まずは性愛的な感情であった。こうした感情も，患者の私に対する関係のさまざまな段階ではっきりと認められた。しかし「自分は分析家を抱きしめるかもしれない」という患者の空想は，興奮させるものというより情愛に満ちたものであったと思われる。最初のころには好奇心が妨げられると興奮を伴う侵入的な空想がかき立てられていたが，ここでの雰囲気はそれとはまったく異なるものであった。

　私の見解では，転移が記憶の想起に与える影響も重要である。母親の抑うつを主とした早期の外傷体験がF氏の人生を組織化する要因となっていたと思われるが，彼は小児期についての記憶がどんな類であれほとんどなく，あったとしてもそれは強い情緒を伴うものではなかった。そして記憶の程度に応じて想起するより反復していたと思われる。私たちが彼の人生の出来事の記憶を回復し，あるいは再構成できたのはまれである。しかし部分的にせよ次第に変化が生じ，私たちの間で情緒の触れあいが深くなっていった。

　こころの中の世界という概念，すなわちこころの中の世界が対象をコンテインしており，この対象が投影され，セッションの中で私との間で実際に演じられる，という考えは，F氏の状況に向けて私が自分自身を導くために不可欠なものであった。この考えによって，私は「興味と関心を保ち続ける」という分析的態度を維持することができたと考えられる。そして彼の感情は，彼のこころの中の世界の対象関係を演じるよう私を巻き込む能力にもっぱら関わっており，私の分析家としての「感情を抑えられない性質」などというものとは，ほとんど関係ない，ということに気づくことができたからでもある。

　ときに私は「感情をコンテインしないといけない」というプレッシャーのもとにありながら，その感情があふれ出し私自身が行動してしまうことを避けられないことがあったが，それに気づくことができたのは，投影同一視を理解することによってであった。F氏が「分析の終結に先立ちセッションを休み，あるいは減らす」と宣言したとき，私は拒絶されたと感じて動揺するように仕向けられ，このような感情が十分にはコンテインされていないこともあったと思われる。それは彼が罪悪感や，ほかの抑うつ的な感情と格闘しているときにも同様であった。この感情が投影されると，私自身の感情の中にも，罪悪感や，

自分への不信といった同様のものが認められた。これが意味するのは，どの感情がF氏に属していて，彼によって私の中に生みだされたものなのか，それとも明らかに私自身に属しているものなのか，仕分けるのが難しいことがあるということである。こういう転移に現れるテーマに気づくことで，彼と彼の状況を位置づける助けとなり，投影されたものを演じてしまわず，コンテインし解釈することができるようになったと考えられる。

分析家が〈排除されている〉と感じることと〈悼み悲しむこと〉

私は特に「自分が排除されていると感じているときがある」ということに興味と関心を持った。このときには超自我の役割を演じようとするプレッシャーが強く，私は簡単に批判的になってしまったり，一方の立場をとってしまったりしていた。「F氏が友人と過ごすために分析の休みを取るのがよいことなのか？」「彼がパートナーを家に入れ，片付けさせてもよいものなのか？」「この時点で分析を終えるのはどうなのだろう？」彼は，私が「自分を押しつけすぎている」と明らかに感じていて，だから「パートナーや友人より私を優先するよう要求している」と言ったのである。しかし同時に私がF氏の〈原初的対象〉を象徴していることも多く，彼が「私から離れることは私を抑うつにし，傷つけ，あるいは死にかけたまま放っておく暴力的な行為だ」と感じていることが多い，ということにも気づく必要があった。

この時期は「分析の終りが差し迫っている」ということが私たちの頭を占めていて，喪失にどう向き合うのかに取り組むこととなった。〈排除された観察者〉という位置にいることに気づき，耐えるために，私は患者の〈原初的対象〉としての位置をあきらめる必要があった。この事態は患者が分析をやめる，という現実の喪失と同時に起こっていた。こうして悲しさと喪失感へと気分が変化していったことが，報告した2つのセッションのそれぞれで認められると思われる。ここでは，喪失に向きあうよう取り組むことが，転移における重要な要素であり，それが分析の終結に向けて焦点となることは避けられない，ということを最後に提唱したい。さらに言えば，分析家にとってもこのことに向きあうのは，自分の中の苦しい感情に触れるため，きわめて難しいことがあるのである。〈排除された観察者〉の立場にいることに気づき，耐えることができる，ということは，患者の〈原初的対象〉であることを放棄する，ということであり，そのためには分析家は重要性の低い立場を引き受けることが必要と

なると思われる。このことは分析家の自己愛にとって打撃になりうるのである。もしこれが，患者が分析をやめようとするという実際の喪失と同時に生じるなら，悼み悲しむことと喪失に向きあう必要性が明確になるため，直接的，間接的に患者に分析に留まるようにプレッシャーをかける，という行動を避けることができることもあろう。もちろん「分析をやめるのは早すぎるのでは？」という疑いは残るが，こういう疑いは必ずつきまとうものであり，患者に分析をやめることを許したり，あるいはとどまるようにプレッシャーをかけたりすることに伴う罪悪感こそが〈悼み悲しむ〉というプロセスの一部であると思われる。これに取り組むことが，患者の不安をコンテインし，患者自身がこのプロセスをある程度自分の力で通り抜けていくことができることにつながっていく，と私は考える。

　意義深いこころの変化は，まさに喪失に向きあい，悼み悲しむプロセスを通り抜けることによって生じる，と論じることもできよう (Steiner, J. 1993, 1996a)。コンテインメント自体は，そのような変化に向けて必要な段階であるが，私の見解ではそれだけでは十分ではない。患者が分析作業の結果として「理解された」と感じると，不安は軽減し，コンテインメントはうまくいったと考えられる。しかしそのときにもなお，内在化された対象は，投影された自己部分をコンテインしていて，いまだ自己から分離していない。こころの中に「自己 - 対象」複合が形成されていて，自己と対象は絡まりあっている。患者は「よくなった」と感じているかもしれないし，受けとった助力は現実的で本質的なものである。しかし，患者が投影された自己自身の断片を，それを留めている対象から取り戻し，患者がこの断片を所有して自我を豊かにできるようになるために，私はさらなる段階が必要であると考える。このような分離を成し遂げるのは，複雑で長期にわたるプロセスであるが，しかしフロイトはすでに，1917年の著作「悼み悲しむこととメランコリー」で，それに必要な段階を美しい表現で概略を述べている。ここで彼は，死別に続き，最初は対象の喪失が対象との同一化と喪失の否認に変わる，と記述している。そしてさらにフロイトは現実に直面することの重要性を強調している。そのためには，対象を放棄して，〈喪の悲しみ〉をワークスルーしなければならないのである。

　私の述べた患者では，そのようなプロセスが生じるための，少なくともいくつかのステップが生じつつあった。それは彼が喪失に対する反応を理解し，ワークスルーしようと苦闘していたときであり，転移の中に現れていた。患者は冷たく拒絶して，復讐を企てることもできたのだが，しかしある程度独立をな

しとげるために，分析の構造に助けを求めることができた。分析を終わらせることはいろいろな意味をともなった役割の遂行として考えることができる。そして最初F氏は，もっぱらそれは「自殺幇助」であり，自分が放りだされ，死んでしまうこととみなしていたと考えられる。これは〈メランコリー的なポジション〉で，抑うつ的な母親との同一化を表し，また転移においては抑うつ的で独占欲の強い分析家との同一化を表していると考えられる。しかし患者はまた「分析を終わらせることができる」という強さを自分自身に見出すことができている。「帝王切開」のイメージは，それがたとえ暴力的な破裂や，私に苦痛を負わせ，私を見捨て，引退，老齢化，死へと至らせる，という空想を伴っていても，肯定的な結末や自分自身の人生を優先する能力を示している。このプロセスで，患者は罪悪感に圧倒されず，羨望に満ちた超自我に破壊されることもなかった。セッションの一つで見られた生き生きとしたこどもの像は，メランコリー的な同一化を放棄し，喪失を悼み悲しみ，〈成長することができるこども〉としてのアイデンティティを取り戻すことができることを示している。このプロセスにおいてこそ，喪失のワークスルーが生じ，そしてほんの少し悼み悲しむことで多大な分離を達成できる，と私は考える。こうして何が患者のものなのか，何が分析家に属するものなのか，が明確になっていくのである。

第2部
無力感，権力，支配

第5章　エディプス状況における
　　　　　支配をめぐる闘争

　本章では分析的関係の内部に存在する〈支配をめぐる闘争 the struggle for dominance〉を，エディプス状況の文脈で詳しく探究する。適切な分析的構造は，患者と分析家が演じている役割の違いを反映している。それぞれの役割は家族構造と関連しており，これが患者のこころの中の世界において表現される。家族におけるこどもの立場は，大人と比較した，大きさ，強さ，成熟度といった現実的な要素によって決定されている。しかしこどもの役割についてのこども自身の主観的な感覚は，無意識的空想 phantasy の影響を受けており，特定の誇大的で自己愛的な幻想 illusion あるいは妄想 delusion によって歪曲されている。これらの空想は古典的なパターンにのっとり，さまざまなヴァリエーションを示す。古典的パターンにおいては，こどもは空想の中で，母親に夫の役割を荷うよう促され，父親を排除する。このパターンを私は臨床素材を例として呈示しようと思う。このパターンはソフォクレスの悲劇において表現された原型的構造である。ソフォクレスの劇において，イオカステはオイディプスに，王と夫の地位に就くように促したのである。こういう空想を持っているときに，父親が家族において自分の地位を主張するようになると，両者の間に支配をめぐる闘争が生ずるのは避けがたい。乳児バージョンの空想では——この空想が後のすべての空想のバージョンの基礎となるのであるが——闘争は，幻想と現実との間にも生じる。なぜならばこどもは未熟であるため，こどもが演じようとする役割は，現実のものとはなりえないからである。

　現実と直面することは，排除され追い出された父親と直面することと混同されることが多い。患者が，この劇的状況の登場人物が「さまざまな動機を持っている」と見ることがあるが，その一部は自分自身のおかれた状況の投影である。典型的な空想は，「母親が息子を賛美していて，そこへ戻ってきた父親は成功したこどもを羨望し，自分の地位を取り戻そうとする」というものである。

これによって支配をめぐる闘争が生じる。この闘争にさまざまなかたちで関わることにより、エディプス・コンプレックスの多様なかたちが出現するのである。

　本章で私は、フロイトが記述したエディプス・コンプレックスの古典的な解消法は〈妄想的な解消法 paranoid solution〉であり、鬱憤 resentment[訳注1]と復讐願望に支配された「こころの退避」を生んでしまう、ということを論ずる。私はついで、これと並んで〈抑うつ的な結末 depressive outcome〉というものが存在するということを示したい。この形ではこどもは当初空想の中で支配者である。初めはこの空想により、こどもは父親に対し勝利感を持ち、これは空想上の母親の祝福を伴っている。しかし、こどもが空想の中で両方の親を破壊したことに気づくようになると、勝利感は絶望と罪悪感に変化する。もしこどもが発達において——そして患者が分析において——この罪悪感に耐えることができるだけのサポートが得られれば、このサポートを利用して、悼み悲しむことと、償い修復することに向けて動き始めることができる。

　この章においては恥と屈辱の役割については詳述していないが、この本書の中心テーマとの関連性は明白である。もし恥と屈辱体験が過剰に作用すれば、適切に罪悪感を消化していくことはできないことに気づくであろう。権力と支配をめぐる葛藤は勝者と敗者を生む。古典的なエディプス葛藤の解消のあり方では、結果としてこどもには敗北と屈辱が与えられることになる。

　私が常に不思議に思っていたのは、攻撃性と破壊性をこれほど重要視してきた精神分析家が、権力と支配について同様の関心を払って研究してこなかったことである。しかし、きわめて多くの場合、ひととひととの関わりのすべての領域において、権力 power と支配をめぐる闘争が破壊的暴力の源にあるので、これを精神分析的研究の主題とすることは緊急を要するものであると私には思われる。そしてこれらの闘争の根源を早期乳児期の発達、とくにエディプス状況に見出すのは困難なことではない。この章で、私はこれらの闘争が、個人が迫害的な状態から抜け出そうとする試みを基礎としている、ということ示そうと思う。この状態では、個人は自分自身が残酷で不正なしうちの犠牲者であると感じており、また時には実際に犠牲者なのである。

　私はかつて、患者が傷つけられ、不当に扱われたと感じたとき、いかに激しく鬱憤と復讐願望が生ずるかを記述しようとした（Steiner, J. 1996b、および本

訳注1）resentment：鬱憤、抑制された不正に対する怒り。序章訳注9参照。

書第7章)。通常は公平さへの要求として始まったものが，飽くことなき憎しみへと駆り立てられていく。そして例えば羨望のような，ほかの動機も加わって憎しみと復讐への渇望を生みだし，すべてが破壊されるまで止むことがなくなる。このようなとめどない破壊性はきわめて恐ろしいものであるので，ほとんどの場合，抑制する力が動員され，対象と自己を暴力の破壊的影響から守ろうとする。その結果として復讐願望は否認されるか，あるいは抑え込まれ，不当なものに対する不満 grievance として表現される。破壊性は，直接的な表現として示されず，コントロールされ，間接的に，多くは隠された形で表現される。

憎しみの感情は複雑な病理的組織化の中にからめとられていて，傷つけられ，不正に扱われた，という感情が不満の焦点を形づくっている。空想の中で繰り返し復讐が考えられることもあるが，ときには復讐に満ちた考えにふけるということがまた，患者のこころの平衡状態を危うくすると感じられることもある。にもかかわらず，慢性的に偽装された憎しみは，サディズムに満ち満ちていていることが多く，極端な破壊性を持ち，しばしば受け手となる対象に「執念深い」と感じられる。暴力は抑制されているので対象は傷つくが破壊されず，報復行動が引き起こされ，傷つける行為と復讐の悪循環がそのまま維持される。

不満を産み出す源として重要なのは，無力感と結びついた不正の感覚である。この感覚は「強者は権威を行使し，弱者は服従せざるを得ない」という不平等な権力関係の文脈の中に存在する。エディプス状況において直面する不平等が，この典型である。このエディプス状況を，こどもは深刻な衝撃を受けつつ，新しい現実をもたらすものとして体験する。そして傷つき，不正，裏切りといった感覚が深く刻みこまれる。このような不平等性は，こどもには自分の他者への欲求の必然的な結果としてではなく，むしろ残酷な権力行使の結果と感じられる。

エディプス状況には，クラインが描いたように，フロイトが「原光景」という名のもとに考察したものが含まれている。それはすなわちこどもに知覚され，また想像された両親の間の性的な関係である。この関係の現実性が，二者の中にもうひとりの対象をもたらす。このできごとは多くの理由で外傷的であるが，とくに復讐心が引き起こされる理由は「母子関係は他者を排除している」という幻想を打ち砕くからである。この排他的な関係の幻想が，原初的で自己愛的な対象関係の基礎を形作っていることがきわめて多い。そしてこの傷つきが有益な面をもつのは，こどもが家族の構造に気づくからである。なぜなら家族構

造は，こどもの自己愛がそれまで否認していた権力の不平等性に基づいているからである。こどもは「人生の事実」(Money-Kyrle, 1971)，とくにおとなとこどもの違い，そして男性と女性の違いを発見する。こどもはこの発見に対し，自分が現実を認識したというより，むしろ不正な権力行使に服従させられたと感じ，鬱憤を貯める。鬱憤を引き起こすのはおとなによる権力の濫用だけでなく，おとなが権力を持っている，ということ自体にも由来し，これが不公平だと感じられるのである。

おとなの権力が強大なため脆弱で依存的なこどもは，不当な扱いや乱暴な行い exploitation and abuse が生ずる可能性にさらされる。どれほど実際の両親が善良で寛容で親切であったとしても，「不正である」という感覚がこどもに生ずるのは避けがたい。発達の早期段階においては，妄想分裂ポジションが支配的で，この感覚は極端に大きい。

フロイト (Freud, S. 1924) は，世界についてのこの「妄想分裂」的な見かたを記述しようとしていた，と考えられる。彼は，家族にある構造を押しつけるのは父親の意志であり，理性や説得によってではなく，去勢すると言ってこどもを脅すという，権力に基づいた権威によってである，と述べている。フロイトの示す物語では，父親は，自分だけの権利によってのみ，母親に性的に接触できると宣言し，近親姦についての障壁を築く。こどもはこれに服従することを義務づけられ，母親を求めることをあきらめ，父親に同一化し，家族外に性的対象を求めるようになって，エディプス・コンプレックスは「解消される dissolved」。

この状況ではこどもが迫害する対象に同一化することで，こどもと父親の間の露わな対決は避けられ，家族は守られる。私の見解では，この解消法 solution ではエディプス・コンプレックスは〈解決 resolution〉されず，妥協されるのであって，根底にある鬱憤と復讐願望が解決されることはない。実際，このエディプス・コンプレックスの古典的な物語では，こどもが同一化する父親は，自分自身が不満に満ちていて暴君的統制を行使している。これがすなわち脆弱なこどもに対する暴力である。もしこどもが自分の憎しみという問題を同一化によって解決しようとすれば，こどもは，次には自分自身のこどもにその地位を追われることを恐れるようになり，自分自身が服従させられたのと同じ暴君的な権力で，自分のこどもを扱おうとするだろう (Steiner, J. 1990a, 1993)。

「トーテムとタブー」のなかで原始的な群族（ホルド horde）について，フロイト (Freud, S. 1913) は原始的なエディプスの筋書きを以下のように記述する。

第5章　エディプス状況における支配をめぐる闘争　115

　ある日，追放されていた兄弟たちが力をあわせ，父親を殺して食べ尽くし，家父長的な群族を消滅させた。彼らは連帯することで，個人では不可能であったことをやり遂げたのであった……暴力的な原父は疑いなく，兄弟たちひとりひとりに恐れられ，かつ羨望されるべき模範像であった。したがって原父を食べ尽くすという行為によって，彼らは父親との同一化をなしとげ，彼らひとりひとりが父親の強さを一部獲得したのであった。おそらく人類の最も早期の祝祭であるトーテム饗宴 totem meal は，この記憶すべき，かつ犯罪的な行為の反復であり，記念祭であったのであろう。そしてこれはきわめて多くのことがらの始まりとなった。すなわち社会組織，道徳的制限，そして宗教である。

(1913, p.141)

　ここに見られるのは，弱肉強食と権力に基づく権威である。不満が世代を超えて持続するが，それでもある種の構造が家族，そして社会に与えられる。これは制限のない破壊性による混乱や無秩序よりましであろうからである。しかしこのかたちのエディプスの物語では，息子は父親を打倒するが，父親の影響から自由になれない。なぜならば彼らは父親を食べ尽くし同一化することにより父親を保持しているからである。
　この原始的な物語でも罪悪感は完全になくなってはいない。

　彼ら［息子たち］は父親を憎んでいた。父親が，息子たちの権力に対する渇望と，性的欲望に対する恐るべき障害となっていたからである。しかし息子たちは父親を愛し，敬服してもいたのである。息子たちが父親を排斥し，憎しみを満足させ，自分たちと父親とを同一化する願望をも達成した後になり，それまで常に抑えつけられていた感情が感じられ始めた。それは後悔という形をとったのであった。また罪悪感が現われたが，この場合，罪悪感は後悔と同時に現われ，ひとつのまとまりとして感じられた。

(1913, p.143)

　この状況で，後悔と罪悪感が現れるのは，抑うつポジションに向かう動きが生じていることを示している。この動きがエディプス葛藤の抑うつ的解決を可能にすると思われる。フロイト自身は，父親との同一化によってこのような罪悪感が迫害的なものになる，ということに気づいていた。

　死んだ父親は生きていたときの父親よりも強力になった……彼ら［息子たち］はか

くして，子の親に対する罪悪感からトーテミズムの2つの根本的なタブーを生み出した。まさにこの理由により，2つのタブーはエディプス・コンプレックスの2つの抑圧された願望と一致せざるをえないのである。

(1913, p.143)

　ここでは罪悪感は，取り入れられるに至った死んだ父親の禁止を強化するだけである。フロイトは，社会がこれらの手段を通じ，原始社会において知られている，2つの強大な禁止に規定された構造を確立する，と論じた——すなわち父親殺しと近親姦の禁止である。しかしこの構造が，権力の行使を通じて獲得されたものであるならば，不正の感覚の問題は解決されない。権力闘争の結末がどのようなものであれ，鬱憤と復讐願望がパーソナリティを支配する。もし父親が強力であるならば，息子たちは鬱憤を持ちながら服従することになり，もし父親が打倒されるなら，息子は罪悪感に責められ，父親は内在化された状態で内部から主体をコントロールする。
　この原始的な権力闘争において女性は何の役割も果たしていない。女性は「暴力的で嫉妬深い父親」の所有物であり，「この父親はすべての女性を自分のもとに置き，成長するに従い息子たちを放逐する」。この筋書きでは，女性は闘争の勝者への報償である。したがって，女性は生じた事態について発言できることはほとんどない。のちにエディプス・コンプレックスについての議論の中で，フロイトはそこまで原始的でない家族構造について考察した。ここでは兄弟の役割は縮小しており，母親，父親，そして息子の三者が原型としての状況を形づくる。この場合，息子と連帯して父親を打倒するよううながすのは母親である。再び女性の所有をめぐるエディプス的な勝利の結果，父親は象徴的に食べ尽くされ同一化される。しかしこの場合，母親は権力闘争の共犯者であり，あたかも性をめぐる葛藤と鬱憤が，世代についての葛藤と鬱憤に加わったかのようである。これは『オイディプス王』に描かれた状況で，イヨカステはオイディプスの無意識の共謀者となり，ライウス殺害によって得たものを享受している。このモデルでは，母親がこどもの万能感を刺激し，「こどもも大人の性的能力を持っている」という幻想を持続させる。こどもの万能感は，自分が従わなければならない現実に直面することによって脅かされるが，しかしたいていそれは部分的であり一時的なものである。こどもが大人と同一化していくことで，権力闘争は次の世代に引き継がれていく。
　今日では〈原始的群族〉のイメージは空想的なものと映る上，フロイトの暴

君的父親像は，今日の読者には，こどもと女性が不当な扱いや乱暴な行いに対して弱い立場にあった，ヴィクトリア時代の家族の遺物という印象を与える。しかしながら，フロイトが描いたような権力闘争は，いまもなお，発達における中心的な組織化の原理のひとつである，と私は考えている。そして私は，これをエディプス・コンプレックスの迫害的なかたちであると考える。それに対しさまざまな解消法が試みられるが，そこでは鬱憤の感情に根ざした〈こころの退避〉が中心的な役割を果たしている。

　しかし同時に，この迫害的な筋書きと並び，別の筋書きが存在することを認めることができる。この筋書きもやはり普遍的なものであるが，しかし非常に異なった内的構造が生まれる。私はこれをエディプス葛藤の〈抑うつ的解決 depressive solution〉と考えている。患者は迫害的解消と同じく，主要な問題群と取り組まなければならない。ここで逆説的であるのは，抑うつ的な解決は，患者が親への同一化に訴える解決にたよらずに，親の権威に反抗できる強さを見出すことができるようになったときに可能になる，ということである。親との同一化への誘惑に抗することができるようになると，こどもは大人と比較して自分が卑小であることに気づき，また排除されているという感覚を持ち，これに関わる不安に直面せざるを得ない。ここでこどもが得るのは現実との接触であり，これは苦痛であるが成長には決定的に重要である。苦痛であるのは，自分のおかれている状況により憎しみと復讐願望が生まれているが，これが両親双方に向けられていることに気づかざるを得ないからである。母親は自分自身の権利に基づいて行動しているのであり，もはや原始的群族の所有物として奪い合うものとなっているわけでもなく，乳児的なエディプス的勝利の筋書きの共犯者でもない。母親は〈良さ〉と同時にフラストレーションの根源とみなされる。両方の性の乳児にとって，母親は，愛と憎しみの混合した苦痛な状態を惹き起こし，これが抑うつポジションを特徴づける。こどもの苦痛は，「裏切られた」という感覚と結びつくことが多いが，現実であれ，空想であれ，とくに母親がこどもの近親姦願望に共謀していた時期の後に生ずる。母親が大人であり，父親と大人の関係にある，ということにこどもが気づくと，こどもに深い絶望感が生じる可能性がある。迫害的な筋書きにおいて暴君的父親にむかっていた憎しみは，いまや両親双方に向けられるようになり，とくにふたりの関係そのものに向けられる。羨望と嫉妬が，正当だと思われている不満に毒素を加え，こどもの憎しみを強化し，自分の破壊性は良いと思われるものすべてに対する攻撃と感じられる。空想の中であれ行動であれこれが実行に移され

た場合,「世界全体が破壊されてしまった」と確信される。破壊の結果として,こどもが失ってしまった両親を必要としていることに気づくなら,こどもは後悔,罪悪感,絶望感に直面することになる。しかし,ここでこの罪悪感が抑うつ的なものであるなら,こどもは後悔と償い修復する願望へと導かれる。これは愛情と殺人衝動が同時に存在することによって生じるのであって,これこそメラニー・クラインが「愛する対象の喪失」と呼んだもの——すなわちこどもが良い対象を欲し,価値を認めていることに気づいているが,同時に「自分にはそれを守り,保つことができない,ということに気づくということ……」であると私は考えている (Klein, M. 1940)。

これに気づくと絶望と抑うつが生じるが,もし現実に直面し成長していこうとするなら,絶望と抑うつを乗り越えていかなければならない。もし患者がそれまで〈こころの退避所〉にひきこもっていて,ついにそこから出ようと望むなら,患者はこれまで避けていた現在の心的リアリティに向き合わなければならない。抑うつ的不安が支配的な状態では,患者は,空想のなかで復讐行為により自分の良い対象を攻撃し破壊してきて,この復讐行為により,自分と対象は荒廃したまま放置されてきた,ということを認めなければならない。しかるのちに,自分の世界を再構築するという課題に向き合い,償い修復し,許しを見出す,という長く苦しい努力を始めることができる。患者がこの前進に伴う苦痛と犠牲があまりにも大きいと思うなら,またはすでに論じたように,屈辱感が激しすぎるならば,患者はもとの退避所と万能的組織の保護の中に舞い戻ることになるであろう。

私が論じてきた考えの多くは,レーヴァルト (Loewald, H. 1979, 1985) によって先取りされてきた。それを彼はエディプス・コンプレックスに関する二編の重要な論文に記している。彼は同様の問題について論じ,「こどもは去勢 castration と親殺し parricide のどちらかを選ばなければならない」と簡潔な語り口で要約したと思われる。

> 私は,フロイトの主要命題が,エディプス・コンプレックスの「解体 demolition」は去勢の脅しによる結果として生じる,というものであることを承知しているつもりである。しかし親殺しによって生じる破壊は,去勢によってこどもを破壊するという脅しの単なる補完物とされている。その上のちに見るように,コンプレックスの抑圧と「破壊 destruction」の区別については,去勢の脅しに対する異なった2種の防衛形式の違いについてよりも,はるかに多くの意味が含まれている。ここで

の問題は，内在化と昇華について，そして対象関係の成熟についての精神分析理論の不十分さである。

(1979, p.754 脚注)

　私はかつて，ソフォクレスのオイディプス古典劇において，この状況を詳しく記述した (Steiner, J. 1990a, 1993)。そこで私は，第一作の悲劇のクライマックスでオイディプスは，勇気を持って親殺しについての真実に向き合おうとするが，母親イヨカステの死を知り，その態度が維持できなくなったことを論じた。この時点からから彼は真実に向き合うのを避け始め，第二作『コロヌスのオイディプス』においては，自分の無実を訴え，真実を精神病的に否認するようになっている。エディプス葛藤の抑うつ的な結末が耐え難いものであるとき，彼は万能的解決に頼り，暴君的な父親と同一化し，実際に自分の息子を自分が扱われたのと同様の残酷なやりかたで扱うのである。

　エディプス・コンプレックスの2つの筋書きは，妄想分裂ポジションと抑うつポジションと同じく同時に存在する。個人は成長のなかで両者の間を揺れ動き，そして転移のなかで再び生き直す。患者は分析家が二人の関係に，ある構造を恣意的な権威で押しつけていると感じ，それに服従するか反抗するかしかないと感じる。分析家は患者によって，患者自身の都合により脅かされ，暴君的に扱われていると感じることもある。私が描いた迫害的な筋書きを理解することによって得られるのは，この行き詰まりの解決は，一方または他方の側の勝利によっては得られない，ということである。どちらの場合にも，鬱憤と迫害的な罪悪感に2人はしばられてしまう。理論的には，同一化による解消法を放棄することによって異なった結末が現われる。しかしながら，これは抑うつ的な危機という犠牲を払ってのみ現れうるのであって，それ自体に対して患者が耐えねばならないものは大きすぎる可能性がある。ここで再び決定的な要因となるのは，罪悪感と抑うつに混じりあっている屈辱体験の程度に，この状況が耐えうるのか，ということなのである。

臨床素材

　ある大学院生の分析についての短い症例報告を呈示したい。彼が治療を始めたのは急性の不安と抑うつ状態のためで，重度の強迫的な優柔不断，具象的思考，心気症，そして難治性の背部痛を伴っていた。治療は若干の進展を見せ，

患者は研究に戻ったが，なお「学位論文の執筆が進まない」と感じており，また自分自身の居場所を求めているにもかかわらず両親と一緒に住み続けていた。

報告する最初のセッションは夏休みのやや前のものである。この時期の重要なテーマは「自分の成長がうまくいかずにきた」ということ，それと「自分は周囲のことがらに影響力を及ぼすことができない」ということであった。ひとりになるのを恐れるため「自分は両親と教官からもたらされる要求には，それがどんなに不合理でも応えなければならない」と感じていた。なおその数週間前から面接室の隣の家で建設作業が行われていて，不愉快な騒音を生じており，彼はセッションに来る途中，その作業の進展をいつも観察しようとしていた。

月曜のセッションの初め，彼は話した。「苦しい週末でした。それに学期の中休みの前にわざわざもどって来るのも大変で，来る途中しんどい思いをしました。ところで気づいたのですが，隣の建設作業が泥の中にはまっていて，基礎工事が進んでいませんでした」。そして少し間をおいてこう言った。「このことは分析では何を象徴するのでしょう」。

週末休み明けであり，しかもちょうど夏休みの前で，患者は「自分は混乱した状態でほうっておかれる」と敏感に感じていた。このときの「成長がうまくいかないでいる」という雰囲気は，「泥の中にはまりこんでいる」というイメージに確かにぴったりだった。したがって私が彼のジレンマに共感するのは容易なことであった。なぜなら彼の分析作業について，私自身も「泥沼にはまっている」と感じていて，この感覚に一致していたからである。「建設作業が分析では何を象徴するか」と彼がコメントしたことには気をひかれたが，それに十分なインパクトを受けるにはいたらなかった。ひとつにはおそらくあまりにありふれた反応だったからである。彼が私に先んじてコメントしたのは，「私はふだん，隣の建設作業のようなどうでもよいことにわざわざ触れませんが，そういうことを私が観察するのには意味がある，とあなたが考えていることはわかっています」と伝えようとしたのだと思われる。そしてさらに話が進み，彼が夢についてさらに見下すようなコメントしたことを，私がこのことばと結びつけて伝えたときには，私は「話の素材が象徴的な意味をもつ，という問題」が，まさに私の分析作業の「基礎」のことを表している，ということをはっきりと意識するようになっていた。この「基礎」は疑問視され，まさに見下されていたのである。

患者はさらに「自分はどのようにして時間通りにセッションに来たか」ということを自慢げに話し続けた。「私は電車を一駅反対方向に行ってしまったこ

とに気づいて，そこで急行に乗ってロンドンに着いたのです」。私はこのことを，彼の興奮と勝利の感情についてのさらなる証拠である，と解釈したところ，彼は，今度はもっとはっきりといらいらして反応した。「あなたが何を言おうとしているのかわからないです。なんで勝利の感情なんですか？ 私が最善を尽くそうとがんばっていることはおわかりのはずです。それとものろい電車に乗って10分遅れたほうがよかった，とおっしゃるんですか？」この発言で，私たち双方がお互いに対してセッションの中でいらいらしていることがもっと明らかになった。私は付け加えて言った。「あなたはなんとかしてコントロールを取り戻さないと，自分が無力で行き詰っていると感じてしまうのだろうと思います。このセッションではこのコントロールは，私を出し抜く，という形をとっています。それは私が優越的な位置に立ち，あなたを抑うつという現実に向きあわせようとしている，と感じたからで，それはあなたにとってきわめて望ましくないものであるからです」。

このやりとりは権力闘争の一例として見ることができると思われる。患者は，私が自分をおとしめようとしている，と感じている。初め私は「自分自身は冷静で力になれている」と思っていたが，次第に「自分の言い方が，見下した優越的な態度をとっているように聴こえていたかもしれない」と気づき始めた。いらいら感が明確になってくると，私たち双方が相手に攻撃されていると感じていて，それに対して自分自身を守るためにまた攻撃的なやりかたで応えている，ということがずっと明確になってきたのである。

さらにいくつかのやりとりの後，彼はベティーという友達と会った話をした。ベティーは彼が分析を受けていることを知っていて，彼女自身も治療を受けていた。ベティーは「たぶんもっと自分の夢を話したほうがいいわよ」と伝えた。「あの人たちが夢についてできることってすごいわよ！」とベティーは言った。しかし患者は続けて言った。「私自身には，夢にたいした違いがあるとかわかりません。でもこんな夢を見ました。2人のこどもがたくさんの見物人の前でアイススケートをしているんです」。これで，彼が話した「素材が象徴的意味を持つという問題」が，まさに分析作業の基礎を表していて，しかも疑問視されている，ということを，私はもっとはっきりと確信できた。彼の夢を分析しようとすると，私自身もまた，夢に含まれているイメージ通りに行動してしまっていたと思われる。そして彼が想像していたのは，ベティーのようなひとたちが，患者と分析家を，まるで見物人の前で，こどものように器用にステップを踏んでいるように見ている，ということなのだと思われる。ベティ

ーは分析家が「夢についてすごいことができる」と思っていたのだが，彼は明らかに「それはパフォーマンス以上のものではない」と確信していたのだった。私は自分たちが，ほとんど落とし穴に落ちそうになっているように感じた。

　私は，彼が分析家としての私の作業に敵意をもっていることと，私自身が彼の批判に脆いことに前より自覚的になった。そして〈象徴を扱う能力 the capacity to symbolise[訳注2]〉を尊重するのは精神分析の核心にあるものであり，私自身にとっての〈良い対象〉と私との関係を表すものである，ということに気づいた。この関係こそ彼が憎むものであり，とくにそれが私の作業の基礎と見えるとき，とくに憎しみが増すのである。この作業は彼には不可能であるとわかっていて，そのため私に羨望を感じ，私の持つ関係性に対して嫉妬したのである。「アイススケート」は，「小器用な」思考法というのと同じく，それ自身に危険性と差し迫った破綻が含まれていることを示している。それはまた彼が「小器用な」行動によって賛美を得て，それで自分自身についてのこわれやすい感覚を支え，深い絶望を隠そうとしていることを表していると思われた。そしてその絶望に触れることは困難であった。患者が，私たちは同じようにある種のパ・ドゥ・ドゥを踊っていて，双方が自分たちの小器用なステップに対し賛美を求めている，と見ていることは明らかである。彼のベティーに対する答えは幾分皮肉まじりであった。それは建設作業についての彼のコメントに意味があるかどうかに関する考えについても言えることである。分析家が夢についてできる「驚くべき」ことは小器用なピルエット[訳注3]でしかなく，それを暴くのに必要なことはほとんどないのである。

その後のセッション

　数カ月後のこと，患者は月曜のセッションをそれまでとは異なると思われる精神状態で話し始めた。彼は10分遅刻し「遅い電車で来たからです。道路を氷が張っていてゆっくり運転したため急行に乗り遅れてしまったのです」と説明した。さらに続けて両親が開いたパーティーについて述べた。彼は乾杯の音頭をとるように言われたが，ほかのひとたちは貴重なスピーチをしていて，弟が大切な役目を果たしていた，という事実に対して，彼は最初は軽蔑を表していた。「父親が腕を母親の肩にまわしていて，母親は恥ずかしがっていると思

訳注2) the capacity to symbolise：通常「象徴化する能力」と訳すところであるが，この能力の所有者は分析家である。symboliseには「象徴と見なす」「象徴として扱う」の意味がある。
訳注3) ダンスやスケートにおいてつま先で旋回する動作。

いました」。このセッションはゆっくりと思慮深く進んでいて，彼は弟の役割を受け入れることができるようになり，そして父親もまた，成功して友人や家族に尊敬されている人物として，新しく脚光を浴びて現われてくるようになった。

それまでよりゆっくりとした思慮深い状態のおかげで，患者は私と接触することが以前より可能となり，私は「あなたの両親の間の関係と，あなたが存在すると考えている，私と精神分析との間の関係との間にはつながりがあるのでしょう」と伝えることができた。「あなたの目には不完全に見えても，ご両親の間に関わりがあることをあなたは受け入れることができるようになっている，と思います」。「強いお父さんのイメージが出てきて，お母さんがきまりの悪い思いをしている，という話は，あなた自身が分析について暖かい感情を持ってきていることに気づいてきていて，きまりの思いをしていることとつながりがあると思います」。しかしながら，私が不安に思ったのは，彼がなお象徴的思考能力に乏しいことや，彼が対象間の良い関係に耐えられるようになっていることが，私との関係がより良いものになっていることと関連があるということに，彼がほとんど気づいていないことであった。

この雰囲気の変化が続いたのは短時間で，次のセッションでは「新しい問題があります」と話し始めた。1週間くらい前，私は月曜のセッションを休むことを話していたが，彼は「あなたがそう言ったとき，すぐにそれならマドリードの学会に行けると思いました」と話した。学会は木曜から土曜まで開催されるのだった。「これはちょうどいい休みになります。でも金曜のセッションも休まなければいけません。それでそのことを言わなかったのです。今の問題は木曜のセッションの後，すぐに飛行機が出発するかどうかです」。

私は「両親の話と関係して出てきた感情を避けよう flight としているのでしょう。この感情は，分析についての見方と，分析の中にいる自分のあり方について，あなたの考えが変わってきた，と伝えたことと関係があるのでしょう」と解釈した。結局彼は，私が月曜のセッションをキャンセルするという事実によって生じた感情の問題について向き合わなければならなくなった。

彼は「朝起きたとき，訪ねてきている伯母が話をしたがっていて，そんなに早くどこに行くの，と尋ねてきました」とその様子を述べた。「私が『分析をうけている』と答えたら，最初伯母は，私が分析を研究していると思って，『患者として通っている』と説明すると，伯母は驚いて『なぜそれが必要なのかわからない』と言いました」。

マドリードに行くという考えは,「自分自身はおとなで有能で, 伯母はそういう考えを支持している」という考えと連なっていると思われた。そして自分が患者として通っていることを認めなければならなかったとき, 彼は「自分は小さくて恥ずかしいと感じるが, それが分析家が押しつけようとしている考えだ」と思ったのである。彼はこれらの考えの間を行ったりきたりしていてどこに落ち着いたらいいかわからないようだった。私は「あなたは自分が有能でおとなだと感じると, 自分が小さくてひとを頼っているという, もうひとつの自分のイメージは屈辱的なものになってしまい, それで分析についての自分の感情に触れるのが苦しくなるのでしょう」と解釈した。
　彼は「あなたは母のように, いつも旅行を認めないと思っています」と話し, さらに続け, 母親の弟に対する態度について怒りを述べた。「この弟は一緒に住んでいて, 大変な手術からの回復中で, 母は弟からあまり離れようとしません。私は弟に暖かい感情を持ちにくくて, 自分の家への侵入者としてみています」。母親の心配に対して患者は言い返した。「お母さんは彼がおとなだとわかっていない！」
　患者が「分析家は自分の旅行を認めない」と思っていたのは,「休みにする月曜に, 分析家が自分の家族を優先するのを認めたくない」ということと関連があったと思われる。そしてそれ以上に私は「自分が安らぎと暖かさを望んでいることを理解せず, こどもっぽいと軽蔑している」と感じていたと思われる。この気持ちを落ちつかせようとおとなであろうとして, そのため非常にとても不安定な感じがして, まるで大惨事になってしまうと確信しているかのようであった。私は, 彼が「屈辱を味わわされ嘲られた」と感じていることに気づいたが, しかしまた彼が「自分を長く放っておくということを大きくとらえられすぎている」と感じているとも思った。彼はおとならしくふるまおうとし, そして「三連休をやり過ごそうとしている努力を支持されていない」と感じていたと思われる。彼は,「母が弟の病気のためにセントラルヒーティングの温度を上げっぱなしにしていて, 私が温度調節をしたら怒り出し, それでここは母親の家なんだと思い知らされました」と不満を言った。このセッションの最後, 彼は「あなたは私のマドリード出張を認めないでしょう」と再び非難し,「また背中の痛みが再発してきました」と話した。

考　察

　私との関わりの大部分において，患者を支配していたのは，自分が優越している位置にとどまり，私が上位にならないようにする〈闘争〉と呼びうるものであるように思われた。これを悲しく孤独な取り残されたこどもの防衛的な闘争と理解することができるのは事実だが，それは患者のこころに触れる助けにはならなかった。なぜならこのような理解のしかたは，彼にとってひとを見下した上からの見かたであり，私の競争心と，患者の成功への恐れの表現とみなされるからである。このことは患者の単なる空想や妄想でない。なぜなら今まで見てきたように，私たちのやりとりを通じて，ときどき私は実際，優越的な位置に立とうとすることになったからである。しだいに私たちそれぞれが，より開かれた態度で「どのようにして双方の競争心や攻撃性が私たちの間に現われるか」を観察できるようになり，患者が必要としているものが途中で見逃されていたことを，気遣いや悼みを伴って理解できるようになった。ときには競争心は巧妙なやりとりやポイント稼ぎとして現れることもあったが，同時に死闘の様相を呈することもあり，このときには私たち双方が，自分のアイデンティティの基礎そのものが攻撃されている，と感じたのである。

　私はこの過程を，エディプス状況において生ずる権力闘争の一部，と理解するようになった。この状況では，私が患者に勝つか，患者が私に勝つかのいずれかしかない，と患者は思い込んでいる。しかしどちらの結果も成長にはつながらず，単に現状が維持されるだけである。もし患者が自分のことを卑小で依存していると感じるなら，彼は私が勝ったと感じ，その結果私は患者を従わせ，彼は私が認めないことを恐れるようになる。それはあたかも，私が実際に去勢すると言って患者を脅す権威的な父親になったかのようである。もし患者が私の裏をかき勝利するなら，今度は患者が私を破壊し，貪り食ってしまったと恐怖するようになると思われる。どちらの場合でも妄想的結末によって〈こころの退避〉がもたらされるが，これは強力で嫉妬深い，復讐心に満ちた父親への同一化にもとづいている。この結果ではエディプス的な競争をワークスルーするには至らず，たんに慢性的な不満を抱えた状態に変わるだけであった。そしてそれは，成長を妨げ，生き生きとした感情や好奇心，ユーモアを発展させる動きを妨げてしまう。

　これに対し周期的に，異なる性質のこころの触れあいが生じた。それはエディプス葛藤を抑うつ的に解決しようとする動きであると思われたが，持続させ

るのは困難であった．後のセッションで明らかになったのは，自分がこどもであると体験すると，きわめて不快な感情に触れなければならなくなる，ということである．パーティーのことを述べたときには，患者は，両親の間には完全とはほど遠いながらも良好な関わりがあることを認め，強い父親や弟が重要な役割を持っているイメージに耐えなければならなかった．

しかし，このような触れあいは長くは続かず，私が言ったことで患者の競争心が引き起こされたり，それで私と対等でなければならないと感じたりした．例えば私が週末から三連休をとる話をすると，患者はそれに反応してすぐにマドリードに出張することを考え，そしてそのことをセッションで話すときには，強迫的にくり返される会話を想像して作り上げ，そのなかで私に批判され，弁解しなければならない，と感じていた．

もしこれがワークスルーできれば，ちょうど伯母によって支持されていたように，患者はもっと支持されていると感じることができるのだった．しかし，その後，母親が弟の世話をしていて長い間放っておかず，自分には感じられなかった暖かさを与えているのを見て，患者は激しく動揺し，腹を立てた．そしてこの気分もまた長続きせず，セッションの最後に近づくとより妄想的な雰囲気がもどってきた．

抑うつ的な気分に触れている状態が妨げられやすいのは，分析家と患者が，互いに入れ替わって感情を投影しあうためであったと思われる．それぞれがこどもを長く放っておく親に同一化すると，罪悪感を相手に投影し，放っておかれるこどもに同一化すると，恥と屈辱感を投影するのである．私はこの行き詰まりから抜け出す方策を見出せないことが多く，自分の心の中の人物像に，自分の抱えたジレンマを理解してもらうことが必要である，と自覚した．それは私の妻，あるいは私の分析家である．患者はそのような人物と私との関係を憎んだが，それは一つには自分を排除した関係をもつカップルのことを考えるのが耐えがたかったからである．同時に彼が感じていたのは，「分析家は自分が成功することががまんならない」というもので，「自分がおとなになって有能になったと思うと，それを分析家がだめにしようとする」と思っていたのである．

ここで，序章で述べたことは繰り返すに値する．すなわちエディプス・コンプレックスに関する議論は父親と息子の間の関係を中心に行われているが，母親と娘，母親と息子，あるいは父親と娘との間の競争関係も，同胞間，夫婦間の競争関係とともに，ひとしく重要だ，ということである．しかし根源的レベ

ルでは，年齢，ジェンダーによって違いがあるにもかかわらず，これらの多様な競争関係の構成要素の多くは同一のものである。すべての場合において，違いというものは，それが年齢，体の大きさ，ジェンダー，あるいはそのほかどのような性質についてであれ，現実が持つ苦痛であるが自然な側面としては感じられず，むしろときに不当に扱われ，不正が行われている，という感情を引き起こす。このことについて実際に判断するのが大変難しいのは，ひとを不当に扱い，乱暴を働くことが，人生においても精神分析においても，まさに現実の体験でありうるからである。しかしそうした体験は違いが存在することに必ず生じるわけではない。ひととの違いに耐えることは，発達し創造性を発揮するうえで必要不可欠なのであるが，ひととの違いは羨望をも引き起こす可能性があり，そして破壊性が非常に強くなるのは，まさに違いが不当な扱いと結びつくときであることが多い。

　多くの患者は，分析家が権威を主張しようとしている，と信じている。患者はその権威に義務として服従しなければならないのである。この状況はフロイトが〈去勢コンプレックス〉と名づけたものと一致し，そこにはこどもとおとなの間の競争関係が含まれている。たまたま私の患者の競争心があらわに表現されたのは，母親に関わるものが多かった。これは母親が家族で支配的な人物であったからである。しかし，この母親は自分の父親をもっぱら賛美していて，患者によると夫を見下していた。この場合，患者の競争心は，母親の心の中に住んでいる祖父に向いていた，と考えることもできる。そして父親がそうであるように，患者はその祖父と不公平なかたちで比較されている，と感じていたのである。

　フロイトがペニス羨望として述べたものは，女性の患者に限られる問題ではなく，男性性についての賛美と過大評価，そしてそういった賛美を強く求める感情を含んでいると私には思われる。深いレベルでは，それは女性性に対する羨望と過小評価に基づいている，と私は考えている。そしてこれらの患者では，女性性はそれ自身としての価値をほとんど持たないと感じられているのである。フロイトは，赤ん坊を産むのを望むことがペニスを持とうと望むことに対する代償となる，と理解していたが，今考えるに男性性を賛美するのは乳房と母親への羨望に対する防衛である，と考えるのがより妥当であろう。明らかなのは男性と女性双方の特質が必要であり，どちらか一方では不十分であるのだが，いかなる個人においてもそのバランスを保つのは難しくなりやすいのである。

　にもかかわらずフロイトは支配することをめぐる闘争について，それを死の

欲動の作用と結びつけ，その根源的な面を指摘していたとみることができる。フロイトはこの死の欲動こそが，人生において達成できることの限界となるように，分析において達成できることの限界をなす要因となる，とみなしていた。「終わりある分析と終わりなき分析」（1937）において彼はこのように記述している。

> （症状）治療的分析においても性格分析においても，私たちが気づいているのは，ひときわ目につく2つの問題が存在し，それが異常なまでに分析家を悩ましている，ということである……その2つの（対応しあう）テーマとは，女性においてはペニス羨望，すなわち男性性器を所有したいという陽性の渇望であり，そして男性においては他の男性に対する受身的あるいは女性的な態度をとらされることに対する闘争である。この2つの問題に共通しているものを，私たちは精神分析の用語で，「去勢コンプレックスに対する態度」として早くから抽出してきたものである。
>
> (1937, p.250)

フロイトはさらにフェレンツィ（Ferenczi, S. 1928）を引用している。フェレンツィは分析を終結させる基準を次のように述べている。

> ……あらゆる男性患者は，去勢についての恐怖を克服した，というしるしとして，医師に対して対等であるという感覚を獲得しなければならない。そして，あらゆる女性患者が神経症を十分解決したとみなしうるには，男性性コンプレックスから自由になり，鬱憤という痕跡を残さずに，自分の女性的役割のもつ可能性を情緒的に受け入れていなければならない。
>
> (1937, p.251 脚注)

今日，私たちのほとんどは，この考え方に対するフェミニズム的反論を共有しているであろうが，しかし私が考えるには，フロイトが論じているのは，こころの変化への抵抗を理解する上で中核的となる〈何ものか〉についてなのである。男性患者も女性患者もともに，人生においても分析においても，自分の権利のために戦えるようになるためには，男根的な性質の競争心と折り合いをつけるすべを見出さなければならない。また男女ともに，女性的役割がもつ可能性に向き合わなければならない。今日，これは乳房や母親の女性性に対する原初的な羨望を理解し，耐える必要性と関連づけて理解されている，と考えられる（この論点についての詳細な考察は，第9章参照）。もしこのような羨望が強すぎるか，過剰に恐れられると，女性の患者の場合は尊重されてしかるべ

き女性としてのアイデンティティを発達させることができない。同様に羨望は男性としてのアイデンティティの発達を妨げる。男性としてのアイデンティティは「つながり - としての - ペニス penis-as-link」を基礎にしており，これにより創造的，修復的な女性との関係が可能となるのである。(Birksted-Breen, D. 1996)

フロイトは，「私の見解では，もしフェレンツィが患者にそのような達成を求めているなら，それは過剰な要求であろう」とコメントしている。フロイトはさらに自分の経験を述べて続けている。

> 分析作業において，繰り返される努力は無駄で，結局「馬の耳に念仏」ではないか，と重苦しい感情に一番悩まされるのは，女性にペニスを持ちたいという望みを，実現不可能だから，とあきらめるよう説得しようとするときや，男性に受身的態度をとることを，必ずしも去勢を意味するものではなく，人生上多くの関係に欠かせないものだ，と説明して納得させようとするときである。
> (1937, p.252)

このコメントに異論が残るのは，フロイトが患者の男性性への賛美を共有しているからである。女性がペニスを持つことを理想化するのは確かに馬鹿げたものであるが，その理由は元来「実現不可能である」からではない。この種のペニスとは男根（ファルス phallus）であって，両性の個人が自己愛的防衛を支えるため，賛美を生み出す源泉として望まれるものであり，対象へと〈つなげる〉ものとして，そして修復や創造性のためのツールとして機能しうるペニスではないのである。さらに言えば，このような男性性の理想化は，私の見解では女性性に対する拒否や過小評価に基づいており，それこそがフロイトが実際に認識しつきとめた，こころの変化に抵抗する究極的な岩盤なのである。フロイトはこのことを次のように述べている。

> 決定的事項として残るのは，抵抗によってあらゆるこころの変化が妨げられる——すべては元のままである，ということである。ペニスを持ちたいという願望と男性的抗議は，私たちが心理的な地層をすべて貫いていって突き当たる岩盤であり，そこで私たちの作業は終わる，という印象をしばしば私たちは持つのである。これはおそらく真実であろう。というのは，生物学的な領域は，こころの領域の底に横たわる岩盤となっているからである。女性性の拒否は，生物学的事実であり，性という大きな謎の一部以外の何ものでもないのである。
> (1937, pp.252-253)

私は，生物学的な岩盤に突き当たっている，ということには確信をもてないが，私が述べてきたようなこの種の行き詰まりは，個人の間にある違いを〈人生の事実〉として受け入れることの難しさによってもたらされている，と確信している。そして根本的な障害となるのは，女性性に加えられる攻撃を理解し，それに耐えることの難しさにあると思われる。そこに，対象の良さの源を羨望する，というかたちで死の欲動がもっとも原初的に表現されているのである。支配をめぐる闘争は，多くは男性性を競う者の間で闘われるため，人生の最早期の対象関係におけるより原初的な困難を偽装し，かつ表現する。にもかかわらず，この闘争が傷つきを生む効果と，その結果として生じる鬱憤は深刻である。したがって精神分析において防衛を生じ，解決不能にするこの要因に気づくことは重要なのである。

第6章　分析セッションにおける無力感と
　　　　権力の行使

　愛情に飢え needy，無力であることは，私たちがさらされる体験としてきわめて恐ろしいものである。もし救いを求める叫びを聞き，求めるものを理解し応えてくれる者が誰もいないとしたら，私たちは見捨てられる不安と，迫害不安に直面することになる。この恐怖は，早期乳児期に無力であることと，依存期間が長期にわたることが関連していて，直接的には頼れる対象を見つけ，たどり着こうとする欲求で表現される。患者は対象に近づき，印象を与え，不安をコンテインしてもらうことが必要である。すなわち情緒で感じとり，行動に表してしまうことなく理解してくれる対象が必要なのである。不安が強いときには，患者は必要なことを投影同一視を通じ具象的水準で伝える。そして分析ではこの具象的な投影が理解よりも行動を惹き起こすため，コンテインメントが難しくなる。

　したがって，コンテインメントとはつねに部分的なものである。もしコンテインメントがうまくいかなければ，強力な防衛が使用される。もっともよくみられる防衛パターンは，愛情を求めていることを否認し，自己愛的なタイプの対象関係に置き換える，というものである。愛情に飢え，無力で，剥奪された自己は投影され自分のものでなくなる一方，患者は両親的な対象に同一化し，援助を受けるのではなく，むしろ提供することを期待する。この役割において，患者は「無視され，非難の気持ちに満ちた対象の世話をしなければならない」と感じている。この対象は，受けた傷を修復するよう求める。患者自身は躁的で万能的なメカニズムを駆使し，絶望感をよせつけまいとすることが多い。患者の一見他者を援助しようとする態度は，本来は自分自身の傷ついた自我を修復しようとするものである。それがうまくいくことはまれで，たいていは対象に感謝されない。努力がうまくいかないと，援助者となろうとしていた患者は鬱憤をため，不満を持ち，怒りを感じる。この様相は，コフート（Kohut, H.

1972) が自己愛的憤怒と呼ぶものに近いと思われる。この自己愛的憤怒は，自己愛的誇大性が脅かされ，患者が屈辱を受け格下げされたと感じるときに生じる。コフートは，患者は内的な自己愛的傷つきを癒やそうとし soothe，自己愛的な優越性を再び作りあげることで，自己価値の感覚を修復しようとしている，と考えている。

援助者として成功している，という自分自身のイメージに応えられないと，こころの平衡状態を維持するために頼ってきた自己愛的優越性が脅かされる。この状況で，患者は鬱憤と激怒 rage しか伝えられないこともあり，分析家はこの感情に反応せずにそれを受け止め，受け容れることができなくなる可能性がある。このような状況こそが，ジョゼフが「セッションに現れている患者のパーソナリティ部分は，実は，別のもっと愛情に飢え，ひとのこころに応え，受けいれる可能性のあるパーソナリティ部分を分裂排除し続けている」(Joseph, B. 1975, p.75) と記述する状態を生む。分析家は患者のこころに自分のこころが接する[訳注1]ことが重要であると考えるため，フラストレーションを感じ，能動的な役割を担うよう動かされやすくなる。

患者の「自分は理性的でひとの助けになる者でありたい」という欲求は変化しがたい性質を帯びることがあり，このときには支配関係という問題に直面することにもなる。患者は，「自分の優越性が分析によって脅かされた」と感じ，「もし自分が打ち負かされるなら，自分は弱ってしまい，無力さの中に放り込まれてしまう」と考える。彼は自己愛によって，自分自身をその無力さから守ろうとしてきたからである。患者は「分析家がコントロールを自分から奪い取って優越的な立場に再び立ち，自分は屈辱を受け，乱暴かつ，不当に扱われ，脆弱だと感じる状態に追いやられる」と恐れるようになる。患者と分析家のどちらもが「自分こそが援助者として優越的な立場に立つべきだ」と主張しあっているように見える状態に至ることもありうる。こうして権力と支配をめぐる闘争が生じるのである。

私たちは，自己愛的な関係が，どのようにして転移‐逆転移関係の関わりの中で再生されてくるのかを認識することを学んできた (Money-Kyrle, R. 1968,

---

訳注1) reach his patient：分析家が理解を広げ，自分のこころを（手のように）伸ばして，患者のこころに届かせ，触れ，ときに影響を及ぼすこと。こころに接する，という訳語を当てておく。周知のとおり，Joseph, B.の論文，"The patient who is difficult to reach" (1975) に由来する。（感情に）触れる touch, make contact なども頻用されるがほぼ同意義であると考えられる。序章訳注11も参照。

1971; Racker, H. 1957)。しかし，分析家は自分自身の関与に必ずしも気づいていないことがある。もし分析家が生じている権力闘争に気づくことができれば，自分自身が患者の防衛組織の中で，ある役割を演じていることを見抜けるようになるかもしれない。すると分析家は以前よりコンテインする立場に身を置くことができ，これを通じて患者の無意識のコミュニケーションを受け取り，理解しようとすることが可能となるだろう。

臨床素材

　私はこれらの主題について，週5回の分析の5年目の患者の素材で描写してみようと思う。この患者はそのこころに接することが困難であることが多かった。ここではどのようにしてこの状況に私が刺激され，患者のこころに接しようとして能動的になってしまったかを示したい。このようなときこころに触れようという望みを持つのは，患者よりもむしろ**分析者**であり，不可能であることが繰り返し明らかになっても，なお私は患者のこころに接しようと努力することにこだわってしまっていた。こうして私は「自分がほとんどまったく患者と同じように行動している」ということに気づくのに時間がかかってしまった。患者は自分の家族にだけでなく，私に対しても役に立とうとしていて，かえってこの努力が，私たちの間の有意義な触れあいを不可能にしていた。私は「彼のこころに接することができない」と感じ，そしてもっとあとになってから「彼もまた私のこころに接することができなくなっている」ということに気づくようになったのである。

　ここで私は分析の大部分をおおっていたと思われる〈支配をめぐる闘争〉について述べ，次いで，私の気分が変化して数歩引きさがり，より受容的な立場にたてた局面について触れようと思う。これらの局面で差が生じたのは，喪失に気づき，それにより悲しさを感じたことと関連があると思われる。つまりこうしたことは，「私は過剰な能動性 over-activity を用いてこころの中の無力感を隠している」ということに気づいた後に生じていた。私は患者の万能的に修復しようとする空想と共謀していて，私もまた破局を防ぎ，患者の理性を取り戻そうとしていたことが理解できた。そして「私には患者を行動化から守ることができず，私の無力感は悲嘆に変わってしまう」ということを認めることが可能となった。私は患者を見失ったが，私が喪失を悲しまなければならなかったのは，患者だけでなく自分自身の万能感であったのである。

ここではB氏の分析の背景については詳しくは述べず，彼が自分の職業で成功することを求めていて，それで消耗していたことだけに触れておく。B氏は30代後半であったが，空想の世界に取りつかれた思春期青年の印象があった。この空想の中で，彼は成功すれば名声と富をもたらされるが，失敗は許されないのであった。母親との関係はその約十年前の父親の死後，厄介なものとなっていた。彼は家族のメンバーと絶えず憤りに満ちた口論をしていたが，それは同僚に対しても同じで，偽善や裏切りを非難していた。彼は芝居じみた大げさな話し方で，「ひどく誤解されている」という話と，自分を認めないひとびとに感じる憎しみを繰り返し説明した。彼は自分を認めてもらおうと必死で，失敗して無力と屈辱を感じることを恐れていた。彼の説明をどうとらえるかは難しかった。その説明はたいていあまりに芝居じみて真実味がないため，私は「彼が，その話が示している誇大的な万能感の犠牲にならないようにしなければならない」と感じずにはいられなかった。しかし同時に「彼が家族関係を回復しようとするのは，彼が対象を気づかい，逆に自分も気づかってもらいたいと思っている」という重要な真実を示しているようにも思われた。ひとを助けようとする努力が報いられないと，彼は意識的に復讐を企てた。その企ては，職業上の成功を経て権力を獲得し，そして「慈愛に満ちた暴君」の役割を演じる，というかたちをとっていることが多かった。

自宅でのやり取りについての芝居じみた大げさな話は，分析と分析設定に対する無反応ときわだった対照をなしていた。B氏はほかの患者のことも，ドアチャイムが鳴ることも，彼の電話が鳴ることも，そのほか日常の出来事のことも話さなかった。「私の話や週末，休日，または私の側のミスや行動などがB氏に影響したに違いない」と私が確信し，「それに呼び起こされるものがあるだろう」と思うことに彼は驚くのだった。

最も気をそがれたのは，私の解釈に対しB氏があからさまに理解を示さず反応しないことだった。B氏は，私のコメントは「もし何か自分に役立つとしたらそれは具体的な助言でなくてはならない」と言い張っていた。私が何かを指摘すると，彼は「それは理解できますが全く何も感じません」と話した。B氏はとくに分析の休みに関わる解釈に対して不快感を示した。そして「むしろ分析の休みによって分析に来なくてすみ，休息が得られて歓迎すべきことです」と彼は言った。それより彼を支配しているのは，母親との恐ろしい関係であった。それがもたらす苦痛に比べれば私の仕事はほとんど意味がないように見えた。

彼の中の，愛情に飢え，ひとの気持に応える能力をもち，それを受けいれることができるパーソナリティ部分は分裂排除され，触れることができないように私には思われた。彼もまた，私のこころに接して自分の感情を適切に伝えることができなかった。B氏はあたかも「自分が生き延びるには，ひとに頼ることを避け，権力は持つが信頼できず，求めても応えてくれない内的人物像と同一化するしかない」と思っているかのようにふるまった。

第1のセッション： ひとの助けになることをめぐる闘争

　B氏は，休日の少し前のセッションでこう話し始めた。「私たちどちらもわかっていると思いますけど，私が怒っていることをまた詳しく話しても，もう何度もくり返してきたから無意味です」。それでも彼は，母親との朝食時の口論について詳しく話した。「母は，私の行動に文句を言って，私を小さい男の子扱いしたんです。『あなたは家で何の手伝いもしないでいつも自分の仕事のことばかりだけれど，そんな仕事，私はたいしたものになるなんて信じられなくなってきたわ』って」。そのとき母親は，彼の短所を次々とたくさんあげつらったが，彼はいつものとおり，母親の批判に同意していると話したのだった。B氏は「お母さんが言うことが正しいってわかっているよ」と言ったが，それでも憤りにとりつかれていたのだった。

　「今回は，事態は今までより悪いです」と彼は言った。「頭の中は激しい考えでいっぱいで，自殺を考えることすらあります。私はどうして自分が自宅にいるのかわかりません。きっと臆病なのか，嫌がらせでそうしているのでしょう」。セッションの前半の半時間はこのような話でいっぱいで，思うに私は「彼の反応のしかたは演技的なものだ」と無視しようとしていたが，しかし同時に「何か大変なことが起きていて，彼自身は無力で止められないことを私に気づかせたくもあるのだろう」とも思っていた。

　「あなたは何かに捕らえられていて，がまんすることも逃げることもできないと感じているようです」と私は解釈した。彼はこの解釈を無視し，ますます不愉快で，理解しあえないことばのやりとりについて話した。「『あなたは，とにかくごたごたしたものを整理して，自己満足にひたるのをやめたらいいのよ』と言うんです」。私は「あなたは私に，どちらの立場かはっきりしてほしいのでしょう。お母さんに味方してあなたを非難するか，あなたのお母さんへの怒りを支持するのか」と伝えた。再度，彼は私が言ったことを無視して話を続け，「死んでしまいたい」と言った。「母には，自分が私を自殺に駆り立てて

いる、ということを理解してもらいたいです。もし母が本当の私を認めないなら、私は台所でナイフを持ち出すことも考えてしまいます」。ついで、すこし気分をとり直して話した。「ほかのことで気を紛らわせようと思います。午後に2歳の甥の世話をします。そうすれば少し気分がよくなるでしょう。長続きはしないでしょうけど」。

　私は、「あなたには［私に助けになってほしいという］別の感情がある、ということを私に気づいてほしいのでしょう」と解釈した。そして「これまではやかましい口論に耐えなければならなくて、私たちはそのすき間からしか、この感情を聴きとることができませんでしたが、やっと今、私は不愉快がられずに、あなたの助けになることができるようです」と解釈した。彼は少し黙り耳を傾けていたようだったが、しかし数分後、さらに多彩に、彼に加えられた攻撃と、それに対する彼の怒りに満ちた反応について述べた。私はその前の短い間は彼とこころが通じたと思い、「あなたはおそらくよい感情がすぐ終わってしまい、長続きさせることができないと感じていて、憤っているだけでなく不安定にもなっているようです」と解釈した。そして「あなたは分析の休暇日が数日後に始まることにはっきりと気づいていて、それで私に強い印象を残そうと必死になっているのにも気づいているのでしょう」と伝えた。「しかしあなたは、自分を残していくという状態に私が向き合えるとは信じられないでいます。それはつまり、私があなたのつらさに耳を傾け信じようとしない、ということになります」。

　彼は挑発的に私の解釈を拒絶し、皮肉を込めて「もしあなたがこの危機的な状況をどうすればいいかを話してくれれば助かるのですが」とコメントした。しかし、「それは聞くだけ無駄だとわかっています。あなたは決して助言しないのですから」ともつけ加えた。私は「あなたは、私が助けにならない、ということにがまんならないのでしょう。ちょうどあなたのところからいなくなるというところなのだから」と解釈した。彼は答え「母に自分が無視されていると感じています。でもそれを伝えるのはばかばかしいことです。当然、それは非難だと言い返されるんです」と話した。「自分自身のために何かを望むのは、私にとって時間の無駄であることははっきりしています」。私は、彼が皮肉に満ちたものの見方を示していると思った。つまり「私は彼の要求に応えることができないし、そうする気もない」ということである。そして、もし理解されたと感じると彼は一時安心を得られるが、しかし私の気遣いがただの素振りや挑発だという疑いをふりきれないのでいたのである。

第1のセッションについての考察

　患者の憤りと私のそれに対する反応というのは，極めてあたりまえの話になっていた。患者が言い争いのことで頭がいっぱいになっているとき，私には彼の愛情に飢えた自己に接することができる何かを語ることは不可能であった。その自己に関わるのは不可能であったが，にもかかわらず明らかにそこにいた。逆転移は不快に満ちたもので，私は絶えず「彼の話はおおげさだ」とこころに留めないか，あるいは「芝居じみていて私の努力すべてを拒絶する」と非難してしまいそうになるプレッシャーを感じていた。

　患者の分析の大部分，「激しく残酷に非難され，憤りと絶望が生じる」という，同じような話に私はさらされていた。おそらくある部分は彼の芝居じみた話しかたのため，私はこれらの話に全く納得することができなかった。しかし「この言い争いの話の背後には強烈な苦痛と絶望があり，それは耐えがたい何ものかとして現れていて，患者はそれに捉えられ，止めることができないでいる」とも思われた。もしこの言い争いについて額面通りに受け取れば，私はどちらかの味方をして介入しなければならないようなプレッシャーをかけられることになる。それはまるで暴君的な母親からこどもを守るか，聞き分けのないこどもから母親を守るか，そのどちらかのようであった。

　私は攻撃されているという感覚にはあまり挑発されなかったが，彼の向き合いかたが不毛だと思えてしまうことには刺激された。私はサド・マゾヒスティックな光景を目撃しなければならず，あたかも自分が父親の立場にいて，何か不正で残酷なことを目撃していて，止めることができねばならないかのように感じた。たとえ経験によって，私には止めるには力が足りないことがわかっていたにもかかわらずである。そのため解釈に批判のトーンが混じるのを避けるのは難しかった。そしてそのトーンを通じ，「もっと理性的にふるまうほうがいい」という隠れたメッセージが伝わっていた。「あなたはお母さんにもっと恐れず立ち向かえるはずで，たぶんとっくの昔に家を出るべきだった」ということを暗に言おうとしていたこともあったと思われる。また彼は芝居じみた態度によって「あなたにわかってほしい，と言うほど深刻ではない」とほのめかしている，と思うこともあった。私はこの種の当てつけた言い方を避けようとしたが，おそらく〈解釈によって実際に役割を演じてしまうこと interpretative enactment〉（Joseph, B. 2003; Steiner, J. 2006a）にひきこまれてしまっていたと思われる。それは有益であろうと思って語られるのだが，上から目線で伝えられるものとなるのは避けがたいのであった。

彼の憤慨をさしせまった分析の休日と関連づけるのは，彼にもっと腹を立てさせるだけだった。私は「この激しい怒りの中にあなたをひとりにしてしまうのは，私の無力さのあらわれだ」ということを伝えようとしていたのだが，それにより彼は「分析家は何かできることがあるはずだ」と感じるだけだった。その結果，「少なくとも私がおかれているこの危機状態で，どうしたらいいか話してくれれば助かるのですが」という皮肉な言い回しとなったのだと考えられる。彼は具体的な助言しか受けつけようとせず，「理解されることなど役に立たない」と言って私を困らせた。この「分析とはなんであるのか」という基本を拒絶されるということは私には受け入れがたいもので，その結果さらに私は能動的にさせられていったと思われる。

彼が甥について話したとき，彼の憤りは減っていて，「私がもっとあなたの助けになることを受けいれてもらえるようです」と解釈することができた。しかしながらこの安堵感は長続きしなかった。彼は「分析家の自分に対する関わり方は，ひとが小さなこどもに関わっているのと同じだ」と感じた。そしてその結果すぐに「自分の自己愛的な全能感が脅かされている」と感じた。彼は「分析家はおとなの立場から自分に話しかけていて，しかもそのおとなはすぐにいなくなり，自分をみじめな状態におこうとしている」と感じ，こうして耐え難い屈辱感が再燃したのだった。

第2のセッション：喪失に対する応答

騒がしく怒りに満ちたセッションの合間には，彼のこころに接することが可能だと思えることもあった。このころ彼が働いている会社は経営が困難な状態にあり，同僚たちが解雇されつつあった。彼はその代わりとなる選択肢をいくつか立てていて，それには自分自身でビジネスを立ち上げる，という案も含まれていた。彼は「計画のうちのどれかで，危機状態は成功へと変化するでしょう」と楽観的に主張していた。にもかかわらず，彼は自分の気分が反復的に上下するのに疲れを感じ始めていて，もっと安定して安全なものを強く求めていた。

ある日彼はセッションのはじめ，「最近のこの趨勢ですが，別の会社で，私がなんとかスタートさせようとしてきた計画を立ち上げることができそうです」と説明した。「もしだめなら計画チームは解散するしかないでしょう。それはひどい損失かもしれませんが，どうやら十分補償を受けられるような話です。損は多額に上るかもしれませんが，なにも世の終りとなるわけではありま

せん。母は喜ぶでしょう。でも私が驚いているのは，今まで何度もひどくケンカしてきた会社との関係が終わることで，私の気もちがどれほど不安定になっているか，ということです。ほかのどの会社だって，同じようによい会社だとは想像できません。ヨーロッパに中心がある会社で計画のプレゼンテーションを行いましたが，その会社はロンドンのチームを求めていませんでした。これで私はクビでしょう。そのことをまともに受け取らないようにしていますが，はっきりそのことを一言で言われると，平気でいるのは難しいです」。

　私は，「あなたは，自分が不安定で不幸だ，という感情を持てるのを驚いているようです」と解釈した。彼は同意し「自分の感情が深刻なのに驚いています」と答えた。そして「『妹とその家族がロンドンから引っ越すことを考えている』と母が話したので，私はそれでとても感情的になっています」と言った。「とくに甥がいなくなるのがさびしいです」。私は再び，「あなたが悲しさや喪失感を言葉にするのは実に珍しいです」とコメントした。彼は「親友のJも夫婦関係に問題を抱えていて，海外に行ってしまうかもしれません」と話を続けた。

　そして彼は，「私が一定額を払って，妹が家を見つけることができるようにしてあげたらどうでしょう」という空想を話し，こう言った。「でもそれは正しいことでしょうか。妹の夫をさしおいて何かしようとするのはよくないでしょう。家族のために家を見つけるのは夫の役目です。したいようにさせておかなければならないですね。もちろん自分が誘われてヨーロッパに行く，という可能性ももちろんあるかもしれませんが，それはまずありそうもないですね。ちょっと空想的です」。

　私は「あなたが引っ越して分析をやめるのではないか，と考えて私が怒るかどうかを知りたいのでしょう」と解釈した。「あなたは私に頼る状態を離れて，あなた自身が家族の長になりたいけれど，それを私にわかってもらえるだろうか？　でもそうすると，私があなたがいなくなることに向きあわなければならない，ということになるのではないか？」。

　彼は「そうです」と答えた。「私の不幸というのは，特定の誰かがいなくなることとつながりがある，と私は感じています。こどもがいなくなるのは両親が抱える運命ですし，次の世代は自分たちの人生を持つべきです。妹が家に来たときはとても楽しい時を過ごしました。甥はとてもおもしろいこどもで，もういくつか新しいことばを覚えました」。私は「あなたは悲しくて，不幸だと感じているようですが，今，私が耳を傾けて理解できることばを話していま

す」と解釈した。

彼はさらにあるミーティングの話をした。「そのミーティングで，会社の社長にさよならを言わなければならないのが苦しくて，私は冗談を言いました」。社長はいつも患者に好意的だったようだが，笑っていた。しかし，患者は「自分たちどちらもが，おそらくこれが最後なのだろうと気づいている」と感じるのだった。

「あなたはセッションの中で悲しみを示してもいい，と思ったことに気づいています。そしてその悲しみは社長と会えなくなることと関係がある，ということにもあなたは気づいています。そしてそれは，分析の休みが近づいていることも反映しているのでしょう」と私は言った。彼はそれに答え，「あなたはいつも私について，父親としてのあなたを失うかのように話していますね」と言った。そして「私がいなくなることについて，あなたが何か感じるとは思えません」と話した。私は，「あなたは私に自由にさせてほしいと思っています。そしてあなたの進歩をうれしく思うか，あなたがいなくなるのを悲しいと感じるか，私に想像してほしいのでしょう」と解釈した。彼はなお，自分の面倒を見なかった父親と同じように私を扱い続けたが，全体として，このセッションの雰囲気は，先に述べた以前のセッションとはきわめて異なっていた。とくに，彼は自分の悲しみにずっと触れていて，私たちのどちらもが失うことの苦痛に向き合う必要がある，ということに気づいていると思われた。

第2のセッションについての考察

このセッションでは，患者は償い修復する試みがうまくいかないことに気づくが，その結果，被害感や怒りではなく，むしろ悲しみと喪失感が生じている。彼は職を失う可能性について考えられるようになっていて，それに対して考え出した躁的な解決法もあてにならないようだと思っている。彼は，たとえ金を持っていたとしても，妹の夫の立場にとって代わって妹の面倒を見ることはできない，ということにも気づいている。もし一定の金額を得たならば母親は喜ぶだろうけれど，それで母親を取り戻すことにも，母親の眼から見て，自分の評価が回復することにもならない，と彼にはわかっていると思われる。新しい会社を持つ可能性はあるが，それまでの会社を失って悲しむことになろうことにも気づいており，むしろ新しい会社が彼を必要としないということになるかもしれない，ということにさえ気づいている。彼はまた，妹が引っ越してしまうかもしれない，と考え，悲しみを感じることができるようになっていて，甥に会うことができなくなると思うと寂しいと感じている。

この情緒の中で,「あなたがいなくなると私が悲しむだろうと思っている」という解釈に彼は耳を傾け応答することができていると思われ,これに続き,彼は甥が新しいことばを学んだことに気づいたことを話している。これに対して私は,「あなたもまた,新しい感情をここで示すことができるようになっていて,おそらくそれに対することばも見つけていると思います」と解釈することができた。そしてこのセッションは,もうすぐ会えなくなる会社の社長にさよならを言う,という悲しい思いについての話で終わっている。

この情緒の変化は,私のほうの能動性が減ったことに助けられたことによる,と私は考えている。これにより患者は,私が彼の情緒を前よりも受け入れ,彼の新しい「ことば」を評価している,と感じられるようになっていった。そして前より抑うつ的な気分に導かれ,失うことと悲しむことに耐えることができるようになり,万能感が減少し,新しい,より現実的な成長を遂げられる可能性が増したのである。もちろん悲しみに触れる状態は,長続きせず,支配をめぐる闘争は再び生じたが,それを繰り返すごとに闘争の激しさはしだいに減り,将来再び喪失と触れていくだろうという感覚が次第に増していったと考えられる。

全般的考察

第2セッションで述べたような気分の変化をもたらすものが何かは,必ずしも明らかではない。しかし私たちの間で生じたような権力闘争に気づくと,その結果として変化が生ずることが多かったと思われる。患者のこころに接することが難しいときに,過剰な能動性を示さずむしろ不毛さを感じていると,一歩身を引いて,彼のおかれた状況に対し以前より受容的になれたこともある。そしていったん自分の無力さを受け入れれば,私はもっと思慮深くなることができたと思われる。

私はまた,さまざまな理論的考察にも助けられた。ここではそれに短く触れようと思う。これらの理論的考察が助けとなって,私は臨床的状況全体に対し自分を方向づけることが可能となったと感じるのである。

自己愛的対象関係

投影同一視,及びとり入れによる同一視は,複雑に結びついて自己愛的なタイプの対象関係を形成する (Kohut, H. 1971, 1972; Rosenfeld, H. 1964, 1971a)。

しかしながら基本的なパラダイムは，フロイトの自己愛についての論文において構築されており（Freud, S. 1914a），さらにさかのぼり（1910）フロイトがレオナルド・ダ・ヴィンチの自己愛的対象関係の概略を記述したときに，すでに提示されていた。

フロイトは，レオナルドが工房の弟子たちの生活の面倒をみるさまが，いかに自己愛的なやりかたであったか，すなわち自分が母親に愛してほしかったように彼らを愛したかを記述した。

> ……こどもの母親に対する愛情は，それ以上意識的に発達し続けることはありえず，抑圧に屈する。男の子は母親に対する愛情を抑圧する。そして自分を母親の位置におき，自分自身を母親と同一視し，他方自分自身の人となりをモデルとして，それに似たものの中に新しい愛情の対象を選択する……彼は，いわば自己愛の道すじをたどり，自分の愛情の対象を見出すのである。
>
> (1910, p.100)

ここで多数の同一視が混在していることが明白である。レオナルドの例においてはこどものパーソナリティ部分との関わりが断たれ，投影され，弟子と同一視される。一方残された自己部分は母親と同一化する。別の言い方をすれば，レオナルドは無力で愛情に飢えた自分の側面を生徒に投影し，自分を母親と同一視して，母親の役割を取って無力感を回避する。このとき対象の現実の欲求を無視しているので，自己愛的な援助態度は結局ほとんど成功しない。またこの態度には具象的思考が含まれていて，そのために対象を物質的に回復しなければならないと考えてしまう。その結果，この援助的態度には真に償い修復するのではなく万能的な空想が含まれている。フロイトが気づいたのは，レオナルドが援助しようとする努力が実は搾取的なもので，そのため弟子たちは芸術家として発展することができない，ということである。

> 常に強調されてきたのは，彼がきわだって美しい少年や青年ばかりを弟子として採用したことである。レオナルドは親切さと配慮に満ちた態度で接し面倒を見た。そして弟子が病気の時には彼自身が看病をした。それはちょうど母親が自分のこどもを看病するようであり，そしてまさにレオナルドの母親が彼を看病したかもしれないようであった。彼が生徒を才能ではなく美しさで選んだため，彼らのだれひとりも……重要な画家にならなかった。大体において，彼らは師匠から独立することはできず，レオナルドの死後美術史に刻印を残すことなく消えていったのである。
>
> (1910a, p.102)

患者がひとの役に立とうとする試みは同じような性質のものであり，私が彼のこころに接することが難しかったのも，患者が自分の本質的な要素を認めまいとしていたことと関係があったことは明らかであると思われる。

権力，無力感，コンテインメント

　自己愛的な患者は，自分自身が卑小で，未熟で，弱く，混乱している，ということを受け入れることができない。なぜならこのような状態でいるということは，つまり自分が無力であることになるからである。また彼はケアや関心をひとから引き出すことができない。正常な赤ん坊が親の注意をひき，自分の欲求を満たそうとするような方法にまったく信頼を置けないからである。このようなことができる能力は，一方ではこどもが投影同一視を利用する能力によるもので，母親のこころに入りこみ自分の欲求に対する注意をひくのであるが，他方では，赤ん坊の投影を適切に受け止め応答する母親の能力にもよっている。
　小さな赤ん坊を観察すると，微笑んだり泣いたりすることがもたらす効果の強烈さに誰もが強い印象を持たずにはいられない。もしこれら生得的な能力によってもコンテインする受容的対象を見出すことができなければ，もっと万能的な方法が動員され，その結果自己愛的なタイプの対象関係が発達する。この状態でなお，早期乳児期の状況が反復されるのを回避し，コンテインメントの体験を提供するために受容的であり続けるのは，分析家にとって取り組む価値のあることである。(Bion, W.R. 1962)

屈辱を恐れること

　私は常に患者の屈辱体験に対する恐怖に注目してきて，それを過去の論文において考察した（Steiner, J. 2003, 2006b）。シュレーバーの回想録（Schreber, D.P. 1903）と，この回想録に基づいたフロイトの論文（1911b）を読むと，私はシュレーバーが，自分の屈辱体験を生き生きと記述していることに衝撃を受ける。シュレーバーが迫害を感じたのは，初めは「性的に扱われて屈辱を受けるために女性の身体に変容される」というものであった。そして，無力にされると「見捨てられ，ただ捨て置かれ……別の言葉で言えば，腐るまま放っておかれるのであった……常に主な考えは私を放っておくことであり，つまり捨て

去ることであった」(Schreber, D.P. 1903, p.63)^{訳注2)}。

　これらの考察を通じて，職業上の失敗により自己愛的優越性が崩れることを，患者がどれほど恐れているかに気づかされた。患者のこころの中には，屈辱体験に続く見捨てられることのイメージがまざまざと存在していて，私に生き生きと伝わってきた。このような運命を阻止するために，権力の行使は，生存をかけたことがらとなるのである。

Bemächtigungstrieb^{訳注3)}［権力を行使しようとする欲動］

　フロイトは権力を行使しようとする特異的な欲動を着想したが，この着想を発展させることはなかった。この欲動をフロイトは **Bemächtigungstrieb** とよび，孫の，糸巻を使った「いない‐いる」遊びを理解するために利用しようとした。彼は，このBemächtigungstriebという概念を発展させるのに積極的ではなかったと思われる。それはおそらくこの概念が，彼が認めなかったアドラーのいくつかの概念，例えば〈権力への意志〉や〈男性的抗議〉と近縁でありすぎたためであろう。しかし彼はのちにそれらに何らかの関心を示していた (White, 2010)。フロイトは「いない‐いる」遊びを，母親がやって来たりいなくなったりするのをコントロールしようとするこどもの願望の実例として理解した。つまりこの願望が遊びに行動化されているのである。しかしフロイトは明らかに権力を行使しようという望みの奥にある，より深くより邪悪な動機に気づいていた。この動機は遊びに反復的な性質をもたらすので，これをフロイトは死の欲動が働いている証明だと主張したのであった。

　ストレイチーがmasteryと誤解の招く翻訳をしたので，Bemächtigungstriebはフランスの分析家を除きほとんど無視されてきた。しかしフランスの分析家は，「emprise」という表題でこの概念を研究してきた (Denis, 1997; Dorey, 1986; Laplanche & Pontalis, 1973)。この訳はドイツ語の概念が持つ攻撃的な支配性と，コントロールというニュアンスを拾い上げており，フランス人分析家は権力の行使の結果として生じうるサディスティックな満足について強調している。

　Bemächtigungstriebという概念を引き合いに出さなくても，私たちは同様

訳注2) 引用文の後半はp.96。
訳注3) 支配欲動，権力を行使し力ずくで対象を自分のものにしようとする欲動。標準版訳では instinct for mastery。著者は索引で drive to exercise power と訳している。

の臨床的現象を異なった表題のもとで研究することはできることは明らかである。しかしもし権力を行使するありかたに注目すると、私たちは新しい視野を確保することができる。例えば、相対的な権力関係が支配のハイアラーキーをもたらし、これにより家族の中に、そしてその結果として社会の中にも、ある種の序列が確立されることを私たちは認識することができる。この序列が、適切で現実的であると感じられるときには、安定性と安全性を保障する構造を提供することができる。しかし権力が簒奪され、乱用されていると感じると鬱憤と復讐願望が生じる。たとえ権力の乱用が最小限であっても支配をめぐる闘争が家族関係を彩ることが多く、その結果として勝利か屈辱かの対立が生じることもある。

　私の患者は、安全を感じ成長することができる安定した家族構造を望んでいたと思われる。しかしながら、こういう種類の構造を確立するためには、自己愛的なシステムが放棄されることが必要で、患者は三者関係的な家族の構図に耐えることを学ばなければならなかったのである (Britton, R. 1989)。

エディプス・コンプレックスの妄想的結末

　支配をめぐる闘争は、同時にエディプス・コンプレックスの結末についてのフロイトの記述を思い起こさせる (1924)。それによると父親はエディプス的な反抗に対し、こどもが従うべき家族構造を去勢の脅しによって押しつける。こどもの自己愛は父親の支配的な地位によって圧倒され、その結果こどもには屈辱感と鬱憤と復讐を実行したいという願望が残る。このエディプス・コンプレックスの妄想的なありかた (Birksted-Breen, D., Astor, J.の報告による、1998; Steiner, J. 1996a, 1996b, 1999) が、この患者に対する私の分析作業において実際に演じられていた。この結末ではエディプス・コンプレックスの解決には至らず、むしろ患者は鬱憤と復讐の企てを心に抱いたまま行きづまるのである。

エディプス葛藤の抑うつ的結末と喪失を体験できる能力

　エディプス・コンプレックスの妄想的解消法に対し、もうひとつのシナリオが存在する。このシナリオでは、無力は敗北や屈辱ではなく、むしろ喪失感と関連づけられる。すなわち無力なのは喪失を阻止し反転させることに対してな

のである。このエディプス空想の抑うつ的な結末では，［対象が］ダメージを受けていることが認識され，そのため罪悪感，後悔，絶望感がもたらされる。これらの感情は苦痛を伴いつつワークスルーされなければならない。例えば私の患者は「自分は愛情に飢えダメージを受けた対象に囲まれていて，［対象を］正常に戻せないことで自分は非難されている」と感じていた。これらの感情はとても苦痛で耐えられるものではなく，彼はさらに妄想的なありかたに追いやられた。しかし喪失感を持ちこたえることができると，たとえ短い間でも失った対象を悼み悲しむ動きが生じた。そして自分自身と分析家の無力にも向きあうことができると，以前より万能的でない形で償い修復することが可能となり始めるのである。

　エディプス状況の妄想的結末と抑うつ的結末の双方ともが，強烈な不安感と苦痛を生じうる。妄想的な解消法では鬱憤，不満，そして支配的な権威との権力闘争へと退避する。他方抑うつ的解決では，無力であることを自覚し，未知のものを恐れなければならない。

　私の患者では，呈示した2番目のセッションで，抑うつ的感情を前より感じるようになっている。患者は前より喪失感に触れ，いつも見られるパニックや憤怒ではなく，悲しみと後悔を伝えることができている。この喪失感には，分析の終結についての思いが含まれていて，それで，私は彼を大切に思うのか，彼がいないと想像して悲しいと思うのか，知りたくなったのだと思われる。しかしまずは，私が自分たちが成し遂げたことの限界を受け入れなくてはならなかった。これらのセッションでは，分析の終結は勝利ではなく，お互いの悲しさと考えられており，私は，彼がいなくなることを悲しく思う会社社長のような人間である，とみなされている。患者の「愛情に飢え，潜在的には応答性と受容性のあるパーソナリティ部分」とベティ・ジョゼフが記述したものは，いつもは分裂排除され，分析家に投影されていたのであるが，少なくとも一時的には接することができるようになっていたのである。

第7章　エディプス状況における復讐と鬱憤

　第5章で論じた〈支配をめぐる闘争〉によって，鬱憤[訳注1]と不当なものに対する不満[訳注2]を根底にもつ〈こころの退避〉が形成されることがある。これは〈退避〉の種類として重要なものである。本章では，この種の退避の形成について記述する。その中で，暴力への衝動，とくに復讐への衝動を外に向けて表現することが妨げられると，どのようにして鬱憤が生まれ，蓄積されていくかを示そうと思う。この鬱憤によって行きづまりが生じ，分析家と患者はそこから抜け出ることができなくなる。このような行きづまりを具体的に示す臨床例を考察する。そしてロバート・ルイス・スティーブンソンの小説『さらわれたデービッド（原題：誘拐されて Kidnapped）』からの抜粋を利用して，鬱憤が消失し，許しに置き代わる可能性があることを示す。

　鬱憤と不当なものに対する不満，という問題については，近年多大な関心が示されてきた。不満を抱き続けるあり方や，不満を持続させる防衛的な理由を考察してきて，いかなる犠牲を払ってでも，不満を抱き続けようとしているように見えること，そしていかに分析家が患者から貴重な何かを奪おうとしている脅威として体験されているかが理解できるようになってきた。［このとき］不当なものに対する不満がパーソナリティを支配していて，さらに嗜癖的な性質と倒錯的な満足が付け加わっていることが多い。同時に患者は，「不満を持ち続けるのを放棄すると，自分がだめになり，破局が訪れるだろう」と怖れるようになっている。かくして不満を持ち続けることで，「自分にはまとまりがあり，破綻から守られている」という感覚を保てるようになる（Feldman, 2008, 2009）。不当なものに対する不満に関連する業績として，スピリウスの論文をあげることができる（Spillius, E.B. 1993）。彼女はこの論文で，〈悔い改めることのない羨望 impenitent envy〉と呼ぶもの，すなわちそこから生ま

訳注1）resentment：不正であると感じて体験する，抑制され表現されにくい怒り。序章訳注9参照。
訳注2）grievance：（不当なものへの）不満。不正，不当なもの，不当に扱われたことに対して感じる。序章訳注10参照。

た憎しみを正当なものだと感じ，後悔や罪悪感に至らない性質の羨望について記述した。スピリウスは，この種の羨望を不当なものへの不満と関連づけたが，この不満もまた〈悔い改めることのない〉という性質を持つのである。

　私自身が関心を持って観察しようと試みてきたのは，患者が「傷つけられ，不当な仕打ちを受けた」と感じるとき生ずる鬱憤と復讐願望との関係である。私の主張は，このような傷つきが「不公正だ」と感じられると患者に復讐願望が生じる上，この願望は極端な憎しみと破壊性が伴う，ということである。このため「露わなかたちでの，直接的な働きかけ action によって復讐を追求するのはあまりに危険だ」と患者は考える。そしてそのかわりに，破壊性はコントロールされ，間接的に，多くの場合は隠されたかたちで表現される。

　私は以前からこの状況を〈こころの退避〉という用語で記述してきた。患者はここに引きこもることができるのである。この〈退避組織〉は，患者が対象に対し露わな攻撃を加える危険性を封じてきた。かくして患者の憎しみは複雑な〈組織〉の中に絡めとられ，かわりに傷つきや不当さの感覚が不満の焦点をかたちづくる。患者が復讐を空想することもあるが，そのような思いを抱いていると考えることさえも，「自分は正当な立場を維持することが必要なのに，それを危険にさらしている」と感じられる。にもかかわらず，患者の隠された憎しみの感情はサディズムに満ちていることが多く，きわめて破壊的であり，その矢面にたつ人間は，患者の感情には復讐心が満ちていると体験する。こうして報復行動が引き起こされ，傷つきと復讐の悪循環が生き続ける。要約すると，私が論ずるのは「復讐が受け入れられない」と感じると，復讐心は不当さに対する不満へと変容し，それが〈こころの退避〉の焦点となる，ということである。

　まず私は復讐に含まれるいくつかの特徴を考察し，その他の状況で生じる敵意や破壊性と区別できるようにしたい。ある際立った特徴は，権利や正当性の感覚，義務感，そして「大義に献身している」という感覚である。憎しみに取り憑かれているように見える個人でさえ，復讐を追及するときにはこの感覚を持っている。患者は「自分は不当に扱われた犠牲者だ」と感じると，不安や罪悪感から解放される。スピリウスの用語で言えば，患者は〈改悛することがなく〉自分の憎しみをさまざまに正当化する。実際，「憎しみこそ自分が荷うべき義務だ」と感じているようにみなせることも多いのである。

　復讐の追及が，正義の追求に端を発しているのをたどることができることもあるが，しかしそれは飽くことを知らない悪性の破壊性にとって代わられてい

る，と思われる。その例として，ハインリヒ・フォン・クライスト（Heinrich von Kleist 1777-1811）著『ミヒャエル・コールハース Michael Kohlhaas』（邦題「ミヒャエル・コールハースの運命——或る古記録より」）という短編小説をあげよう。この物語は16世紀を舞台にした，実際のできごとに基づいたものである。馬商人のミヒャエル・コールハースは，ある男爵の領地を通行する際，不法に課された税の支払いを断り，事件に巻きこまれる。主人公が「この問題を領邦裁判で取り上げてもらおう」とその場を離れているあいだに，男爵は主人公の馬を2頭取り上げてしまう。汚職によって正義は否定され，戻ってみると馬は放置され，馬丁は乱暴を受けている。この賠償を求めていくうちに，主人公は自分の商いも結婚もだめにしてまで，男爵の城を焼き払い，無実の住民を殺害し，反乱をあおってこの国のほとんどを荒廃させてしまう。最初の要求は正当であるのだが，彼は結局過剰で不法な復讐を成し遂げる。それはあたかも，最初の動機が正義の尊重に基づいているにもかかわらず，飽くことなき破壊にとって代わられてしまったかのようであり，この破壊性こそ紛れもなく死の欲動の表現にほかならない。

当初復讐が正当な大義の追求に結びついていることもあるが，その復讐行為自体が明らかにしているのは，多くの場合この正当な大義が羨望に基づいた動機にとって代わられてしまい，自己も対象もとことん破壊しつくされるまで満足されなくなっている，ということである。患者がこの感覚を持つ限り，対象関係においてこの感覚が実現されないようにするのは理解できる。

復讐願望はしたがって複雑なもので，良い対象や，患者の良い対象との関係を保とうとする欲求で始まることが多い。しかしこどもは「良い対象に裏切られた」と感じると，よい衝動と悪い衝動の間の区別がつかなくなる苦しみを味わう。この状況で患者の原初的な対象に対する愛着は深い分裂によって保たれ，対象は理想化され，対象に対する愛情と忠誠心のためすべての悪いものは迫害者に投影される。自己，良い対象，あるいはその間の対象関係が傷つけられるとき，「復讐を要求しているのは良い対象だ」と思い，患者は「失われた理想的な関係を回復し保持するためには，この要求に応えなければならない」と感じる。分析家がこの見方を支持しないと，分析家は許されざる悪い対象と同一視される。復讐は許しのアンチテーゼであり，「悪い対象を解放してよいのは，対象が傷つけた罪を告白し，罪滅ぼしをしてからだ」と，患者は主張するのである。

患者が鬱憤をくすぶらせているとき，復讐は空想の中で繰り返し演じられ

る。それが意識的であることもあるが、私が示してきたように無意識的であることが多い。どちらの場合でも露わに表現することはできないし、空想のなかでさえ〈現実感のなさ unreality〉という〈こころの退避〉に典型的に見られる奇妙な性質を帯びる。これにより対象に対する直接的で暴力的な攻撃は避けられるが、しかし代わりに強力な行きづまりが生じ、この行きづまりの中で成長は妨げられ、破壊性は否認される。ブリトン（Britton, R.S. 1995）はこのような復讐空想を〈結論を導けず矛盾しているもの inconsequential〉として記述した[訳注3]。私は以前これを、事実が受け入れられ、同時に否認されるという、フロイトのフェティッシュ形成のメカニズムと結び付けて論じたことがある（Steiner, J. 1993）。

　不当さに対する不満のもうひとつの特徴は著しい不公平感で、自分にふさわしいと思うとおりに対象が行動しないときに感じられる。このタイプの失望に苦しむ典型がエディプス状況である。エディプス状況でこどもは新しい現実に導かれ、深刻なショックを体験し傷つき、不正、裏切りの感覚を深刻に味わう。

　エディプス状況は、クラインが描いたようにフロイトが原光景の文脈で考察したものを含んでいる——すなわち両親の間の性的関係が、こどもに知覚されると同時に想像される。この関係の現実性こそが第三の対象を二者にもたらす。それが外傷的であるのは多数の理由があるが、これにより復讐観念が惹き起こされる。なぜならこの関係の現実性によって、母親とこどもの間には排他的な関係がある、という思い込みがうちくだかれるからである。この排他的関係の思い込みが、多くの場合自己愛的な対象関係の基礎を形成している。環境の失敗や問題を抱えたおとなによる外傷的侵入も、外傷の程度を決定づける重要な役割を果たすが、しかしこのエディプス状況それ自体が、傷つきと不当に扱われたという感情を生みだすことは避けられない。

　こころの傷は自己に対する危害としても体験されるが、理想化された良い対象——最初は母親——に対する攻撃としても体験される。「母親は、自分の意志に反してかどわかされた」と感じられるのである。したがって、エディプス

訳注3）"inconsequential" = characterized by inconsequence, "inconsequence" = want of sequence or natural connection of ideas etc. irrelevance, disconnexion; being of no consequence（OED）
　該当箇所を引用しておく。「もし信じることを保留にして、結論 consequence を退けるなら、その結果こころが現実感をもたない状態 psychic unreality が生じる。……もしこの状態が（一時的なものではなく）全般的に生じ、その結果あらゆることが信じることも信じられないこともなくなると、かのようなパーソナリティに見られる結論をはっきりさせない（矛盾した）状態 the state of inconsequentiality が現れる。」（Britton, R. Int. J. Psycho-Analysis 76: p.20 1995）

的なこどもは，「悪い対象の迫害に抗して母親を守らなければならない」と感じている。この見方に対するいかなる反論も，「自分は母親を所有している」という妄想もどきの観念を脅かすため，攻撃として感じられる。両親の間の関係の心的現実性について知ることは，万能感に対する打撃として感じられ，それは羨望と憎しみに動機づけられた，悪性の強力な父親による去勢の脅しと等しい。フロイトが述べたように (Freud, S. 1924)，このような去勢の脅しもエディプス・コンプレックスの解消に至るかもしれないが，しかしこの解消によると不正と権利侵害の感覚を背景に深く残すことになり，復讐願望の火に油を注ぐ。こどもは，「父親の残酷な権威により，母親に対する近親姦願望をあきらめるよう強制された」と感じるが，しかし父親の要求の正当性を認めることはない。こどもは性的願望の方向を変え，憎しみと復讐を禁じるかもしれないが，こども自身は不当さに対する不満の中に取り残される。この不満によって，こどもは自分が復讐を実際の行動にうつし enact，否認しているエディプス的満足を達成することができる時を待ち望むようになるのである。

　フロイトは，こどもは自分を乱暴に扱う父親像に同一化することで，この状況を解決する道を見出すと述べたが，この状態はソフォクレスの悲劇『コロヌスのオイディプス』によく描かれている。この劇でオイディプスは自分のこどもたちを，自分の父親が自分を迫害的に扱ったのと同じように酷く扱うのである (Steiner, J. 1990a, 1993)。私の見解では，この種の同一化は，もともとの迫害者に対する不満を偽装して表現していることが多い。

　不正の感覚がさらに苦痛になるのは，この感覚が原初的対象による誘惑のあとに生ずる場合である。このとき対象は，「こどもと同じく，母親もエディプス的な親密さを望んでいる」という信念を，こどもと共謀して育んできた可能性がある。この空想が破綻すると，こどもは約束が破られ，その結果自分は不正に扱われただけでなく「裏切られた」と感じる。正義を求める要求が復讐を求める渇望へと変化するのは，まさにこのときであることが多い。「母親は裏切りのなかで，受身的な役割しか果たしていない」とこどもが信じることができるときは，母親はなお愛され欲望の対象となり続ける。しかし「両親はともにこどもへの裏切りの共犯者だ」と見なされると，両親は双方とも憎しみと羨望の対象となる。

　この状況で自己欺瞞は避けがたい。権利感覚は「自分が公正だ」という思い込みに姿を変えやすい。これは苦痛な感情，とくに罪悪感を，第三の対象に投影し，元来の分裂を強化することが必要となるからである。このようにして母

親の裏切りは否認され,「母親は自分のやり方のあやまちを認め,自分との理想化された関係に戻る」という信念が再び作りあげられる。第5章で論じたように,エディプス葛藤を迫害的なかたちで解消しようとする試みはよくみられるもので,不当さに対する不満に根ざした〈こころの退避〉を産み出す,と私は考えている。しかし同時に,この種の解消法と異なるもう一つのシナリオが存在すると思われる。このシナリオもまたよく見られるもので,これにより患者が〈退避所〉から外に出ることができるならば,成長と発達をもたらすであろう。これをエディプス葛藤の抑うつ的解決法と呼ぶことができるであろうが,この方法においても患者は重要な問題と格闘しなければならなくなる。逆説的であるが,この解決法の可能性が生まれるのは,患者が強さを獲得し,両親の権威に反抗し,復讐願望を空想の中で,あるいは現実の関係,とくに転移の中で穏健なかたちで実際の行動にうつすことができるようになったときである。これが可能になるためには,患者は〈こころの退避所〉から外に出て対象への感情に向きあわなければならない。こうしてこの感情は空想を通じても行動上でも明らかになってくるのである。

　もしこどもが強力な父親に打ち負かされず,空想の中で父親と対決することができるようになれば,こどもは自分を裏切った母親をも憎んでいることに気づくようになり,また攻撃は両方の親に対して,とくに両親の間の関係に対して向けられていることに気づくようになる。この攻撃はもっとも悪性の形では羨望に駆り立てられていて,「人生の事実」[訳注4]と表現される,すべてのひととのあいだの違いに向けられている。

　患者が,〈現実感のなさ〉が支配しているこころの退避所から抜け出すことができると,外的現実と心的現実の双方と接触するようになる。患者が空想の持つ心的な現実性を信じることができるなら,空想の中で起きていることにも真剣に取りくむことができるであろう。しばらくの間これらの空想は,実際に起きたこととして体験され,そして夢や空想が［外的］現実において実際に起きたことでない,と知って安心したあとでも,なんらかの気づきが残る。その結果として,患者は自分の願望の現実性について確信を得られるようになる。抑うつ的な感情が破壊的内容を含む夢に引き続くこともあり,そうして患者は,「自分の憎しみの結果として自分の世界全体が破壊された」という主観的な思い込みを真剣に受けとめるようになるかもしれない。たとえ復讐が空想の中で

訳注4) the facts of life：母親の乳房は良いものであること,両親の関係は生産的であること,死を免れがたいこと。(Money-Kyrle, R. 1971. Steiner, J. 1993 も参照。)

遂行されたとしても，その空想は結果を伴うもので，現実の世界の対象関係に影響を与える．個人は，私たちが〈抑うつポジション〉として考察しているものと向き合わなければならない．とくにそれは愛する対象の喪失に直面した状況で生じる．すなわちそれは「自我が良い内在化された対象と十分同一化したときであり，同時に，それでも自分には内在化された迫害的な対象とエスに抗して良い対象を守り，保持することができない，ということに気づくのである」（Klein, M. 1935, p.148）．

　この状況に直面すると，個人のこころは絶望でいっぱいになり，深い抑うつへと引き込まれる．もし現実に向きあい成長を進めていくためには，この抑うつを乗り越えていかなければならない．このような精神的な苦痛に耐えることを可能にするものが何なのか，私たちはよくわかってはいない．しかし，患者が鬱憤に根ざした〈こころの退避〉が示すいき詰まりのかわりに別の道を見出そうとするにつれ，転移関係の中にジレンマが生じるようになる．もし患者が〈こころの退避所〉から抜け出し，現在の心的現実に向きあおうとするならば，空想の中で，「自分は良い対象に対し復讐行為を通じて攻撃し，破壊してきて，そのため自分も対象も荒廃するがままになってきた」ということに気づかざるを得なくなる．それも自分の世界を再建し，償い修復をし，そして許しを求める作業に向きあう前段階に，まず気づかなければならないのである．もしこの方向への動きがあまりにも苦痛で，情緒的な負担が大きいと感じると，患者は万能的な世界の保護の中に戻ろうとするであろう．そうして「理想の対象を所有してコントロールしている」という状況を再び作りあげ，自分の復讐心に満ちた憎しみを偽装するのである．

　私はまず，エディプス状況に陥るといかに憎しみが生じるか，そしてそれが気づかれず表現されなければいかに鬱憤の感情が生じるか，例を挙げて示そうと思う．私の患者D氏は，非常にまれに，しかも短時間でしか有意義なかたちでこころに触れることができなかった（この臨床素材の一部分は，以前の著作『こころの退避』（1993）の第7章に呈示した）．D氏は研究フェローとして生き馬の目を抜くような学術的な環境の中で働いていて，ときに競争は熾烈をきわめた．D氏はいつも華々しく新しい研究を始め，期待され称賛されるのだが，しかしせっかく生まれた前途への望みや高揚感を維持することができず，計画は繰り返し挫折してきたのだった．D氏が大学ではじめて昇進し研究者の雑誌の編集者に選ばれたとき，彼はひどく抑うつ的になった．それで抑うつ症状の再燃を恐れ，主にこれを避けるために分析を求めたのである．事実，D氏の研

究状況は日増しに危ういものとなりつつあった。これは彼が批判に耐えることができず, 上司とたびたび衝突を繰り返すためで, それで怒りに満ちた気持ちが生じるものの, 彼は地位を保つためこの感情を抑えつけなければならなかった。

D氏は自分が競争に巻き込まれていることは否認していた。それは姉に対する嫉妬についても同じであった。姉は大学には進まず結婚し, 赤ん坊を産んでいた。「姉が両親を喜ばせている」ということを彼も認めるが,「自分が研究で成功し, そうして両親が認めるような妻を得れば, 自分が上まわれる」と思っていた。

彼は異なった教室, 異なった国, そして異なった研究分野についてまで異動する計画を立て, それに多大な時間を費やした。空想のなかではこれで同僚や教官に対し勝利を得ることができたが, D氏はそれを復讐的なものでなく, むしろ償い修復するものであると考えていて, 自分の重要性を認めず昇進を妨げているように見える人々への憎しみは否認していた。

ここであるセッションに注目したい。D氏は, 前日に彼の部屋の隣りの部屋で行われたミーティングについて述べ始めた。「それは上級講師の部屋で行われていて, 私は招かれていませんでした。もうこの教室に自分の居場所はない, という事実を思い知らされました。その後上級講師と深刻な話しあいをしました。講師に,『どのようにしたら私が自分自身ともっとうまくつきあえるか』について助言をされました。『あなたは信用を無くすような衝動的な決めかたをしてしまう』と言われました」。患者はそれに従順に応え,「それが正しいのは間違いありません」と同意し,「教室が私にしてくれたことについて感謝します」と表明した。このようにしてD氏は強力な父親像に服従したかのように見えるが, しかし, いつも講師や教室について見くびった言動をとっていることからも明らかであるように,「実際は自分のほうが有能で, 異なった場面で成功するのをしっかり示すまでは口を閉ざしていよう」と考えていたのである。

D氏は興奮しながら, 新たな展望や研究プランについて話し続けたが, あまり自信を持てない様子だった。しかし彼はつけ加え「あなたは私に失望するのではないか, と思います。というのは, あなたはこういうのは悪循環の繰り返しで, 私が『また振り出しに戻ろうとしている』と思っているからです」と話した。「1年以上前, 恋人との関係はだめになっていました。でもまだ彼女に電話をし続けていて, 新しい仕事や新しい恋人のことを彼女に詳しく話しています」。そして「メッセージを残しても, 彼女は電話を返して来ません」と不

満を述べた。「もしかしたら最近自分のマスターベーションのことを話したからでしょうか？　分析の中で話題になったことなんですが」。彼は「ほかの人ならきまりの悪い思いをするようなことについても，分析を利用すれば話せる」ということを羨ましがってもらいたかったのだ，と思われる。しかしそのかわりに彼女は「ムカつくわ」と答えたのだった。

　私はセッションが進む中でいくつかの解釈をした。次のような考えが解釈の中心となった。「あなたにとって耐えがたい状況というのは，ちょうど隣の部屋でミーティングが行われていて，それで，私もあなたから独立した存在であることや，あなたが卑小でのけ者にされていると感じることがある，ということを思い出してしまう，という状況なのでしょう」。私がこころに留めていたのは，もし彼が自分の憎しみと復讐願望に気づき表現することができるなら，彼は私に行っている攻撃に気づき，そうして〈退避所〉から外へと向かう動きとなり，後悔や，私との関係を正そうとする願望に触れることができるようになる可能性がある，ということだった。しかしこの症例では，このような動きはＤ氏のプライドに対してあまりも大きな傷つきとなるため，全くありそうもないことであった。

　患者のとった上級講師に対する反応は，過剰に恭しく従順だった。怒りを否認するだけでなく自分に加えられた批判にも同意した。彼はほどなく解雇されることになっており，それがミーティングに招かれなかった理由である。Ｄ氏はこの事態を，「自分の傲慢さと過剰な野心の両方に対する罰であり，自分の本当の感情を抑制するために学ばねばならない教訓でもある」と思っていた。彼は同様に治療セッション中，私に対して恭しかった。こうして，どちらの場合にも，明らかに自分の怒りが表現されなかった。それがＤ氏は私が暴力で破壊されてしまうと恐れていたので，暴力を抑制しなければならなかったということなのか，あるいは私が激しい復讐をするので，去勢や死を避けるため服従しなければならなくなると確信していたのか，私にはまったく確信が持てなかった。しかしこの結果として，表現されなかった復讐心は鬱憤と不満に変わっていたのである。

　計画が頓挫したとき，患者はひどく裏切られ，不当に扱われ，打ちのめされたと感じたので，「サディスティックで，処罰的で，復讐心に満ちているが，本質的には弱い父親」が同一化の対象となった。このため患者は他者を父親が彼にしたように扱った。患者は「自分になされた不正の報復をしたい」と思っていたが，「自分の憎しみをオープンに表現するだけの強さはない」とも感じ

ていた。その結果，患者は原初的対象に対する野心をあきらめたが，復讐をあきらめたわけではなく，新たな対象に野心と目標を向け直し，それは本質的には変化しないのであった。

　これはＤ氏が新たな計画を模索し，高揚感を持ち続けていたことに明らかに表れており，躁的な性質を持っていた。このときに彼は，万能的で粗野な父親に同一化しているように見えた。家族との関係を正そうとする，償い修復する計画として意図していたにもかかわらず，これらの計画は常に大失敗と挫折に終わると思われ，結局この悪循環を反復せざるを得ないのだった。「あなたは私に失望するのではないか，と思います。私が『また振り出しに戻ろうとしている』と思うでしょうね」と話したとき，彼が気づいていたのはこのことだったのである。

　さて，これを認めるのは恥ずかしいことなのだが，どのようにしてこのような鬱憤に満ちた行きづまりが解消され，エディプス葛藤の抑うつ的な解決法に向かう動きが可能になるのか，呈示するに足る臨床例を見つけられないでいる。したがって例として文学をあげようと思う。しかしこのような実例は記述するのは難しいのであるが，臨床的に存在し，重要なものであると思われる。臨床例では動きは流動的で，患者も分析家もその動きが本物であるのかどうか疑わしい，と思うことも多い。あるときは通常より敵意に満ちて，［分析家を］攻撃した後，患者は私が疲れて具合が悪いことに気づく。そして思っていたより私がきわめて高齢であることに患者が気づいたあと，異なる変化が生じ，鬱憤や羨望が和らぐことがある。

　こういう状態は激しい憎しみの時期の後に続くことが多く，この時期には分析家が残酷に攻撃される。この攻撃に分析家が耐え，患者を強く非難するのではなく，適切に分析できるならば，鬱憤は後悔へと置きかわり，償い修復する動きが始まる可能性が生じる。これは双方の許しの形をとることも多い。患者の側では分析家の失敗や欠点を許す。分析家の側でもこのプロセスを共有し，「心的現実というものは，道徳的で，許しを認めないという性質のものではない。そういう性質を帯びてしまうことも往々にしてあるのだが」という感覚を患者が持てるようにしなければならない。同様に患者による露わな攻撃によって，分析家が罪悪感で麻痺している状態から自由になり，分析家自身を積極的に守ることができるようになることもある。そして今度は患者が後悔し，罪悪感を体験し，優越的態度をあらため，こうして許しに満ちた雰囲気が生じる可能性が現れるのである。

ここまで私が主張してきたことの例として，ロバート・ルイス・スティーブンソンの小説『さらわれたデービッド』(1986)[訳注5]の登場人物，年少のデービッド・バルフォアと，年長のアラン・ブレックの関わりあいを簡単に見ていこうと思う。2人が余儀なくされた，危険で，困難で，苦痛に満ちた旅は，患者と分析家がそれぞれに耐えていかなければならないことと共通するものが多い。掘り下げられているテーマの中でも〈復讐〉という問題が際立っている。2人の主人公の間で口論が繰り広がられる場面が小説のクライマックスをなしていて，「鬱憤がたまることは避けがたい」ということと，「それを乗り越えるには復讐として実際に行動にうつされる必要がある」ということの双方が表現されている。

小説で繰り返されているテーマは，敵対関係にある集団の間に存在する憎しみの暴力であり，このテーマは以下のいずれかのかたちで存在している。スコットランド人とイングランド人，（スコットランド）ハイランド地方人とローランド地方人，ケルト人とサクソン人，長老派教徒とカトリック教徒，そして敵対関係にある氏族，――そして，この小説ではとくにキャンベル家とスチュワート家の関係が顕著な問題となるのである。

小説の一方には，第一人称の語り手，デービッド・バルフォアがいて，ローランド地方のスコットランド人を代表している。彼は公平で理性的であろうとし，また法手続きの正当性と宗教が社会的寛容に与える影響力を信じている。アラン・ブレックは対照的に，情熱的で，誇り高く，国王に対する忠誠心が

訳注5) R.L.スティーブンソン作，坂井晴彦訳『さらわれたデービッド』福音館書店，1972年，一部改訳。

　小説の時代背景は，名誉革命によりスチュワート朝ジェームズ二世が王位を追われ，フランスに逃亡した後の時代で，名誉革命後ジェームズ二世の孫，チャールズ・スチュワートがフランスの支援を受け，王位回復を目指して反乱を起こし，結局敗れてフランスに逃れた直後である。もともとスチュワート家はスコットランド出身でカトリック教徒であったので，スコットランドの多くのケルト系（ゲール語族）氏族も反乱に加わった。この反革命勢力は通称「ジャコバイト」と呼ばれる。彼らは追放されたステュアート朝のジェームズ2世およびその直系男子を正統な国王であるとして，その復位を支持し政権を動揺させた。この反乱が失敗に終わるにつれ，スコットランド氏族はイングランド人の圧迫を受けて次第にハイランド地方に逃れ，ローランド地方は新教徒でイングランド人の支配を受けるようになる。アラン・ブレックはスチュワート氏族に属し，この反乱に加わって活躍しお尋ね者となっている。一方，デービッド・バルフォアはローランド地方に住む成人したばかりの青年であり，イングランド系の領主キャンベル一族を親族としている。デービッドは，父親の遺産の継承のために訪れた伯父にだまされ，誘拐されて船に監禁され，奴隷として売られそうになるが，途中で船に乗りあわせたアラン・ブレックとともに脱出，逃亡し，2人でスコットランドの奥地を越え，デービッドの故郷を目指すことになる。

強く，皮肉屋だが率直な人物である。2人のうちではアランのほうが暴力的で，憎しみに満ちていて，いつも復讐について語っている。デービッドが友人であるキャンベル氏のことを話すと，アランは「その苗字を持つ人間をすべて憎んでいる」と大声を上げた。「キャンベルと名乗るやつなんかには，鉄砲玉ならいざ知らず，ふるまってやるものなんか，なんにもないぞ。そんな名前のやつらは，ひとり残らず，黒ライチョウ black-cocks のように狩り出してやるんだ。おれが死にかかっているとしたって，そんなやつを見かけたら，窓際まで四つんばいではいっていって，一発お見舞いしてやらあ。おれがスチュワート家のひとりだということは，君も知ってのとおりだが，キャンベル一族は長い間，おれと同じ名を名乗る者を苦しめて，力をうばってきたんだ」。

　アランはスチュワート家がこうむったさまざまな迫害について説明する。「スチュワート一族は領地を奪われ，［民族の誇りである］キルトをはくことさえも禁じられた」。アランが復讐話を繰り返すのは，自分の親族に対する愛情と忠誠心に基づいている。この時彼は誇りに満ちて強調する。「やつらにも滅ぼせないものがひとつある。一族のものが長をお慕いする気持ちだ」。私は患者の攻撃が一番こたえると感じるのは，私でなく私の「長」が攻撃されるときだと感じることが多い。「長」，すなわち精神分析，フロイト，クラインである。

　この対立こそが2人の友人の間のあいだの口論の背景であり，本書のクライマックスとなる。ここでデービッドが，鬱憤を基に，自己を正当化する議論を組織的に築き上げていく様子が描かれる。彼はこの議論に取り込まれて自己破壊的な状態に陥ってしまい，初めはそこから抜け出すことができない。非常に感動させられるのは，デービッドがついに自分の憤りと憎しみを表現することができ，そしてそれを表現することで，「自分がアランを必要としている」ということを認めることができるようになるところである。そして今度はアランがそれに応え，口論で自分のほうが言ってしまったことに後悔と自責の念を示すのである。

　デービッドが誘拐されてから，2人はそれまで助け合い，多大な困難と危険を耐えしのいできたのだが，この時点でデービッドは，「友人を見捨てれば自分だけ助かる」という秘密の空想にふけらずにはいられなくなった。このためデービッドは自分が罪深く不誠実だと感じ，アランとともに自分自身をも憎み始めていた。この状態は，アランがデービッドをだましてお金を貸すようにしむけ，そのお金をギャンブルにすってしまった，という事態によって切実となる訳注6)。やはりここにも分析と共通点がある。治療をやめようとする願望は，

行き詰った状況に共通してみられ，また同じく金銭に関する非難，とくに料金について，休みとなったセッションにも支払いがあること，などが鬱憤に火をつけやすいのである。

　デービッドとアランは大変な旅ゆえに疲労がどんどん蓄積してくる。デービッドは黙りこんでしまう。

> 長い間ふたりとも口をきかなかった。ならんだり，あとになったり先になったりしながら，どちらも，こわい顔をして歩いていた。私のほうは，腹だたしい，おごり高ぶった気持ちになり，このふたつの，はげしい，罪深い気持ちをかき立てることで，やっと元気を出していたのだった。アランのほうも腹を立て，同時に恥いっていた。私の金をすってしまったことを恥じ，私がそのことをあんなに悪くとったことに腹をたてていた……こんなおそろしいさすらいの旅をしながらも，私たちは少しもうちとけず，話もろくにしなかった。じつを言えば，私は死ぬかと思うほど，苦しかったのだ。それがいま，私に言えるいちばんいい弁解の言葉だ。だが，その上に，私は生まれつき執念深くて unforgiving disposition，おこるのも遅いかわりに，忘れるのはもっと遅いたちだから，あのときは相手にも自分自身にもいつまでもひどく腹をたてていたのだ^{訳注7)}。

　さらに3日間，アランはほとんど黙っていて，しかし慇懃で，力を貸してくれていたが，デービッドがもう一度，すこしきつい態度をみせると，アランはお金のことについて自分を許してしまったようだった。「もとのように，帽子をななめにかぶり，気取って歩き，口笛を吹き，ひとをばかにしたようなうす笑いを浮かべながら，私をじろっと横目で見たりした」。そしてデービッドをあざ笑い，「ホイッグ党員殿」と呼んだ。それはアランがイングランド王の支持者を指すのに使ったことばであり，こうしてデービッドが疲れを露わにしているのを冷やかしにかかった。デービッドはそれが自分の「身から出たさび」だということはわかっていたが，後悔することはできず，雨にぬれた山で，倒れてのたれ死んでいく空想にひたるようになっていった。

訳注6) デービッドはアランに守られて旅を続けてきたが，目的地が近づくにつれ，アランが「反逆者のお尋ね者」で，しかもフランスまで逃亡しなければならず，また人相書きも出回っていて，一緒につかまると自分も身元不明のまま反逆者として罪を着せられる危険があり，デービッドは「自分ひとりでいるほうが安全だ」と思うようになる。このとき立ち寄ったアランの関わりのある氏族の長の家で，アランはギャンブルにふけり，あげくの果てにデービッドの金銭まで使い込んでしまう。

訳注7) 訳書 p.336, p.343。

たぶん，頭がおかしくなっていたのだろうが，私はそういう空想がだんだん気に入ってきた。こうして荒涼とした土地で，ただひとり，いまわのきわに鷲にとりかこまれて死んでいくのだ，と思うと，誇らしい気持ちになってきた。そうしたらアランはきっと後悔するだろうな，と私は思った。私が死んだら，アランはどんなに私の世話になったかを思い出すだろうし，その思いはアランを激しく責めさいなむにちがいない。アランが私をひやかすたびに，私はひそかにほくそ笑んだ。「ふん！」と私はこころの中で言う。「私のほうには，もっとうまい手があるんですよ。私が倒れて死んだら，そいつががーんと一発，あなたの顔に命中しますからね。ああ，なんてすごい仕返し revenge だろう！　ああ，あんたはさぞ，自分の恩知らずと残酷な仕打ちを後悔するだろうな！」訳注8)

　究極的な復讐として死を理想化するのは分析ではおなじみのテーマであり，そこにはある種の〈現実感のなさ〉がある。というのも，患者は死んでいるとともに，同時に生きていて，「自分自身の葬式に居あわせている」と空想して，復讐の快楽に興じているからである。
　デービッドは続ける。「そうこうするうちにも，私の具合はますます悪くなってきた。横腹のさしこみは，どうにもがまんできないほどになった。とうとうしまいに，もうこれ以上からだを動かせそうもないという気がしてきた。するときゅうに，アランと話をつけ，怒りを思い切り燃え上がらせたうえ，あっというまに私の一生にけりをつけてしまいという気持ちがこみあげてきた」。
　デービッドはアランの無礼な態度を責め，自分もずっとひどい侮辱で仕返しをし，そして国王やキャンベル一族について話すときは礼儀をわきまえるよう求めた。
　「俺はスチュワート家の一員で……」とアランは話し出した。「そう！」と私［デービッド］は言う。「あなたが王族の姓を名乗っていることは知っています。だけど，これだけはおぼえていてもらいたいのですが，王の姓を名乗るひとにはうんざりするほど会ってきましたが，その人たちについて言えることは，そんな姓なんか洗い落としたって，ちっとも悪くはなかろうってことです」。
　どちらもが一族の名前にたいして侮辱を加えている。そしてその「名」に対する忠誠心が問われている。アランはついに言う。「じつになさけないことだ。聞き捨てにできない話というのがあるぞ」。デービッドはまさにこれをねらっ

訳注8) 訳書 p.346-347。

ていて，剣を抜いた。それは，あたかも問題を解決するために暴力に訴えようとしているかのようで，しかも熟達した剣士に対し自分には全く勝ち目がない，ということを十分にわかってやっているのである。

　アランはどなる。「気でも狂ったのか？　おれはきみに向かって刀は抜けないよ，デービッド，そんなことをしたら，本当の人殺しになってしまうからな」。しかし，デービッドにさらに怒りをかき立てられ，ついにアランは剣を抜くが，それをわきに放りだして言う。「いや，いや，……おれにはできん」。デービッドは続ける。

　　この様子を見ると，私の怒りは，最後の一滴まで，からだから抜けてしまった。そのあとの私は，ただ気分が悪く，悲しくて，ぼうっとなって，自分でも自分がわからなくなった。いままで言ったことをひっこめられるなら，何を差し出してもいい，と思った。だが，いったん口に出した言葉を，だれがとりもどせるだろうか？　私はこれまでの，アランの親切と勇気をすべて思いだし，私が不幸な目にあっていた時に，どんなにアランが私の力となり，私を元気づけ，私のわがままをじっとがまんしてくれたかを思い出した。それからこんどは，自分が口に出した侮辱の言葉を思い出し，この勇気にあふれた友を永久に失ってしまったと思った。そう思ったとたんに，私にのしかかっている気分の悪さが倍になった気がし，横腹の痛みは剣のように鋭くなった。その時，ふと一つの考えが浮かんだ。いくら弁解したって，言ってしまったことは，消えはしない。そんなことで，相手にあたえた侮辱をつぐなえやしない。しかし，弁解は無駄だとしても，助けてくれ，と一声叫ぶだけで，アランを私の身近に引きもどせるかもしれない。私は恥も外聞もかなぐり捨てた。「アラン！」と私は呼びかけた。「あなたが助けてくれなけりゃ，私はここで死ぬしかありません。」「もし死んだら，私を許してくれるでしょうね。アラン？　本当は，私はあなたがこころから好きだったんです。私がかんかんにおこっている時でさえね。」

　「わかった，わかった！」アランは叫んだ。「そんなことはもう言うな！　なあ，デービッド」アランはすすり泣いて，言葉をとぎらせた。そしてデービッドを自分によりかからせた。アランはまたすすり泣きそうになった。「デーヴィー，おれはまったく，だめな人間だよ。ものわかりも悪いし，やさしいところもない。きみがまだ若いってことも忘れていたし，歩きながら死にそうになっていたことにも気がつかなかった。デーヴィー，無理かもしれないが，許してくれないか。」

　「ああ，そのことはもう言いっこなしにしましょう」とデービッドは言った。「私たちはどっちも，相手の悪いところを治すなんてことはできないんですからね——それが本当のところですよ！」[訳注9）]

訳注9）訳書p.352-353。

この和解は否認に基づくものではなく，心的現実を受け入れることに基づいている。それもただなされた悪い行いを認めるだけでなく，お互いの違いと依存を受け入れている。償い修復することは許すこととともに始まるが，それは起きたことを信じている，ということが確かなものとなったあとのことなのである。なぜなら，それが〔知っていることではなく〕信じていることであることを十分認めるようになって，はじめてその信じているものを手放すことができるようになるからである（Britton, R. 1995）。
　もちろん，このような成長は常に不安定で，簡単に鬱憤のなかにふたたび戻ってしまいやすい。今述べた場面のすぐあと，アランは保護者的な態度をとりすぎて，デービッドを背中におぶっていこうと申し出た。デービッドは「自分のほうがアランより12インチも高いのに」と彼を怒らせる言いかたで断った。

　「君はそんなに高くないよ，せいぜい1インチか2インチぐらいのところだろう。もっとも，おれが，君の言う背の高い男ってことになるかどうかは何とも言えないけどね。まあおそらく」とアランはつけ加えたが，その声はこっけいなくらいかぼそくなった。「おそらく考えてみりゃ，君の言うほうが正しいんだろうね。そう，1フィートか，手のひらの幅くらいか，いや，もっと違うかもしれないね。」「アラン」とデービッドは大声で言った。「どうして，私にそんなにやさしくしてくれるんですか？　どうして，こんな恩知らずが気にいっているんですか？」「まったくね，おれにもわからないな」とアランは言った。「だって，はっきり言うと，おれがきみを好きだったのは，君がけっしてけんかをしなかったからだよ。――それがどうだ，いまじゃ，前より好きになっているんだぜ！」訳注10)

　スティーブンソンが正しくとらえていると思われるのは，二つの大きな罪――鬱憤にねざしている〈こころの退避〉から出ていくうえで障害となるもの――とは，怒り anger とプライドである，ということである。そしてスティーブンソンがもうひとつ洞察を示しているのは，怒りとプライドは，負担の大きい状況で一定の役割を果たす，ということである。それはちょうどデービッドが説明したように，これらふたつの「激しく罪深い感情」からある限りの強い気持ちを引き出すことができるからである。
　憎しみについては多くの著作があり，それが羨望に根差している場合，成長

訳注10）訳書 p.354。

に対して破壊的な力となる可能性がある，と私たちは認識している。それに対し，プライドについては十分には理解できていないと思われる。[物語の最後に] デービッドが自分の遺産の権利を，悪人のエビニーザ伯父に要求したとき，2人の兄弟，すなわち伯父と父親が同じ女性を愛したことを知る。この競争で，父親は母親を獲得したが貧困生活を送らなければならなくなり，一方伯父は代わりに家族の財産，家名，そして土地を得ることになった。伯父はこれにあさましくしがみつき，デービッドを誘拐して合法的な請求を拒もうとしたのである。エビニーザのアイデンティティ感覚はプライドを頼りにしていて，富，財産，称号を所有していることによっている。デービッドもまた，アランが行った過ちに対し怒りをおぼえたとき，はじめはプライドが強すぎて彼に頼っていることを認められなかったが，このプライドこそが，「屈辱を受けるより自分が死ぬのを見るほうがよい」と決心させたものなのである。

　このような場合，プライドは肛門期的メカニズムに根ざしていると思われ，保持し貯蔵することが，愛される，という感覚の代用となっている。そして肛門内容を保持することが，対象に忠誠を示す行為となっている可能性があり，こうして対象を所有すると同時に保護している，と感じることができる。またこれは依存していること，屈辱を受けること，恥ずかしめをうけることを避ける方法でもありうる。また肛門期的な富を持っていると空想することで，強さを保ち，独立しているという感覚を引き出すことができ，また空想の中で，肛門期的内容物は，内的なペニスを表象するか，あるいは患者を支える脊椎として働き，他者を必要とすることを否認できることがある。この強さの源を失うという脅威は，肛門期的攻撃，去勢の脅し，あるいは強さの剥奪と感じられ，鬱憤はその強さを増すことになる。ときには「生き延びることができるかどうかは，鬱憤とプライドと憎しみが結びつくかどうかによる」と確信することもあるのである。

　何がこのような状態から抜け出す機会となるかを正確に特定することは難しい。おそらく苦痛と疲弊の体験のため，デービッドは，最初は究極の復讐として死を賛美するようになるが，その後この体験により自分が助けを必要としていることを認めるに至った。ここで私が確信するのは，デービッドが怒りを露わにして剣を抜き，アランを攻撃しようとしなければ，解決は生じなかったであろう，ということである。患者が「自分に要求されているのは，不満をあきらめ，従順な同調者となるために服従することだ」と思っていることは多い。それがまったく逆の方向に動くことができるようになり，〈こころの退避所〉

を出て決着をつける勇気をふるえる，つまり復讐によって決着をつけることができるようになるのがどのような要因によるのか，私たちはよくわかっていない。そのためこどもが「両親を破壊してしまう」と確信する場合もあるが，デービッドの現実感覚は侵されていないので，そのような攻撃は自殺行為だとわかっている。この変化はデービッドに生じたある内的なプロセスによるもので，その結果，彼は空想ではなく体験を通じて対象の性質を確かめることができたのだ，と思われる。この変化はまたデービッドとアランの関係に対し影響をもたらした。なぜならこの変化によって年長で強いほうの人間が，自分はこどもと関わっており，したがって自分のほうが思いとどまり姿勢を低くしなければならない，と気づけるようになったからである。

　デービッドとアランは，私たちの患者の多くの特徴であるパーソナリティの障害を患ってはないが，しかし基本的なメカニズムは同じ性質のものであり，このような瞬間は分析の中でも起きると思われ，このとき許しへの動きが，患者，あるいは分析家によって始められるのである。おそらく姿勢を低くしなければならないのは強い側の人間であり，それは露わな攻撃によって可能になるのである。おそらく，アランがデービッドの金銭を盗んだときに生じたような，罪悪感により動きのとれない抑うつ状態から，分析家は抜け出すことができる能力を持っている，ということがもうひとつの要因であろう。こうして長い争いに疲弊して何ものかが放棄され，プライドが手放され，「相互的ではあるが，しかし平等ではない依存関係が含まれている」という心的現実を認められるようになるのだと思われる。ここから許しが生じ，〈こころの退避所〉から抜け出して，2人の関係の現実性に向きあうことが可能になる。先に記述した患者は，デービッドの剣と同等のものを抜き，直接に私を攻撃することができなかった。おそらく彼はプライドが高すぎるか，あるいは「自分が私より強くて，〈退避所〉から出たら私を滅ぼしてしまうだろう」という確信が強すぎたのであろう。この状況には評価しきれない側面が多くある。それで分析作業は困難ではあるが興味深いものともなり，さらなる研究への挑戦へと誘うのである。

第3部
悼み悲しむこと，メランコリー，反復強迫

第8章　悼み悲しむこととメランコリーとの葛藤

　おそらくひとがみな向きあうことが難しい〈人生の事実〉の，その最も中心には〈時の移ろい the passage of time〉がある。この〈時の移ろい〉こそが，対象は失われ，究極的に死は避けられない，という現実を突きつけるからである。ひとは対象が永続し，自らは死なないと空想して現実から自分を守り，こうして現実を否認し，あるいは受け入れるのを先延ばししようとする。この万能的な解決法は，自己愛的なタイプの〈病理的組織化〉によって提供されるが，これにより〈時の移ろい〉という現実は否認される。かようにして，喪失に直面し，〈悼み悲しむこと mourning，悲哀，喪の悲しみ〉に関わる苦痛な感情すべてに向き合わなければならない，という事態は回避されてしまう。

　本章では，一方に喪失に向き合うこと，他方に喪失を否認すること，その双方のあいだに存在する葛藤を探求する。この目的のため，終結に近づきつつある分析から引用した臨床素材を参照する。喪失に関わるこころの中の葛藤は〈道徳性 morality〉と〈現実性 reality〉の葛藤として表現され，そしてまた患者と分析家のあいだの葛藤として外在化される。患者にとって，分析家に向けられた鬱憤を捨てることは，理想の対象をあきらめ，自らの万能感を喪失することに等しい。しかし分析が経過するうちに，患者は自分の不満について徐々に確信をもてなくなり，喪失をめぐる葛藤が意識されるようになり，こうして悼み悲しむことへ向けての変化が現れてくる。

　精神分析における変化により——ふつうの変化によるのと同じように——患者は必然的に新しい，未知の，しかもかなり恐ろしい事態にさらされる。したがって多くの患者が，たとえ苦痛があろうと馴染みのものにしがみついていても驚くに値しない。しかしそれでもなお患者は変化を望み，新しいできごとと新たな成長を渇望し，前進するよう駆り立てられる。その結果，現状に縛りつけようとする保守的な傾向との葛藤に引きこまれる。また変化することは，常に新しいものへの不安に触れると同時に，古いものを放棄することを伴うため，多くの場合に馴染みのものを捨て去ることこそが，分析作業にとって何よりも

困難な部分となるのである。
　私が論じようとしているのは、この［喪失を］悼み悲しむこととメランコリーとの葛藤こそが、人生においても分析においても決定的に重要なものであり、現状がそのまま維持できなくなったときに常に激烈なものとなる、ということである。そしてそれは多くの場合、成長が進み、新たに現実を判断できる能力を患者が得たときに生じる。成長し、統合が進むと現実認識は拡大する。その結果、喪失に関わる葛藤に向き合い、ワークスルーし、理解し始めることが可能となる。この体験は万能感を放棄し、喪失に向き合うことを伴うため、その精神的プロセスには、実際に死別に直面し残されたひとのこころの中で起こるプロセスと共通するものが多い。死別体験と同じく、分析的にこころが変わっていけるかどうかは、喪失という現実に、後悔、自責、罪悪感を伴いながら向き合うことができるかどうかにかかっている。患者が苦痛な結末に耐えることができるなら、悼み悲しむさまざまな段階をワークスルーすることができ、最終的には成長による進歩と、その結果としての豊かさを享受することができるようになる。
　もし現実に向き合うことができないとき——少なくとも当初、喪失が重大で苦痛に満ちているとき——防衛的なプロセスが動員される。その結果、喪失は否認され、メランコリーのほうへと導かれる。私が述べる患者においては、これらの防衛プロセスは多種におよんでいて、躁的な勝利感、強迫的コントロール、そして対象に対しサド‐マゾヒズム的に屈辱を与えることなどを伴っていた。何年もの分析を経て、これらの防衛プロセスはしだいに万能性と毒性を減じていった。しかし万能性と毒性が減じるにつれ、患者は対象に対しなしてきたことに向き合い始めなければならなくなる。こうして患者はフロイトが「悼み悲しむこととメランコリー」（Freud, S. 1917）において記述したのと同様の内的状況に直面する。すなわちダメージを受け、非難に満ちた内的対象が内在化され、具象的な対象として保持され、「自我に影を落とす」。メランコリー的解決法では妥協が形成され、対象は外的世界にはもはや存在しないが内的対象として保たれる。この内的対象はこころの中の世界に所有され、コントロールされ、そして新しい対象に投影される。この新しい対象が、患者のこころの平衡状態について元の対象が保っていたのと同じ役割を果たすのである。
　たいていは不承不承ためらいながらではあるが、私の患者は対象を放棄する方向へと変化し、同時にメランコリー的な妥協をも断念し、現実に向き合い、新しい関係を形成することができるようになった。悲しみの早期段階では、こ

の葛藤は無意識のうちにあり，喪失を否認し，対象を所有し内在化する働きが自動的に生じ，主体的に選択したものとして体験されることはない。後期の段階になり，現実を受け入れることができるようになるにつれ，この選択はあきらかになり，意識的なものとして体験されるようになる。

　〈抑うつ depression〉ということばが混乱を招くのは，悼み悲しむ状態と，悲しみに対して向けられる防衛により生ずる状態と，その双方にこのことばが使われるからである。喪失とそれを悼み悲しむほうへ向かう道のりは，痛みを伴う抑うつ的感情，すなわち罪悪感，後悔，自責，そして償い修復したいという願望を伴う。これらの感情状態をクラインは抑うつポジションと名づけたが（Klein, M. 1952a），それはうつ病に見られる感情とは極めて異なっている。両方の状態が混合しているのが普通であるが，重症のうつ病やメランコリーは喪失に対する防衛によって，したがって抑うつポジションに関連したこれらの感情すべてに対する防衛によって生じる。すなわち臨床的なうつ病患者が苦しんでいるのは主に不安や迫害感であり，不満を抱き続け，躁的，強迫的防衛を用いて喪失を否認しようとするのである。

　この主題について今日の私たちの方向性を導いているのは，フロイト（1917）が〈悼み悲しむこと〉と〈メランコリー〉それぞれについて記述したことがらである。このフロイトの記述は，「すべての葛藤は生と死の欲動の葛藤に深く根ざしている」という後期の公式によってさらに深層に達している（1920）。この公式に対する考え方はさまざまであるが，とくに〈悼み悲しむことをめぐる葛藤〉に非常によくあてはまると思われる。死別の後，生の欲動はゆっくりと回復し，それにより患者は死んだ対象に対する愛着をあきらめ，生きる活動に再び関わることができるようになる。死の欲動を明確に説明することは難しいが，反生命的な力と考えられ，保守的傾向として現れ，対象に執着し続け，その結果メランコリーが進行することになる。

　幸いにして，これら深層の問題は，分析セッションでの，行ったり来たりを繰り返す患者に付き従う私たちの毎日の作業には必ずしも関わらない。にもかかわらずここで私が確信しているのは，生と死の欲動の葛藤は，対象を手放すか所有し続けるかに関わるジレンマとして表れるものと同一のものである，ということである。しかし分析セッションでは，患者は愛されようとする欲求にこころを奪われており，それこそが破局的な不安から自分を守ると確信している。患者は良い対象の愛情を失うことを懸念するようになる。なぜなら空想の中で自分が良い対象にダメージを与えた，ということが確かなものとなるのが

恐ろしいからである。ときに「自分はもはや愛されていない」と感じ，深刻な喪失感が生じることがある——それはあたかも世界が崩壊したかのようである。フロイト（1923）は，この感情がメランコリーにおける死の恐怖と関連があると述べている。メランコリーにおいて「自我は自身が超自我に愛されず，むしろ憎まれ迫害されていると感じ，自身を放棄する。つまり自我にとって，生きることは愛されること——超自我に愛されることなのである」(p.58)。

それに先立ち，フロイト（1917）はメランコリーを愛情喪失について病理的に悼み悲しむかたちとして記述した。

> メランコリーにおいて病気を生み出すきっかけは，ほとんどの場合死別という明白な状況にとどまらず，無視され，放置され，あるいは失望させられるといった状況すべてを含んでいる。この状況は愛情と憎しみという相反する感情を関係にもたらし，あるいはすでに存在しているアンビバレンスを強化する。
>
> (1917, p.251)

これら「無視され，放置され，あるいは失望させられる状況」は，あらゆる重要な人間関係に現れ，人生の，そして分析の日常的体験の一部でもある。愛情の拒絶のひとつひとつが喪失を意味して患者に葛藤をもたらす。そしてこの葛藤が，体験の現実性を認識する能力と自発性の焦点となる。問題の中心は現実を判断する能力にある。実際の死別に関しては，フロイト（1917）は，「リビドーが失われた対象に固着していることを示す記憶と，期待する状況ひとつひとつが，対象はもはや存在しない，という現実の審判を受けることになる」と記述している（p.255）。

患者は「無視され，放置され，あるいは失望させられ」，そして自分がもはや愛されていない，と思うような状況においても，やはり現実を判断しなければならない。ここで判断されるのは「愛情は失われているのか？」という問題であり，「放置され，あるいは失望させられる」という出来事ひとつひとつが詳しく検討され，同様に「現実の審判」にゆだねられることになる。その選択により，愛情喪失について向きあい，現実にみあうレベルで認めることができるかどうかが決まる。なぜならそれには罪悪感の痛みがふさわしい程度だけ必要であり，それとともに自己と対象双方の理想化を失うことも必要となるからである。この状況で現実判断が非常に難しくなると思われる理由のひとつとして，外的対象がなお存在し，生きていて，なお愛情を与える可能性がある，という事実がある。患者は内的対象を外的対象に投影することができるので，そ

の結果喪失をなかったことにして，悼み悲しむ必要がないまま［対象を］理想化し続けたい，という希望を保ち続けることが可能になる。

　私が論じようとするのは，喪失体験は分析を通じ，さまざまな源泉から生じるということである——それはセッションとセッションのあいだ，休暇，そして分析の終了といった，患者が分析家の実際の不在に向き合わねばならないときに生じることもあるが，患者が「無視され，放置され，失望させられる」と感じるときに生じることが多い。あるいは患者が成長し，「自分は十分に強くなり，現状を脅かす脅威の中を生き延びることができる」と信じられるようになり，変化に向かって進んでいこうとすることもある。

　喪失に際して患者に生じる感情に，「なにかを選択している」という感覚が必ずしも含まれないのは，不安が悲しみに先立つ傾向があるためである。そうなると自己愛的防衛が功を奏し，喪失を同一視に置き換えるので，現実感覚が増して自己愛的なありかたに取って変わり始めるまで，喪失は認識されなくなる。にもかかわらず，思うに喪失体験は分析セッション中の関わりあいの中に認めることができ，それとともに患者の応答が変化していくのを観察できる。例えばレイ（Rey, H. 1994 私信，またRey, H. 1994 参照）は，解釈が患者に理解されるときのように，有意義な分析的接触が生じるときには，その接触はある分量の喪失感と，したがってある分量の抑うつをもたらす，と論じた。新しい何かを理解するためには，患者がそれまで信じてきたことを放棄する必要があり，空想ではこれは具象的な対象を失うこととして体験される。この体験には必ずなにがしかの「無視され，放置され，失望させられる」という体験が含まれており，そのため患者は葛藤に直面することになる。この状況で，患者が「何かを受け入れ，何を否認するか」で苦悩するのは一般的に見られることである。何かを受けいれることは，小さなあきらめと小さな悲しみを伴い，他方何かを否認するということは，喪失を否認する早期の防衛メカニズムを再び利用するとともに，具象的な内的対象に依存する方向に後戻りすることを伴っている。

　私はこの種の葛藤を，ある患者の臨床素材において見ていこうと思う。その患者は初期にはさまざまなかたちで喪失を否認していた。分析的作業の結果として，結局患者は喪失を受け入れ，必然的にその後訪れる喪の悲しみをワークスルーするところまで近づいた。患者が利用した防衛メカニズムは患者独自のものではあるが，あるパターンが現れており，それはいたってありふれたものであると思われる。第1に，現実判断を伴う葛藤を道徳的なものへと変えてし

まう傾向がある。患者は「何が起こったのか？」という現実を詳しく見ようとするよりも，内在化された対象に対する不満を表明する。「無視され，放置され，失望させられた」という感情をひき起こすできごとは「不正であり起きてはならなかったこと」であるがゆえに，あたかも「起きなかったこと」であるかのようにしてしまう。そして分析家に期待されるのはこの判断を確証することである。そしてもし分析家がそうしなかった場合には，不満は分析家に向けられたのである。

　これを，現実についての自我による判断が，道徳性に関する超自我による判断に置き換わっていた，と述べてもよいであろう（Britton, R. 2003）。そして「何が起きたか？」という問題は，「何が起きるべきであったか？」という問題にすりかわる。このすりかわりによって，不満が罪悪感より重要となり，不安が抑うつ的感情よりも重要となる。

　現実に対する防衛すべてにおいて生じたと思われるのは，失うことをめぐるこころのなかの葛藤が，患者と分析家のあいだの対人関係の葛藤に変容してしまったということである。多くの場合患者は分析家を道徳的判断に引きこもうとしていて，何が正しく何が間違っているかについての戦いを創り出す。分析家として，私は戦いに加わるのに抵抗し難いことが多く，何が起こったかという現実を見るのを避けようとする共謀にまきこまれてしまっていた。

　この種の現実を避けるための共謀とは，分析家の側である種の〈役割を演じてしまうこと enactment〉である。私には留まるのが難しいことが多かったが，思うに分析設定の中立性を傷つけ，分析作業を危うくするものである。最近の研究では，このように〈役割を演じてしまうこと〉で，分析家が患者の防衛システムのなかである役割を果たすありさまが詳しく研究されており，患者が対象に関わる習慣的なありかたについて，以前より理解が得られるようになっている。例えばサンドラーは（Sandler, J. 1976a, 1976b）〈役割を演じてしまう〉のは，自己と対象のあいだのこころのなかの関係が，分析家との関係で〈**現実化する[外化する] actualised**〉ことにより生ずる，という見解を示している。分析家は内的対象の役割を演ずるよう刺激され，**乳児期の役割関係を演ずる**ことになるのである。

　患者が分析家を利用し，「こころの平衡状態」を確立してこころの変化に抵抗する様相をジョゼフ（Joseph, B. 1981, 1983）は記述したが，これは本章で採用しているアプローチにとって特別な重要性を持っている。ジョゼフとそのほかの分析家（例えばフェルドマン Feldman, M. 1994, 1997）は，どのようにし

て分析家が，〈役割を演じてしまう〉ことで患者の空想の中でのある役割を果たすことになるか，そしてその結果どのように患者の防衛システムの一部として利用されてしまうかを描いている．

臨床素材

　A氏の分析は終結に近づいていたが，それは長期にわたる，困難が多いものであった．長年にわたりセッションは特定のパターンを示していて，A氏は最初理解を示し，彼のこころに触れることができる瞬間があり，それが洞察を示しているように思えることもあるのだが，しかしこれは単純な分析家が聴きたがりそうな内容のカリカチュアであることが多かった．そして患者は私のコメントを待つが，受け入れることができるのは，ほめるか，非難するかのどちらかだけであった．患者は，たいていはきわめてこどもっぽい態度で，ほめられることを求めているのは明らかであったが，重要なのは「分析家が道徳的判断をくだし，一方の立場をとるべきだ」ということであった．通常私が無条件に患者を支持すれば，彼は「自分が訴えた不正を正すことができる」と感じるのだが，私が道徳的理由によって患者を批判するようにしむけられたときにも，同様に満足するのだった．したがって，私が中立性を保とうとし，道徳ではなく現実を見ようと試みると，ほとんど必ず患者は私が話したこと，あるいは話さなかったことについて激しい怒りを示した．不満の大部分は不正についてと，それについて私に求める支持が得られないことで，そうすると「理解されない」と憤慨し，鬱憤をためるのだった．

　このような体験が反復された結果，徐々に対決姿勢はおさまり，とくに1年後の終結日を決めた後には静かな雰囲気が広がった．A氏はあまり憤慨しなくなり，前より思慮深くなったが，しかしなお自分の知性を利用することや，あるいは周囲で何が起きているかを観察することは難しいと思うのだった．おおむねこころの変化に対する反応は，もはやパニック的なものではなくなっていた．そして私が要求にこたえないとき，「絶望しています．生命線をあなたは絶ってしまったので，築いてきたあらゆるものがだめになります」と不満を述べたとしても，以前ほどの説得力はなくなってきていた．彼が話す内容はすでにそれほど破局的なものではなくなっていたが，しかしなお，悲惨な孤立や放置されるイメージを持ち続けていたため，「破局を避けるために，あらゆる努力をしなければならない」と感じるのだった．長期にわたり，抑うつ感情，罪

悪感、あるいは喪失に関わるどのような面についても、その感情に触れることができるのは短い時間に限られた。しかし、「毎朝セッションに来なくなるというのはどういう感じなんだろう？」と話したとき、なにがしかの寂しさがはっきりと表れていた。

A氏はいつも分析に休みがあると孤立や不安を予想してつらいと感じていた。以前には、分析の休みを乗り切るため、忙しくしようとして自分自身も休みをとったり出張を入れたりして、私のとった休みを延長することが多かった。分析にもうすぐ終結が来ることを認識し始めたこの数カ月のあいだ出張はずっと少なくなったが、終結日の前の約2カ月前、彼はドイツで開かれるビジネス会議での講演の招待を引き受けた。そのため通常の金曜のセッションを休まなければならなくなった。

第1のセッション

出張の直前の木曜のセッションで、A氏は「つらい状況だ」という話を述べ始めた。「息子のBに、仕事の欠員について同僚から情報をもらって伝えたら、Bの役にたつんじゃないか、という考えが浮かびました。それで結構骨を折ったのですが、悲惨な結果になってしまいました。Bに喜ばれると思ったら、逆に自立を邪魔し、踏みにじったと非難されたのです」。A氏は「もう終わりです」と話し、繰り返した。「大変な失敗をしてしまいました。自分の考えが間違っていたんです。頭の中の配線がおかしいんです。もう救いようがありません」。

患者はさらに続けて言った。「こういうことになるのは、最近の何週か、自己満足に陥った罰 revenge に違いありません。自分はよくなってきていると思えたんです。ものごとはうまくいっていると思ったのですけど、それは見せかけだったんです」。「だって、仕事では取締役会でもうまくいったみたいでしたし、妻との関係もよくなっています。週末は妻と一緒に庭でリラックスして過ごしたのに。庭の石のテラスや花壇や噴水に手入れして、それを眺めて満足でしたし、みなうまくいったように見えたのに」。A氏は、「またみんなやり直さなければならないし、妻との関係ももう一度やり直さないといけないと思います」。そして「私は支えを失って、すべてはだめになるんです」と繰り返した。

しかし、A氏の主張には、以前この種の話に見られたのと同じような思い込みは見られなかった。むしろ、いかに彼が認められたい想いにとらわれているか、いかに現実を判断するのが難しいかを伝えてきた。さらにA氏は「息子

の非難に直面して，なぜ自分がこうも簡単に絶望するのだろう？」と自分自身に問いかけていることにも気づいている。実際Ａ氏は，息子の非難は必ずしも正しくないと思っていたのである。これまでそういったことが正しいことであるかのように謝罪してきたのだが，しかし今はそこまで思いこんではいないのである。

　私は，患者が述べた「悲惨」な状況を，翌日ドイツへ出張しようとしていることに対する不安と結びつけ，「その出張で，今まで私たちが成し遂げてきた分析的作業がだめになる，と私に言わせようとしているのでしょう」と解釈した。私はＡ氏に伝えた。「あなたは私がその出張を認めないと思っていて，それで悲惨なことになると思っています。それが恐ろしいので，自分はだめになっていて，私との作業もまだだめになってしまった，と話しています。そうして私が分析作業を守ろうとするかどうか，金曜のセッションを休んだら悲惨なことになる，という話に同意しないかどうか，確かめたいのでしょう。たとえそれがつらいことであったとしても」。私はさらに付け加えた。「あなたは，私たちが分析的作業を十分満足にこなしてきたとはっきり感じています。でも，それで自分が望む十分理想的な状況が生まれているか，については実際に確信できないのでしょう。もし理想的状況であれば現実から自分を守れるわけですが」。私は，「あなたが空想の中で作り出した分析家の理想像も，悲惨なこととして話したすべてはだめになるという話も，どちらも現実的ではないのです」と解釈した。

　Ａ氏はじっと聴いていたが，「やっぱり悲惨な状況は現実のものです」と話し続けた。「妻と一緒にいたとき自分には家族があり，家があり，一人ではないと思いましたが，今はすべてを失ってしまいました」。

次のセッション

　週末をドイツで過ごしたあと，月曜日に戻ってきたときＡ氏の気分は変わっていた。Ａ氏は「前のセッションのあといろんなことがありました」と話した。「まず，息子のＢから長いＥメールを受け取りました。それには謝罪が含まれていてＢの気持ちや今後のプランが率直に書いてありました。Ｂが鬱憤をつのらせたのは，ある部分は，私のおばに向けられた鬱憤が私に向かったものでした。というのは，Ｂはおばについて不満を漏らしていて，おばは支配的で，金を与えておいて，それがどう使われたかを知りたがるというのです」。

　患者は言った。「驚いたのは，私はおばに暖かい気持ちしか感じていなかっ

たからです。おばは父に対していつも私の味方でしたし，こどものころにはよくキャンプに連れて行ってくれたのです。私はいつも，なぜ父ではなくておばがそのような外出に連れて行ってくれるのか不思議でした」。そして続けた。「ノルマンディー上陸作戦についてのドキュメンタリーを見て（前の週は上陸作戦の60周年にあたっていた），父のことが以前より理解できたと感じますし，その痛みと苦しみを想うようになりました。父はノルマンディーに上陸して，北フランスからドイツへと向かって戦い続けたのです。自分はやっとなぜ父親がキャンプに行きたがらなかったかがわかりました。でも戦争が私たちのあいだに壁を作ってしまったと感じています」。

私は「あなたの今日の気分と，先週の木曜のセッション，つまりドイツに出張する前に感じていた気分とはっきり違いますね。前のセッションでは，世界が音を立ててだめになりかけていました」と指摘した。「あなたが私と関係をよくしたので，——おそらくその理由のひとつは，私が木曜日に態度を崩さなかったことだと思いますが——あなたはお父さんを以前より理解できるようになったのだと思います」。

A氏は「ドイツについて思いついたことがあります」と答え，私にA氏の家族の中の緊張関係の一部は両親のあいだにあることを思いださせた。A氏の母親はドイツをほめそやしていたが，父親は戦争でのつらい体験からドイツ的なものすべてに反感を持っていて，フランス人を理想化していたのだった。A氏は，「前の週の金曜日にドイツで講演をしたとき，ドイツ人は私の仕事に感銘を受けていて，それに自分が興奮していることに気づきました」と話した。「これも父と関係があるのでしょうか？」。

私は，次のように伝えた。「お父さんと同じく私にも——そして同じく精神分析にも——第二次世界大戦に関わる歴史があるのだろう，と思っているのでしょう。そしてドイツにあなたが心酔しすぎれば，結果として，お父さんと同じく私も傷つくだろうと思って恐ろしいのです」。するとA氏は「精神分析は起源はドイツ人だと思ってきましたが，実際はオーストリア人でユダヤ人によるものだと気づきました」と言った。「私自身はフランスで幸せだったことはありません。むしろずっとハイデルベルクで学びたかったのです」。

A氏はある特別な日のことを思い出した。「フランスとの国境に近いドイツのカフェに座っていました。おいしい食事をしてワインを飲みました。そして企画しているベンチャービジネスについてメモを書いていました。書いていたのは個人的な発表原稿として考えているものでした。長くて複雑なものでした

が，考えはよどみなく湧き上がってきていました。でももし今見たとしたらその考えに確信がもてないでしょう。ナンセンスと思うかもしれません」。

　沈黙の後，患者は付け加えて言った。「父に支配されていると思えて，それが腹立たしいです。でもドキュメンタリー番組を見たときには，出演者がノルマンディーに行くのはこれが最後になるだろう，と語るのに心を動かされました。退役軍人には次の機会はないだろう，と」。

　私は，「今，あなたは分析の終結について前よりも自覚しています。私がもうここにいなくなる時間がくる，ということとつながりがあるのでしょう」と解釈した。「このことで葛藤が起きています。あなたは私を，支配的で，私の権威に服従するよう要求する，と見る傾向があるようです。そして，もしあなたが反抗したら，あなたは自分が非常に強いと感じているので，ひどいことになると考えています」と伝えた。患者は言った。「そうです。そういうのは躁病的なたぐいの自由で危険なものです。それがファシズムや権力と関係があるということはわかっています」。彼は言った。「年をとるにつれて，父は，ある世代が次の世代に資産を渡したとき，自分はそこにはいないし，どう使われるかもわからない，ということに気づいたみたいです」。

　私は次のように伝えた。「あなたはドイツに出張して，週末を延ばしたことを後悔していることに，前より気づいています。そしておそらく私を傷つけたと感じているけれど，でも前ほど自分の行動や空想で，愛情を破局的な形で失って，すべてがだめになると思いこんでいるわけではないのでしょう。今はお父さんの年齢も，そして分析の終了も前よりも自覚していますが，そのときには自分が得たものをどう使うか，私がそこにいて見ることはないわけです」。

　A氏は「父は私の成功を喜ばず，すぐに脅威を感じます」と話した。「父は，庭の植物が育つことでさえ脅威を感じます。植物はその場にいなければならないわけです」——そして植物と同じく，A氏はいつも父親が「身の丈を思い知らせようとしている」と感じてきたのである。

　私は解釈した。「今は，私といて前より安全だと感じています。あなたと私は，ドイツでの三日間の週末を無事通り抜けることができたと思っています。あなたが強力なファシズム的な考えかたと結びついて，分析を攻撃し勝利する方向に誘惑されていたにもかかわらずです」。しかしA氏は自分がふつうに育ち，成長できるかに確信がもてないでいた。患者は自分がうまくやれること，とくに自分が私よりも成功するようになることを，私が見るのに耐えられるのかについて，なお不確かなままであると思われた。彼は「私には数多くの有望

なビジネスの企画があります。でもそれが現実的なのか，ただ興奮しておかしくなっているだけなのか判断が難しいです」と話した。私は「あなたは万能感が刺激されやすいので，自分が達成したことを判断するのは難しいと感じてしまうし，それは私が達成したことについても同じなのでしょう」と伝えた。

考　察

　直近の数カ月間のセッションで，患者は思慮深さを示している。それは分析の終結を自覚することとつながりがあり，また人生における自分の状況を，以前より現実的に評価できるようになったことと関係していたと思われる。差し迫った終結は早期の喪失体験を呼び覚まし，この体験のある部分が卑小さや弱さの感覚を引き起こすため，患者はとくにそのことに敏感になっていた。そして自分が卑小だと感じると屈辱を受けたと感じ，おおむね万能的な解決法に訴え，対象に勝利して卑小感を反転させようとした。そのため私が休みを取ろうとするときも，あるいは私が休みを取った後も——復讐として——分析を休む，という行動にでることが多かった。直近の数カ月では患者はそのようなことはなくなっていて，痛みと犠牲を払いながらも，何とか私と接触を保とうとしていたし，またセッションの価値を認めるようになっていた。ドイツへの出張は，暴君的な父親と見なす人物，すなわち自分に卑小さという屈辱を与えて脅威を与える人物に対し，反抗する必要を感じていたからだと思われる。そして患者は金曜のセッションを休むと決め，放置されるという体験を反転させ，私を患者を待つ状態に放置しようとした。かくして自分が私に優越し勝利しているということをはっきりさせてしまい，私との関係にダメージを与えてしまったのでは，と恐ろしくなったのである。

　A氏が体験できないと感じていたのは，まさに〈喪失〉であった。それも部分的には金曜日のセッション自体の喪失であるが，基本的には愛情の喪失であり，私が認めないことで愛情喪失が生ずるのではないか，と恐れたのである。患者は自分が傷つかず，また私との関係も傷つかない程度であっても，罪悪感を受け入れることができなかった。その代わりに自分の状況を，あたかも自分の世界がだめになったかのように語り続けた。そうして，お互いの非難と鬱憤で結びついている，だめになった内的対象と同一化していたと思われる。この時には，分析のこの段階でセッションを休むことで生ずる不快感に耐えられるような自由な考え方をしてよいとはあまり思えないのだった。むしろ患者は具象的な内的対象との同一化に頼り，そうしてメランコリー状態に戻ろうとしていた。

セッションを占めていた患者の自己非難は,「悼み悲しむこととメランコリー」に描かれたものと同じ性質のものであり,フロイト (1917) はそれが内的対象に向けられたものであると指摘している。A氏は分析作業を通じて内的な強さを築いてきたと感じており,それは職場や妻との関係が改善した,というかたちで現れている。しかしそれと同時に,「自分は父親が築こうとしてきたものすべてを破壊できる万能的な息子である」という空想もまた存在している。患者は原始的な世界に頼っており,そこでは因果応報主義を旨とする道徳的処罰的水準で動く人間たちが群がっている。そのため私は,彼との作業でこの人間たちの力の勢いに逆らえない,と感じずにはいられなかった。

しかし,彼の自己非難は強さを欠いてきていて,「あまりにも簡単に,自分が間違っていた,と息子に認めてしまったのではないか」と考えていることまで語ったのである。それで患者が私について持っているイメージは,「自分の罪悪感も怒りも苦しみも見えているが,それをあくまでふさわしい程度にとどめ,過剰反応しない人間である」というものだと私は考えるようになった。

第2のセッションでもある程度防衛的な態度は残っているが,しかしA氏は前より内省的で,考えを伝えることができている。この考えによって自分の分析家に対する反応の仕方を理解でき,それが息子が自分にとる態度,そして自分が父親に対する態度と似通っていることがわかる。ノルマンディー上陸作戦のドキュメンタリーを見て,A氏は,父親のことが理解できるという感情に触れた。そして父親について共感的に理解できるようになると,父親に対する鬱憤は薄れていった――例えば,父親がキャンプに連れていってくれなかったことなどについてである。ビジネスのプレゼンテーションで自分の考えがドイツ人の聴衆にほめられたときには,A氏はフランスとドイツの国境付近のカフェで発表原稿を書いていたことを思い出した。そして,自由と権力を持つ感覚を得たことを,分析から逃れたことと関連づけて理解した。分析は自分を縛りつけ,「身の丈を知らしめようとしている」と感じていたのである。

患者は喪失を認め,悼み悲しむ方向に踏み出そうとしており,こうしてメランコリー的対象との同一化にとらわれなくなっていると感じていると私には思われる。しかし同じ葛藤は繰り返されていて,「分析を喪失するという現実を受け入れるか? 否認するか?」の間で患者は揺れ動いていた。分析が終わってしまえば,A氏は支配され,「身の丈を知らされる」思いをしなくなり,自分の判断で思うままに親譲りの能力を発揮できると思っている。しかしA氏はまた,「空想の中で行う自分の抗議は暴力的なもので,強力なファシスト

同盟を組んでしまっている」ということも自覚するようになっている。この同盟は「それを利用して，分析家や父親が象徴するものを破壊することができる」と思っていたものである。悼み悲しむ作業をワークスルーするということは，こういった空想に関連して生じる罪悪感と恥の感覚に気づくことを伴うであろう。A氏を悩ませたのは，本当は金曜のセッションを失うことではなく，むしろ権力的な力に強さを求めていることに気づいたこと，その力を実は認めてもいないが，分析を失う状況が差し迫る中で，自分がちっぽけで苦しんでいる，という感覚を反転させるのに役立てている，ということを自覚したことにあったのである。

　患者は私との葛藤についての後悔の念に触れていたと思われる。この葛藤を患者はある種の権力闘争と見なしており，自分自身の息子と同じく自分ももっと率直になって私と和解することができれば，と願っていたのである。しかし和解が生じるとA氏はもっと終結について自覚することになった。最近A氏は私の年齢，父親の年齢，そして自分の分析が終了した後，私が引退する可能性について話すようになった。私がもうそこにはいなくなり，自分が分析をどう利用しているかを監視しなくなることで，彼は自由になると感じるが，同時に私に対して権力を振るうことも放棄しなければならなくなることには気が進まなかった。なぜならそれは喪失に対する自己愛的な防衛をも放棄することになるからである。セッションの終わりでは，自分の創造的な仕事についても彼とともにした私の作業についても，どちらも「現実の審判」にさらそうとすると，A氏は判断をすることが難しい，という問題に再びはまっていったのである。

悼み悲しむことにおける選択と葛藤

　患者が直面している選択は，死別されたひとが直面する選択と同様で，失った対象をあきらめるか，保持し続けるかをめぐる痛みを伴う葛藤を含んでいると思われる。正常の悼み悲しむプロセスにおいても，早期の段階では喪失体験を否認しようと試みるが，主体が悲しみの後期段階に進んでいくためにはこの否認は乗り越えられなければならない。こうして喪失という現実に直面することになるのである（Bowlby, J. 1980; Lindemann, E. 1944; Parkes, C.M. 1972）。

　早期段階では，患者は対象を所有し保持し続けようとして喪失を否認しようとする。そのひとつの方法が対象と同一化することである。患者は，失った人物につながるもの以外あらゆる関心を放棄する。こうしてこころ全体を対象が

占めるようにして分離を否認し，主体と対象の運命が分かちがたく結びついていると確信する。対象と同一化しているので，悼み悲しむ者は，対象が死ねば自分もまたともに死ぬと信じる。逆に，もし悼み悲しむ者が生き延びなければならないとすれば，対象喪失の現実は否認されなければならない。悼み悲しむプロセスはこの第1段階で停滞してしまうことが多く，このとき防衛が動員され，メランコリーに至る。実に，メランコリーは失敗した悲しみと理解することができる。

　患者は現実感覚によって対象喪失に直面できるようになると，葛藤が意識されるようになるが，他方では対照的に，患者は望んで対象が生き続けているという幻想を作り出す。メランコリー的解決法によって妥協が形成され，それまで平衡状態が維持されていたが，もはや患者は満足しなくなり，人生に再び関わり，成長を進めたいという望みを自覚し始める。

　この種の葛藤をクラインはA夫人と呼ぶ患者の例で生き生きと記述している (1940/1975, p.355)。(実はA夫人はクライン自身であって，息子が登山中の事故で死去したことに衝撃を受けている (Grosskurth, P. 1986)。)息子の急死の後，A夫人は手紙を整理し始め，息子の手紙をとっておき，ほかの人からの手紙を捨ててしまう。クラインは，A夫人は無意識に息子を復活させ，安全に保ち，悪い対象や悪い感情と思われるものを投げ捨ててしまおうとしたのだと語っている。最初，A夫人はあまり泣くことはなく，また涙はその後に比べると安らぎをもたらさなかった。自分は麻痺し，こころが閉じてしまったと感じ，また夢を見なくなった。それはあたかもA夫人が喪失の現実を否認していて，夢によって現実に触れることになるのを恐れているかのようであった。

　やがてA夫人はある母親とその息子の夢を見た。母親は黒い服を着ていたので，息子がすでに死んだか，死にかけているということがわかった。この夢で，A夫人は喪失感についての現実だけでなく，ほかの多くの感情の現実に触れることになった。これらの感情は夢についての連想によって明らかになったもので，息子に対する競争心が含まれていた。息子は小児期に亡くした兄を象徴していた。そしてそのほかにもさまざまな原始的感情があり，ワークスルーしなければならなかった。

　そののち，A夫人は別の夢を見た。夢の中で彼女は息子と宙を飛んでいて，息子はいなくなった。A夫人はこれを息子の死，すなわち息子はおぼれた，ということを意味するのだと感じた。A夫人は自分もまたおぼれようとしていると感じたが，しかし努力して危険を逃れ，命ある世界に戻ってきた。連想が示

しているのは，自分は息子とともに死なず，生き残ろうと決心したことだった。夢では生きているのはよいことだと感じていて，喪失を受け入れたことを示している。悲しさと罪悪感をやはり体験していたが，以前ほどパニックにならなかった。なぜなら以前のように，息子の死の必然的な結果として自分自身が死ぬことになるとは確信しなくなっていたからである。

　こうしてA夫人は死から自分を引き離し，生へと向かったが，自分自身と亡くした息子との分離という苦痛に満ちた結果に苦しまなければならなくなった。ここから理解できるのは，喪失の現実を認める能力により自己と対象を区別することができるようになるが，この能力こそが悼み悲しむ作業を進めていけるかどうかを左右する決定的な要因となるということである。このなかには対象をコントロールすることをあきらめる作業も含まれ，対象を保持し，現実を否認する早期の傾向を反転しなければならないことを示している。個人は対象を所有し，保持し，守ることができないことに向きあわなければならない。こうしてこころの現実は自分の愛と修復への願望も，対象を保ち続けるには不十分である，という気づきを伴うようになる。すると孤独，絶望，そして罪の意識を感じつつ，対象が死んでいくことを受け入れなければならなくなるのである。

　これらのプロセスは，強烈なこころの痛みと葛藤をともなっており，このような葛藤をワークスルーし，解決することこそが悼み悲しむという機能の一部である。分析では，中断によって分析的セッティングが脅かされるときにこの問題が重大なものとなる。私が述べた患者では，分析の終結が近づいてくるにつれ，この問題が意識に上りやすくなった。分析家を失うことが差し迫ってきて，現状を維持しようとするA氏の願望が目立つようになった。このとき分析家は防衛組織を維持するのに利用されやすい。しかし同時に現実感覚が育ち——そして差し迫った喪失によってそれが際立ってくるため——患者は分析家をもうすぐ利用できなくなることを自覚するようになるため，自分がもっている能力を用いて，喪失を予想し，悼み悲しむことができるようになるのである。

喪失を回避する方法としての不満

　「悼み悲しむこととメランコリー」(1917)でフロイトが行った多くのめざましい観察のひとつは，メランコリー患者の自己非難に関わるものである。フロイトは，この自己非難は実は患者が同一化している内的対象に対する非難であ

ろう，と述べている．この現象は抑うつ患者の重要な特徴であり，患者は鬱憤を抱き続けていて，これが内的対象とのつながりをもたらしている．不満の中心にあるのは，母親によって患者に与えられた自己愛的傷つきであることが多く，自己愛的に完璧な状態を約束される，と思っていたのに母親はこの約束を果たさなかった，というものである．この不当なものに対する不満を覆すのは希望であり，この希望は，「理想的な対象が存在し，やがてこの対象が不正を覆し，完璧な状態を実現するという約束を果たすだろう」ということを一貫して信じることで生まれる．この対象に対しては——鬱憤を向けられた対象であっても，理想的な対象であっても——現実的感覚を持つことはとくに難しいと思われる．この両方の対象は，すぐに同じ対象であるとみなされ，鬱憤を向けられた対象は，過ちを認め，変化することを受けいれて，理想的な対象となればよいのである．

ブリトンは，「不満を向けられた内在化された対象像は，悪い対象ではなく，むしろ，良い対象が悪くふるまっていると見なされる」と指摘している（2003）．分析状況では，鬱憤も希望も分析家に投影され，希望を満たして鬱憤を晴らすようプレッシャーをかけられる．

この葛藤では，闘争は現実性と道徳性のあいだに生じる．なぜなら患者が正当な解決法と考えるものは，現実的な解決法と見られるものと葛藤を起こすからである．中心となる問題は，理想的な対象と，それが生み出す理想的な自己が失われる，ということである．理想的な対象が，不快な感情，とくに迫害感，失敗感，屈辱感，罪悪感などをすべて取り去ってくれることを強く求めるのは，乳房に対する早期の関係をなす重要な要素である．クラインは次のように記している（1957）．

> 乳児が尽きることのない，常に存在している乳房を求めるのは，決して食物を求めたり，リビドー的な願望だけに由来するのではない．最も早期の段階においてさえ，母親の変わらない愛情の証しを強く求めるのは，根本的には不安に根ざしている．生と死の欲動の闘争と，それにより自己と対象が破壊的衝動によって無と化してしまう恐れは，乳児の母親に対する最初の関係をなす根本要因である．なぜならば，乳児の願望が意味するのは，乳房によって，そしてやがて母親によって，これらの破壊的衝動と迫害的不安の苦痛をとり除いてもらわなければならない，ということだからである．

(pp.179-180)

このような魔術的な苦痛の解消を分析家が与えない，ということこそがA氏の鬱憤を増幅している。そしてこのような魔術的な苦痛の解消を与えられる可能性が続いているからこそ，A氏は希望を抱き続け，喪失という現実に向き合うことを避け続けることができると信じる。そしてこのプロセスの中で，A氏は自分の万能感の喪失と折り合いをつけることを避け続けることもできたのである。

結　論

　私は第1のセッションで，A氏がどのようにして私に圧力をかけ，「自分の世界がだめになった」ということについて同意を得ようとしたかを記述した。その行動はまるで通常の良い関係，つまり罪悪感と失望に耐え，無事でいられる関係が発展しなくなったかのようである。A氏は，分析で私と発展させてきた肯定的な関係を失ってしまったと感じ，今の状態の現実にも，かつて掲げた理想化され，明らかに実現不可能な空想の現実性にも向き合うことができなかった。これらの空想は，私が彼の苦痛や罪悪感をすべて取り去り，愛され守られていると感じられる理想の状態を回復する，という信念と結びついていた。A氏は明らかに苦しみ，失望していたが，しかしA氏がすっかり自分自身のプロパガンダを信じきっているとも思えなかった。そしてA氏は「分析家がA氏についても，自分たちの分析作業についても信頼を保ち続けているかどうか？」について知りたい，ということに気づいていたと思われる。
　しかしこの第1のセッションで，患者は自分の万能感の現実性を見きわめ，あるいは喪失を悼み悲しむ，という感情状態ではなかった。また理想化された分析家を失うということに向き合うこともできなかった。A氏は，分析家が自分のなかのすべての傷ついた対象を，まったく罪悪感や苦痛の必要なしに回復すると約束している，と信じていたのである。その場を覆っていたのは，私が彼を見捨てた，という挫折と不満に満ちた気分であった。
　第2のセッションの雰囲気は異なっていた。A氏はドイツへの出張による三日間の週末をくぐりぬけ，しんらつさは影を潜め，いつもどおりに会うことができた。彼はノルマンディー上陸作戦のテレビ番組に感動し，理解ある態度に満ちていた。セッションの後半で，A氏は，ちょうど分析作業に対抗して長い週末をとったように，父親に反抗してドイツ的なものをほめたたえていたことを自覚し始め，そして私が過剰に反応しないことでなんらかの安心感を得た。

ドイツで得た自由な感覚を，批判的で高圧的な分析家から逃れることに結びつけて理解することができたし，私をそのような者と見なし，私と対抗するために，ファシズム的権力と思われるものとの同盟に頼ろうとしたことにも気づくことができた。ある意味で，こういったことを自覚したので，私がA氏に対して応えているものを——そして，思うに彼と作業することに伴う負担をも——理解したと思われる。

これらの考えは，親が年をとってきて，これがきっと最後に見るノルマンディー上陸作戦開始記念式典になるだろう，と患者が気づき，同時に，分析が終結しつつある，ということにも気づいたこととつながりがあると思われる。A氏はこれらの現実を受けいれ，自分がおかれた状態について，現実的なものの見方を形成しつつあったと考えられる。A氏自身は分析の結果自分が変わったと感じていたが，それは自分が望んだものとは程遠いところにあり，達成したと認められるものは不確かで，すべては簡単に崩され壊されてしまう，と感じていたのである。ちょっとした挑発で自分の人間関係を鬱憤が支配し，分析の終結についてそれが決定的なものであるという感覚が欠けているため，悲しみのワークスルーは先延ばしされた。

終結が近づくにつれ，この葛藤が次第に意識に上るようになり，A氏は苦しい選択を迫られるようになった。分析が成し遂げてきたものの評価を伝えるようになったが，それ以上は達成できないことにいかに失望しているかにも気づきつつあった。A氏は確実で安全な状態に留まろうと必死で，葛藤を解決できないまま終結を迎える，という事実をうらんだ——この葛藤が愛と憎しみの感情のあいだの葛藤であることが以前より明らかになった，と私には思われる。

この葛藤が解決不能であると思ったとき，患者はこの葛藤を，何が「〈現実に〉そうであるか」と何が「そうである〈べきか〉」との葛藤に置きかえようとした。そうして「自分に与えられるべきであるものが与えられていない」という類の不満をもらした。この不当なものに対する不満は，理想化された内的対象が彼にしなかったことに対する鬱憤に根を持ち，私たち2人のあいだの葛藤として姿を現した。そして私がA氏を失望させるのは避けがたい，という事態に直面して大変な強さで噴出してきたのである。

私もまた失望に向き合わなければならなかった。しかし私の作業の限界，そして精神分析一般の限界を受け入れることができたことで救われた。そして分析の喪失をワークスルーし，悼み悲しむ作業の大部分が，分析が終結した後に行われる，という考えもまた私を支えたのである。

第9章 反復強迫，羨望，そして死の欲動

フロイトの反復強迫に対する考え方は，何年にもわたって変化していった。最初フロイトは，患者が生活史を思い出さず，むしろ反復することに不満を感じていた。しかし，私はいつもそれこそが天才のしるしだと考えるのだが，フロイトはこの反復こそが，まさに治療的変化を可能にするものである，ということに気づいたのである。反復強迫により，患者は転移において，自分の体験を再び生きることができる——というよりも実際には生きるよう強いられる。これにより新たな理解と変化が生じる機会がもたらされる。フロイトは記している。「私たちは，それ（反復強迫）が転移［という——自由にふるまえる遊び場］^{訳注1)}の中に現れてくるのを認める——（そのようにして）私たちは常に，病気のすべての症状に対し，新たに転移としての意味 transference meaning（Übertragungsbedeutung）を与え，（患者の）通常の神経症を「転移神経症」に置きかえることができるようになり，これが治療的作業によって治癒可能なるものとなるのである」(Freud, S. 1914b, p.154)。

しかしフロイトは，次第に反復強迫は〈変化に対する抵抗〉をも示していることに気づくようになった。彼は，抵抗の分析が分析家の中心的な仕事であると考えるようになる。そしてその後フロイトは，〈変化に対する抵抗〉がある種の患者においては特に強固なものである，と確信するようになった。これらの患者は，不幸や苦痛をもたらすしかない結末を追い求め，意味もなくそれに固執するように見える。フロイトは，この状況で，患者は〈経験から学ぶ〉ことができないように見えることに注目している。実際，彼らはあたかも「悪質な運命か，あるいは何か『悪魔的な』力にとり憑かれている」かのように行動するのである (1920, p.21)。

フロイトは，反復強迫の影響下にある患者が変化する可能性について悲観的であった。しかしここに含まれる要因をさらに理解できれば，ほかの反復と同

訳注1) 原文では「転移」の直後に「遊び場として as a playground...」とある（独語原著も同じ die Übertragung als den Tummelplatz...）。通常の邦訳文と照合させるため訳者により補記。

様に転移の中に反復強迫が現れ，分析家がそれを理解し，そして「転移性の反復に変容させ，精神療法的作業によって治療する」可能性が生まれると考えられる，と私には思われる。もちろんこの議論の中心となるのは，私たちがそれを理解できるかどうか，という問題である。私が思うには，フロイトは反復強迫を「快感原則を越えた」ところに位置づけることで，反復強迫が普通の理解のしかたでは理解不能であることを示したのである。とりあえず，フロイトは単にこの理解を越えた人間体験の領域に，〈死の欲動〉という用語を利用して「住所と名前」を与えたに過ぎず，この時点では理解できない何かに輪郭を与えただけだ，と論ずることもできよう。しかしこの初めての論文においてさえも (1920)，フロイトは，この不可思議な力の性質に多大な関心を持って語り，「生命を持つ組織が産み出す意味や構造を破壊するものである」とまで述べている。彼は書き記している。「私は，生命体を維持し，さらに大きな統一体へと結合していこうとする欲動とは別に，逆にこれらの統一体を崩壊させ，原始の非有機的な状態に戻そうとする欲動が存在することは間違いない，という結論を下さざるを得ない」(1930, p.118)。

　反復強迫における死の欲動のはたす役割は，「死の欲動とは，基本的には反生命的な欲動であり，生命を表すすべてのもの，とくに創造性を表すものに対する憎しみと不寛容を表している」と考えることで明確になると思われる (Feldman, M. 2000)。このような欲動の目的を理解することはなお難しいが，しかしその表れが現実のものであることを見逃すことはできない。死の欲動を反生命的な欲動と公式化すると，羨望との関係がより明確になる。この２つは実際，同じものの異なった側面であることが理解できるであろう。

　本章では，反復強迫は，抵抗の中でもとくに変化を阻む類のもので，患者が新しいもの，とくに創造的で自分に得るものがあるものを憎み，耐えられないことで生じる，という考えを提唱する。私は，この耐えられないことを羨望が働いていることと関連づけ，これこそが死の欲動の現れであるという見解を示す。この考えを理解するのは難しい。フロイト自身，最初は死の欲動という考えに居心地の悪さを感じていて，この考えがいかに同僚たちの多くに不興を買うかを理解していた。この不興は持続し，反復強迫を再検討した論文の多くが，死の欲動の概念を含まない説明を見出そうとしていることに気づかされる (Kubie, L.S. 1939; Loewald, H.W. 1971; Roughton, 1993)。それにもかかわらず，フロイトにとって死の欲動は中心的な位置を保ち，またクラインもまた同じ見解を持ち，これを羨望の働きと関連づけた。

死の欲動の概念を受け入れるのが困難であったように，多くの分析家は羨望を理解し受け入れるのに困難を感じた。『羨望と感謝』(Klein, M. 1957) が出版されたのが50年以上前であるのに，私たちは，いまだにこの著作の考え方を不十分にしか消化しておらず，その発見のすべてと十分に折り合いをつけることもできないでいる。クラインは乳房の良い面は，母親の良さ，忍耐，優しさ，そして創造性の原型を表していると考えた。そして乳房と良い関係をもつことは，乳児が良い内的対象を確立し，それにより将来の成長の基礎を築くために不可欠なものである，と論じた (1957)。彼女の見解では，羨望はこの良さを破壊すると脅し，健康な人格と人間関係を発展させる上で主要な障害となる。

しかし，良さというものは孤立して存在しうるものではない。明白であると思われるのは，良さの原型としての良い乳房は，対象関係の一部，もっとも基本的には母親と乳児の対象関係の一部としてこころに描かれる，ということである。ビオン (Bion, W.R. 1959) が「対象の間のつながり link こそもっとも耐え難いものであるが，それはこのような羨望をひきおこすからである」と主張したとき，このことに気づいていた。反復強迫を繰り返す患者は，良いものの受け取り手となることに耐えることができない。なぜなら，彼はそれを屈辱ととらえるからである。患者は，かわりに同一視を通じて良さを所有しようとする。それによって，彼は，受け取るより与える位置に立つことができるのである。

フロイトは，ふたたび反復強迫について「終わりある分析と終わりなき分析」で考察し，疾病を保持し続ける患者について述べ，「彼らは決して変わろうとしない」という印象を述べた。それは「——回復に反するありとあらゆる手段を利用し，自己自身を守ろうとする力によるもので，この力が疾病と苦痛を保持しようと決意しているのである」(1937, p.242)。

フロイトが，この〈力〉は死の欲動に帰すると考えているのは明らかであり，彼はもう一度，かつて「反復しようとする悪魔的な強迫」として描いたものと同じ現象を記述しているのである。しかしこのたびは驚くべき，高度に重要であると思われる，新しい観察を付け加えている。彼はこの抵抗を，「女性性の拒否」と呼ぶものの結果であると考えている。一見したところ，女性性に耐えられないことが，抵抗や死の欲動とどう関係しているのか明らかでない。フロイトは，女性にとって自己の女性性は不快なもので，そのため男性的な属性を求めるようになり，それがペニスに対する願望として表現される，と論じてい

る。そして男性は，女性的態度をとると，自分が劣っていると感じ，男性的抗議を行おうとする。フロイトはそのありさまを記述している。

> 今なお決定的なのは，抵抗によってあらゆるこころの変化が妨げられることであり——すべては元のままである，ということである。〈ペニスを持とうとする願望〉と〈男性的抗議〉は，私たちが心理的な地層をすべて貫いていって突き当たる岩盤であり，そこで私たちの作業はここで終わる，という印象を持つことが多い。
> (1937, pp.252-253)

フロイトが「女性性の拒否」ということばで説明したものは，「良い対象に対し，受容的に依存することに耐えられないこと」として考察するほうが適切である，と私は確信している。これは男性にも女性にも同等に与えらえる問題であり，実際，両性の乳児が，母親や乳房との最早期の関係においてとらなければならない立場である。したがって，単に〈女性的〉とみなすべきではなく，〈乳児的〉としても理解する必要があり，良い対象との関係は，快，成長，発達，そして感謝だけでなく，きまりの悪さと屈辱ももたらすのである (Steiner, J. 2006b)。与えることのほうが受け入れることよりはるかに好まれるのは，ペニス羨望と男性的抗議の双方が根底にあるからで，これを変化に対する抵抗の重要な原因としてフロイトは正確に特定していたと思われる。

今日的には，「患者が拒否しているのは，与えることと受け取ることが補いあう創造的なつながりである」とするほうがより正確であると思われる。すると反復強迫でこころの変化に対し抵抗が生まれるのは，分析の中で分析家と患者の間に生みだされるつながりを憎み，耐えられないからだ，ということもできる。ベティ・ジョゼフは初期の論文で同様のことを指摘していて，「反復強迫が作られるのは，依存することへの不安を処理するためである」と述べている (Joseph, B. 1959)。彼女は次のように論じている。「依存そのものは愛し，尊敬できることを意味するが，これが憎しみと破壊性を刺激する。それは羨望が賦活されるからで，原初的対象，乳房は羨望され，憎まれ，攻撃される。受容的で依存的な関係に耐えることは，抑うつポジションの体験に向かう第一歩である。このような歩みに対する躁的防衛が防衛反応の一部をなし，創造的なつながりを攻撃し，変化を妨げる」。

ビオン (1959) はこの種類の攻撃を，〈自我 - 破壊的超自我〉から生ずると述べている。この自我 - 破壊的超自我は，患者の内部にいる羨望に満ちた対象として，外的世界におけるつながりを攻撃しようと働くか，あるいはさらに多く

の場合分裂排除され投影され，このとき患者は「自分にも開かれている可能性がある」と思うあらゆる創造的なつながりが攻撃されていると感じる。このため「羨望されている」という恐怖が生じ，成長と変化を妨げる強い抑制力として働く（Britton, R.S. 2003）。

この文脈では，ペニス羨望は〈万能的なファルス omnipotent phallus〉への欲望として考えるほうが正確であり，つながりを作るより，権力を行使することに関わる。バークステッド‐ブリーン（Birksted-Breen, D. 1996）は〈つながり‐としての‐ペニス penis-as-link〉を〈万能的ファルス〉から区別することでこのことを明確にした。〈つながり‐としての‐ペニス〉は〈つながり‐としての‐乳房 breast-as-link〉と同じく，創造的なつながりであるべく，与え手と受け手の双方を含んでいるはずである。創造的なつながりの本質的な性質はカップルの間の関わりからなり，この二人は補いあい，相互に依存しあい，そして違いを含んでいる。親とこどもの間には世代の違いがあり，性的カップルではジェンダーの違いが存在する。この種の違いは優越性と劣等性の感情をひきおこしやすい。この感情が極端であれば，恥と屈辱が重要な役割をはたし，創造的なつながりは耐えがたくなる。その万能的解決法として〈自己愛組織〉が築かれて羨望が否認され，理想化されたファルスが空想される。自己愛的な優越性を放棄することが必要になると，良い対象との関わりで受容的な立場をとるという問題の解決は，二重に困難となる。

受容的で依存的になることへの不安を克服するために利用される基本的な防衛は，分裂，投影同一視，取り入れの組み合わせからなり（Joseph, B. 1959），これらが結合され，複雑な自己愛組織を創りだしていることが多い（Rosenfeld, H.A. 1964, 1971a）。この組織により患者は分離と違いを否認することができ，したがって羨望を避けることができる。もし対象の良さが理想化され，かつ所有されればもはや羨望を感じるものはない。なぜならば，すべての良いものは患者によって所有され，コントロールされていると感じるからである。私は，このような自己愛組織がある種の〈隠れ家〉，あるいは〈こころの退避所〉を提供すると論じた（Steiner, J. 1993）。ここでは自己と対象は融合し，その多くは一方が他方を内部に包み込んでしまい，そのために十分距離がとれず各々をきちんと見渡すことができない。この組織は対象関係に含まれる現実に対し防衛として働く。なぜならこの現実は分離した対象からなり，それぞれが個々の性質を持っているからである。もし自己愛組織が崩壊すると，分離することは安全な場所から突然，残酷に追放されると感じる体験となる。しかしもし患者

が進歩し，自発的にこころの退避所から外に出ようとし始めるなら，その結果として生じる分離は突然でも残酷でもなくなるが，やはり耐えることは難しい。いずれの場合でも対象をよりはっきりと観察することができるようになる。もし患者が対象の良さに依存していることが明らかになると，羨望が再び現れるようになることもありうる。

　私が示しているのは，患者と分析家のどちらにとっての問題も，ある部分は[相手の]良さを知ることで生じるということである。良さを知ることで愛情と欲望が惹き起こされ，必ず違いに気づくようになるからである。自己と対象の間の違いを知ることで，2人のメンバーのうち良いものを多く持っているものに対する羨望が生じる。良さが少ないほうのメンバーは，欠けているものに気づき，屈辱を受けていると感じさせられ，その結果，自分に利用できる良いものを役立てることができなくなる。患者がコンテインされ，理解されたと感じるためには，分析家は，患者が自分に良いものが欠けていると感じると屈辱を感じやすいということ，そして仮に良いものを獲得するとなると，羨望されると感じる傾向があることに気づいている必要がある。分析家が患者の持つこの制約を理解することができると，同様の困難によって，分析家も患者に良いものを見出すことができなくなることがある，ということにも気づきやすくなる。

　患者が悪い要素ばかり強調し，良い面を隠すこともときに起こることがある。分析家が投影されたものの不快な性質を受け入れ，理解し，惹き起こされる感情に耐えられると，良い要素が現れるようになる。もし投影があまりにも不快で，またもし患者の成長によって分析家自身に羨望が惹き起こされると，分析家自体がつながりを攻撃し，患者を受け入れることができなくなってしまうこともあるのである。

臨床素材：Y氏

　フロイトの死の欲動についての考察とクラインの羨望についての記述は，この領域についての考えかたを方向づけるのに役立つと思われる。私はこれらの考えを利用し，きわだった反復強迫を示す患者に見られた変化に対する抵抗について詳しく探求したい。Y氏は達成したいと思う目標を熱心に追い求めたにもかかわらず，努力は決まって，すべて予想どおりと思われるかたちで失望に終わり，屈辱を体験することも多かった。例えばある痛恨の挫折のあと，彼は

私にこう言った。「こういうことは何百万回もあったし，これからも何百万回もあるでしょう」。これは私には「この繰り返しに対しできることは何もなく，何の変化も生じえない」という警告であると思われた。彼自身は，「つまり目標はひとつしかなく，ただ昇進を願っている，ということだ」と考えるのであった。彼の主張では，「仕事さえうまくいけば，ほかに望むものすべてはそれについてくるだろう」ということだった。

　私たちの関わりあいできわだった特徴は，私の転移解釈に対して反応がないことである。彼は，私との間に意味のあるつながりが存在する，ということをすべて否定しているようであり，穏やかに「あなたのコメントはまったく取るに足りません」と説明するのが常であった。彼は私が伝えることが理解できなかったし，また伝えたことがわかったとしてもまったく反応がなかった。一度「私の週末の過ごし方についてあなたは好奇心を持っています」と解釈したとき彼は言った。「あなたが週末に何をしているか私が知ろうとするかですって？　とんでもない！　私が気にしている？　まったくありえません！」このように即座に強い調子で言う必要があったのは，私が彼にとってなにがしかの意味も持つことはあってはならないことであったからだ，と思われる。

ある反復夢

　海外出張のために4回のセッションを休んだあと，Y氏はひとつの夢を報告した。それは大学時代から繰り返し見てきた夢の一例である。「私は最終試験を受けなければならないことになっていました。しかしそのための準備が全くできていませんでした。というのはその年，ほとんど欠席していたからです」。この時は，Y氏は自分が友人から孤立している，という事実に気づき不安定であった。「とても不愉快です」と彼は言った。「今年，私はバーにも行かず，孤独で孤立しています。夢では，誰かが私にチャリティーのためにお金を集めてほしい，と言いました。私はそれはとうていできない，と言わなければなりませんでした。そしてかわりに，妻に自分をほうって行かないでほしい，と懇願しました。そして妻が私を愛していて，ひとりにはしない，と言ってくれたことに心を動かされて涙を流しました」。

　私はこの反復夢の前半は何度も聞いていたが，しかしこの時，Y氏が試験の失敗については友達を失ったことほど気にしていないことに気づいた。「夢の強調点が変わりました。それは，あなたは自分の仕事を優先して4回セッションを休んだので，私を遠ざけてしまい，私と親しい関係を失うことになるので

は，と恐れていることとつながりがあると思います」。「でも夢の中の奥さんのように，私もあなたとともにいて，進んで分析作業を続けようとしているので，ある程度安心もしているように思います」。私はこの夢を探究しようと試みたが，それはみな疑われ，彼はいつも通り取りあおうとしなかった。「私は，夢と休んだセッションとの間につながりがあるとは思いません。あなたを失うことになると恐れているとも，あなたの分析作業が続くことで安心しているとも思いません」。この夢が反復的な性質を持っているのは反復強迫の一例であると考えられるが，それによって私たちが一緒にそれに取り組むことができる可能性が増していると，私には思われた。それはとくに夢という形で示されたからである。しかしまた，何が起こったかについて私の考えを全面的に拒絶するのは，この反復現象の力と固着性を示してもいた。「あなたにとって私とのつながりには意味があり重要なのでしょう」と伝えたとき，Y氏は「分析家が自分のことを認めるよう要求している」とみなしていて，夢で「チャリティーのために金を集める」ことと同じように，彼には「それはとうていできない」ことであったのだと考えられる。Y氏は肯定的な感情を表現するほど強いと感じられないことを恐れていたと思われる。彼は，自分には「チャリティー」を施す資質があまりに乏しい，と感じていた。そしてこれこそが，夢で「分析家と妻にそこまで頼っている」と後に感じさせるものだったのである。

　一見不毛な繰り返しであったにもかかわらず，Y氏が自分自身の関心と好奇心に気づくことができるようになっている，ということを示すこともときにあると思われた。それは分析が育てたものである。仕事の会議のためクラコフに出張したあと，彼は，「私の家系には，ユダヤ人の血統が混じっています。このことを両親とも話すのをためらっていると思います」と話した。「クラコフでタクシーの運転手に，アウシュヴィッツはほんのすぐ近くだよ，と言われました。そのあと同僚のうち2人が，会議のあとアウシュヴィッツを訪れたことがわかりました。私はすぐに帰宅することにしていて，もし実際に同行していたらとても不愉快な思いをしたと思いますが，彼らと同行しなかったことに後悔を感じます」。そこにはいくぶんかの洞察があり，彼は自分がすぐにでもその場を離れたくて，強制収容所に個人的に関わりがあるのは不愉快であり，それに触れるのを避けたかった，ということに気づいていたと思われる。そこには同時に，私の出自とのつながりについて知りたい気持ちと，私自身が残酷さや恐怖に向きあう能力があるかどうか，知りたい気持ちがあったのである。

第1のセッション

　復活祭の休暇の直前，Y氏は「息子夫婦に赤ん坊が生まれることになりました」と話した。「こどもたちや妻や妻の家族は喜んで，興奮しています。でも私の気持ちは複雑です。私は家族の熱狂に付き合わなければなりませんが，ただつらくなるだけです」。喜べないということは，赤ん坊の到来に関して不吉と感じるもの，恐れるものがあることを表している，ということに彼は気づいていたと思われる。

　2週間の休暇前の最後のセッションで，Y氏は「義理の娘に発疹が出た」と話し始めた。「私はなんでもないと思いましたが，妻に話したら，風疹の可能性があって，もしそれが本当なら一大事になる，と心配しています」。

　Y氏は話した。「それはあまりに極端だと思います。ちょっとだけ妊娠しているなんてのはありえません。風疹で危険な大病か，全然違うかのどちらかでしょう」。私は「どちらかしかない，というのは，あなたが自分自身について感じていることでもあるのでしょう」と伝えた。「すべてが素晴らしいか，それとも逆に，もし私があなたの中にあるちっぽけで弱いものに接することができるとすると，今度は一大事，ということになるのでしょう。あなたが，ちょっとだけ妊娠している，なんてことはありえない，と話したのは，あなたが恐れていることを言い表したのです。もしあなたの中に良いものが育つままにしていたら，それはもう元に戻らないほど大きくなって，しかも結局，あなたが殺人的な力と思っているものから，私たちがその良いものを守るのは難しい，と」。しかし同時に，この状況を話したのが休みの直前のセッションであることを考え，「あなた自身がこのセッションを使って，赤ん坊にとっても，そしてあなた自身にとっても，何が本当の危険なのかを理解したいと**本気**で思っていて，私がここにいるあいだに，それに向きあう機会をもちたいと思っているのでしょう」と伝えた。

　彼は言った。「妻が心配しだしたら，自分はどうしていいかわかりません。妻が言いたいのは，私はものごとに気がつかないほうだし，気にもしない，ということでもあるのですから」。私は，「あなたは自分の気遣いがなさすぎなのか，ありすぎなのかはっきりしないのです」と解釈した。「あなたは，発疹は何の心配もない，というところから，一大事になる，というところまで，一気に行ってしまうようです。ちょうど休暇の前で，私が心配しているかどうかについても気になるのだと思います」。これに対して彼は，「あなたが心配する理由がわかりません」と答えた。「セッションのあとに何が起こるかはわかって

います。義理の娘はかかりつけ医をもう受診して，発疹について調べているだろうし，それですべてうまくいくにちがいない，と思っています。そして妻に電話して安心させることができるでしょう」。

私は指摘した。「あなたは，いつも冷静で賢明なひとでいよう，とふるまおうとしています。そのために，すべてはうまくいくだろう，と考えようとしているのでしょう。私は，必要ないのに騒ぐやつとして放っておかれています。とくに，あなたが私に支えを必要としている，とか，休暇をやり過ごすことができるかどうか心配している，とかあなたに言うと，そうなるのでしょう」。彼は言った。「私はあまり深入りする余裕はないのです。あなたがいない間，これから2週間を何とかしないといけないのですから」。私は伝えた。「あなたは感じすぎる自分を守るため，鈍感になることはよいことだと考える必要があると感じているようです。発疹のように，もし何かがあなたを守る鎧を通り抜けたら，とても危険だと感じているのでしょう」。

ここで同時に，孫を持つ，ということが，Y氏にとって極めて重要なことは明らかであったと思われる。彼は「自分には負担が大きすぎるのではないか」と恐れ，また「愛情や心遣いが嘲笑され，馬鹿にされるのではないか」とも思っていた。もし自分が心配してもよい，となると，風疹と流産の可能性について考えて恐ろしくなるのである。

その日遅く，私の留守電にメッセージが残されていて，「発疹は重症のものではない，と医者が確認してくれました」と伝えていた。彼は妻と同じく，私も発疹を深刻に受け止めたと思い，私の不安を軽くしたかったのである。発疹の性質を調べるということは，アウシュヴィッツを訪れたかもしれないことと，似たものであったと思われる。Y氏は惹き起こされる極端な感情を恐れ，距離を保つ必要があったのである。

第2のセッション

2週後，Y氏は休暇後に戻ってきたが苦しそうな様子で，「ものごとが予想したようにはうまくいきませんでした」と報告した。「最初の2日はすべて最高でしたが，そのあと妻が怒り出し，私たちが抱える問題すべてについて私を非難したのです。あなたは世話好きの父親やおじいさんにはなれないでしょうね，とまで言われました」。彼は，「あとの休暇日は，私は自分で買い物をして，食事を作らなければなりませんでした」と不満を述べ，さらに「喉頭炎がひどくなってしまい，でもだれからも思いやってもらえず，世話もしてもらえ

ませんでした」と述べて怒りを湧きたたせた。Y氏は皮肉を込めてつけ加えた。「ひとつだけ良いことがありました。それは妻が出かけて新しいソファを高すぎる金を払って買ったことです。私はそのソファを必要だとは思いませんが」。そしてそれに続けて、「あなたは平和で、とても楽しい休暇を過ごしたことでしょうね」と話した。「それは私の空想ではないか、とあなたが指摘するのをわかってます。でも私は間違っていないと思いますね」。

私は、「あなたは、自分がはまりこんだ恐ろしい状態から、私はなんとか逃げおおせた、と思っています」と解釈した。すると彼はそれに色をなして言った。「そうですよ。よかったですね。もしできるなら私がそうしたかったですよ」。しかし私が「もう戻ってきたのだから、私があなたを放っておいた状態について責任を取ってもらいたいのでしょう」と伝えたが、Y氏は納得せず、私が転移的なつながりをつけようとするのをすべて拒絶した。彼は言い張った。「休暇でのできごとはあなたに責任はありません、また責任を持つべきだとも思いません」。そして言った。「私は誰に対してもいらいらして不愉快になりますし、とくに生まれてくる赤ん坊の話になるとそうなのです」。

このセッションそれ自体は、繰り返されてきたままのものである。Y氏は、自分の体験に、私の分析作業とのつながりを見出そうとする、その私の試みひとつひとつを「不合理だ」と退けている。「分析室の寝椅子は、あなたの奥さんが買った高いソファと同じで、あなたはほしいと思わないけれど、ある程度休息も得ていると感じています」と解釈しても、彼は同意しなかった。彼は言った。「私は分析を大変ありがたいと思っています。おかげで私は妻の悩みにも耐えることができました。分析がなかったよりうまくいったと思います」。私は次のように指摘した。「あなたは繰り返しの状況にとらわれている、とはっきり気づいているけれど、それでも私が話したことは、なにもあなたのこころに触れていないようです。この繰り返しはあなたが予想していたとおりで、分析はそれを変えることをできずにきたということなのでしょう」。彼は、「私はそんなことを分析に期待していません」と説明した。「どうして助けになるなんてことがあるんです？ 私は、あなたに何が起きたかを詳しく話すのは無駄だ、と思っています。繰り返しばかりで退屈すぎます」。

私は解釈した。「あなたは、奥さんを感情的になるひとだと思っていて、その状態に実のところ何らかの満足を得ています。それと同じことはセッションでも起きていて、あなたは落ち着いて感情を表さないでいて、私の話したことに何も応えないでいます。あなたは私を繰り返し無力な状態において、私がい

らいらとフラストレーションを感じるだろう，と期待していると思います。そういう状態ならあなたは満足を得られるし，私がそんなふうに感情的になっているのをあしらえたら，それからも満足が得られる，と期待しているのだと思います」。

Y氏はこのコメントには何も答えなかったが，休暇中に起きたけんかについてもう少し詳しく説明した。彼は話した。「妻は，私がいつも妻を侮辱して見下している，と言い張りました。でも私は家族が私を見下していると思っています」。

私は伝えた。「あなたは，決して奥さんの家族や私に受け入れられないだろう，と思っているのでしょう。というのは，私たちはあなたとあなたの仕事を見下していると思うからです。そのようにするとあなたは，自分の憎しみや侮蔑をあらわすことができるし，私たちがあなたに屈辱を与えて，偉そうにするよう仕向けることができるのだと思います。今日のセッションで私がこころに触れようとするのは，あなたには恩着せがましい態度だとしか見えないのでしょう。それはあなたには受け入れがたいのです」。彼は，「ほとんど屈辱的なことばかりだと思うのは本当です」と話した。

私は解釈した。「私はあなたの絶望をわかっていなくて，むしろ偉そうにしていると思っています。それで，私の感情をかき立てて，屈辱を受けるというのはどんな感じなのか，私にわからせたいのです」。

考 察

私が最初反復強迫について関心を持ったのは，膠着状態におちいって変わることができないと思われる患者と出会うことがきわめて多い，という臨床的な問題によるものであるが，しかしまた，さまざまな方向に沿ってなされてきた研究が，ひとつに収束していく可能性がそこに認められる，ということも興味深いと思われたからである。まずはフロイト自身による反復強迫についての記述がある（1920）。彼の心理学は，食物あるいは性への欲望といったリビドー的欲動の概念にきわめて多くを負っているが，その観点からでは反復強迫を説明できない，と考えたのである。何か違うものが必要であり，こうして死の欲動の概念を根底にすえた新しい原理を打ち立て，生命や創造性に反するように働く，悪意に満ちた破壊的な力を説明しようとした。

そして，私たちが死の欲動を原初的な反‐生命的な欲動として考察すると，

そこで関わっている領域が，クラインが羨望を記述して注目を集めた領域と非常に近くなることに気づく。対象のある種の特性は羨望をひきおこし，この羨望に満ちた個人を苦痛な体験を取り除いてしまうよう駆り立て，羨望の対象となる特性を攻撃させ，この特性を無化して羨望体験を除こうとする。良い対象を無化するこの欲望が，羨望の本質的な構成要素であり，多数の防衛手段が利用される。これはクラインによって概要が述べられ，ローゼンフェルトやその他のひとびとによって詳細に研究された。もし羨望に満ちた対象が自己愛組織に拘束されると，この破壊性の暴力的なところは見えにくくなり，慢性的なものとなる。すると患者は羨望される対象を完全に無化せずに済ませられるようになり，ただその生命力を取り除き，意味と創造性を剥奪して満足できるようになる (Feldman, M. 2000; Joseph, B. 1982; Rosenfeld, H. A. 1964, 1971a; Steiner, J. 1993)。

　羨望をひきおこすものが何かについて詳細に考察すると，さらに一致が見られると思われる。クライン (1957) は，羨望は，乳房の良い側面によって惹き起こされると考えた。この側面をクラインは「母親の良さの原型であり，創造性とともに，尽きることのない忍耐と寛大さ」(p.180) であるとみなしている。しかしこの見解で，乳房を関係性の中で観察していることは明らかである，と私は考える。ビオン (1959) はこのことに気づき，もっとも羨望されるのは対象と対象の間のつながりである，という考えを提唱した。小さなこどもの，母親が新しく生まれた乳児と一緒にいるのを見るときの羨望には気づきやすいが，しかしさらに重要だと思われるのは，羨望される他者が患者自身である場合にも羨望が惹き起こされることが多いということである。この時には，患者の内部で成長してくる新しいものが，羨望される他者を象徴していることがある。ビオンはこのようなつながりは分析家と患者の言語的なつながりによっても刺激され，羨望を惹き起こすことがあるという。また患者から分析家への投影同一視を通じたつながりによっても刺激され，この場合，分析家はこのつながりを受容し，理解することが難しい。

　Y氏がきわめて困難であったのは，乳房の良さを受容する関係を結ぶことであり，そしてまさにこの関係が羨望によって攻撃されていた，と考えられる。受容性を妨げるものが明らかに患者の羨望であると認められることもあるが，しかし羨望に満ちた対象から強力な攻撃を受けることを恐れ，受容的な態度を隠しあるいは見えなくして，この攻撃を避けていることもある。もし新しい成長が不可能なら，攻撃を引き起こすものが何もないことになるからである。

羨望の働き，それに対する防衛，そして羨望を惹き起こす事態について，クラインが詳細に記述した（1957）ので，分析家は創造的なつながりに対する普遍的な反応である羨望に気づくことができるようになり，耐え難い性質を持っているにもかかわらず，羨望を，耐えて生き抜くべきものとして受容するようになった。また分析家自身が羨望を分裂排除し，投影しようとすると，患者はそれを分析家が上位に立とうとする態度として体験する。分析家は恥や屈辱を他者に押しつけ，自分は羨望をまぬがれ，それにまみれていない者として自分自身を見せようとしている，と感じるのである。患者［Y氏］が同一化していたのはこの種の人物像であったと思われる。それは，私の思い，考え，感情について自分が受け入れる態度をとることができるようになってきたことに抗してのことであった。このような受容的姿勢を患者は女性的で劣ったものとみていて，もっとも耐え難い体験であったのである。

　Y氏は，良い体験を受け入れて，自分の内部で良いものを成長させることができないと感じていた，と見ることもできる。不安が生じたのは，「孫ができる」と考え，「ちょっとだけ妊娠するなんてことはない」と考えたことによると思われる。同様に彼は，「ちょっとだけの流産などはなく，何かが成長するのを認めるということは，結果としてきわめてひどい暴力性を解き放つことになり，危険なことだ」と思っていたのである。そのため彼は，嫁の発疹を心配せず，アウシュヴィッツにも行かないようにしたのだった。もっともこれらの問題は，私がこのような恐ろしい考えを私のこころの中に受け入れることができて，それほど煩わされることないだろう，という希望とともに示されたのではあった。おそらくこの問題は投影同一視によって伝えられ，私が受容する必要があることの一例なのであろう。

　Y氏の私の解釈に対する拒絶的な態度は，ある種の無関心と結びついていた。そこで私は彼に何かを理解させ，とくに感じさせようと苦闘する一方，彼は平静なままでいられた。彼の反応のなさには優越的なものがあり，そのため私が彼を必要とし，解釈が意味を持つようにと彼に懇願している，と思えてくる。私は彼が拒否する挑発的なやりかたに耐え，受け入れなければならない，と感じていたが，それがじわじわと私を怒らせ，彼を批判し，攻撃させていくものだ，と感じることができるようになっていった。

　Y氏は自己愛的なプライドを誇示し，他者を侮蔑を伴って見下したが，しかしこの侮蔑は，自分の欠点を述べるときに自分自身に跳ね返ってくる可能性があった。彼が考えを表現するやりかたには強度のサド‐マゾヒズム的な性質が

あり，争わなければならないひとの欠点をあげつらうために，多彩なことばを見つけて，多くの悦びを得ていた。それはときにはおもしろいこともあるが，たいていきわめて残酷なものであった。Y氏は羨望に満ちた自我‐破壊的超自我と関わっていて，攻撃され，恥をかかされることにも，他者に恥をかかすことにも，満足を得ていたと思われる。このサド‐マゾヒズム的な性質が彼の反復強迫に寄与し，彼を活気づけ，また支えていたと私は考える。それは彼にとって，対象の完全な破綻や破壊を避けるために不可欠であったと思われる。なぜなら，彼は，繰り返される興奮と沈滞，優越と屈辱のサイクルを一緒に演ずる対象を必要としていたからである。Y氏は何度も危機に陥るにもかかわらず，結婚生活は維持され，事業は繰り返しほとんど完全に失敗したが，なお事業を継続し，再建し始めるだけの資産を残していた。自分の達成したことを破壊しようとする試みと，保護しようとする試みとを組み合わせ，それによって完全な破綻でなく過酷な状態を遷延させ，反復強迫を続けるための「破壊と愛情の間の特徴的なバランス」とジョゼフ（1959）が呼ぶものを創りだしていた。

　恥と屈辱に対する敏感さにより患者は見下されていると感じ，ちょうど理解され，受容されそうになる機会を得ると，良い対象を嘲り馬鹿にすることで屈辱体験を反転させようとした。このため〈こころの退避所〉を出るということは，見ることと見られること，羨望することと羨望されることにさらされることとなり，とくに困難となった。対象から離れることで，対象をよりはっきりと見ることができるようになり，その現実——羨望を向ける良い側面と，恐ろしい悪い側面の双方——に向きあうことになった。同時に分離することで，以前よりはっきりとかつ現実的に，自分を見られるようになり，自分の良い面と悪い面も露わにされるようになった。羨望は即座に分裂排除され否認されるので，彼はたえず自分の良い性質に対する破壊的な攻撃を予期し，また攻撃を惹き起こすことも多かったのである。

　羨望の性質と，羨望を認識し，それをパーソナリティに統合していくのを妨げる防衛をよく理解することで，患者に現れる反復強迫に耐え，理解し，コンテインすることができるようになる。これらを理解できると，反復強迫は，すべてのこころの変化に対する抵抗と同様のものと認識することができ，分析を行う上での通常の困難の一部と見ることができるようになる。私たちの理解はクラインの詳細な記述，とくに羨望に光を当てたこと（1957）と，死の欲動を理解し，そしてその現れに対して決まって加えられる防衛への理解を深めたことに非常に多くを負っているのである。

文 献

Astor, J. (1998). Some Jungian and Freudian perspectives on the Oedipus myth and beyond. International Journal of Psychoanalysis, 79: 697–712.

Baumeyer, F. (1956). The Schreber case. International Journal of Psychoanalysis, 37: 61–74.

Benedict, R. (1946). The Chrysanthemum and the Sword. Boston, MA: Houghton Mifflin.

Bion, W. R. (1959). Attacks on linking. International Journal of Psychoanalysis, 40: 308–315. Reprinted in Second Thoughts (pp. 93–109). London: Heinemann, 1967.

Bion, W. R. (1962). Learning From Experience. London: Heinemann.

Birksted-Breen, D. (1993). The Gender Conundrum. London: Routledge.

Birksted-Breen, D. (1996). Phallus, penis and mental space. International Journal of Psychoanalysis, 61: 39–52.

Bowlby, J. (1980). Attachment and Loss. Vol. 3: Loss, Sadness and Depression. London: Hogarth Press.

Britton, R. S. (1989). The missing link: Parental sexuality in the Oedipus complex. In R. Britton, M. Feldman, E. O'Shaughnessy, & J. Steiner, The Oedipus Complex Today: Clinical Implications (pp. 83–101). London: Karnac.

Britton, R. S. (1995). Psychic reality and unconscious belief. International Journal of Psychoanalysis, 76: 19–23.

Britton, R. S. (1998a). Before and after the depressive position. In Belief and Imagination (Chapter 6). London: Routledge.

Britton, R. S. (1998b). Belief and Imagination. London: Routledge.

Britton, R. S. (2003). Sex, Death, and the Superego. London: Karnac.

Cotard, J. (1880). Du délire hypochondriaque dans une forme grave de la méleancolie anxieuse. Annales Medico-Psychologiques (Paris), 4: 168–174.

Denis, P. (1997). Emprise et satisfaction. Les deux formants de la pulsion. Paris: Presses Universitaires de France.

Donnet, J. L. (2009). Lord Jim or the shame of living. In The Analysing Situation, trans. A. Weller. London: Karnac.

Dorey, R. (1986). The relationship of mastery. International Review of Psychoanalysis, 13: 323–332.

Erickson, E. H. (1959). Identity and the Life Cycle: Selected Papers. Psychological Issues Monograph No. I. New York: International Universities Press.

Fairbairn, W. D. (1944). Endopsychic structure considered in terms of object-relationships. International Journal of Psychoanalysis, 25: 70–92.

Feldman, M. (1994). Projective identification in phantasy and enactment. Psychoanalytic Inquiry, 14: 423–440.

Feldman, M. (1997). Projective identifi cation: The analyst's involvement. International Journal of Psychoanalysis, 78: 227–241.

Feldman, M. (2000). Some views on the manifestation of the death instinct in clinical work. International Journal of Psychoanalysis, 81: 53–65.

Feldman, M. (2008). Grievance: The underlying Oedipal confi guration. International Journal of Psychoanalysis, 89: 743–758.

Feldman, M. (2009). Doubt, Conviction, and the Analytic Process. The New Library of Psychoanalysis. London: Routledge.
Fenton, J. (2006). Lives of the sinners: On the confessions of Abelard. The Guardian, Saturday 13 May.
Ferenczi, S. (1928). The problem of the termination of analyses. In Final Contributions to the Problems and Methods of Psychoanalysis. London: Hogarth Press, 1955.
Freud, S. (1895) (with Breuer, J.). Studies on Hysteria. S.E., 2.
Freud, S. (1905). Three Essays on the Theory of Sexuality. S.E., 7: 123–243.
Freud, S. (1910). Leonardo Da Vinci and a memory of his childhood. S.E., 11: 59–137.
Freud, S. (1911a). Formulation on the two principles of mental functioning. S.E., 12: 215–226.
Freud, S. (1911b). Psycho-analytic notes on an autobiographic account of a case of paranoia (Dementia paranoides). S.E., 12: 3–82.
Freud, S. (1912). The dynamics of transference. S.E., 12: 99–108.
Freud, S. (1913). Totem and Taboo. S.E., 13.
Freud, S. (1914a). On narcissism: An introduction. S.E., 14: 67–102.
Freud, S. (1914b). Remembering, repeating and working through: Further recommendations on the technique of psycho-analysis, II. S.E., 12: 147–156.
Freud, S. (1917). Mourning and melancholia. S.E., 14: 237–258.
Freud, S. (1920). Beyond the Pleasure Principle. S.E., 18: 7–64.
Freud, S. (1923). The Ego and the Id. S.E., 19: 13–66.
Freud, S. (1924). On the dissolution of the Oedipus complex. S.E., 19.
Freud, S. (1925). An autobiographical study. S.E., 20: 7–74.
Freud, S. (1927). Fetishism. S.E., 21: 149–157.
Freud, S. (1930). Civilization and Its Discontents. S.E., 21: 59–145.
Freud, S. (1937). Analysis terminable and interminable. S.E., 23: 211–253.
Freud, S. (1940a). An Outline of Psycho-Analysis. S.E., 23: 141–207.
Freud, S. (1940b). Splitting of the ego in the process of defence. S.E., 23: 273–278.
Goffman, E. (1956). Embarrassment and social organisation. American Journal of Sociology, 62 (3): 264–275.
Green, A. (1983). Narcissisme de vie, narcissisme de mort. Paris: Minuit.
Grosskurth, P. (1986). Melanie Klein. London: Hodder & Stoughton.
Horney, K. (1936). The problem of the negative therapeutic reaction. Psychoanalytic Quarterly, 5: 29–44.
Joseph, B. (1959). An aspect of the repetition compulsion. International Journal of Psychoanalysis, 40: 213–222. Reprinted in Psychic Equilibrium and Psychic Change: Selected Papers of Betty Joseph, M. Feldman & E. Bott Spillius (Eds.). London: Routledge, 1989.
Joseph, B. (1975). The patient who is difficult to reach. In P. L. Giovacchini (Ed.), Tactics and Techniques in Psycho-Analytic Therapy, Vol. II. Countertransference. New York: Jason Aronson. Reprinted in Psychic Equilibrium and Psychic Change: Selected Papers of Betty Joseph, M. Feldman & E. Bott Spillius (Eds.). London: Routledge, 1989.
Joseph, B. (1981). Defence mechanisms and phantasy in the psycho-analytic process. Psycho-Analysis in Europe, 17: 11–28. Reprinted in Psychic Equilibrium and Psychic Change: Selected Papers of Betty Joseph, M. Feldman & E. Bott Spillius (Eds.). London: Routledge, 1989.
Joseph, B. (1982). Addiction to near death. International Journal of Psychoanalysis, 63: 449–456. Reprinted in Psychic Equilibrium and Psychic Change: Selected Papers of Betty Joseph, M. Feldman & E. Bott Spillius (Eds.). London: Routledge, 1989.
Joseph, B. (1983). On understanding and not understanding: Some technical issues. Inter-

national Journal of Psychoanalysis, 64: 291–298. Reprinted in Psychic Equilibrium and Psychic Change: Selected Papers of Betty Joseph, M. Feldman & E. Bott Spillius (Eds.). London: Routledge, 1989.

Joseph, B. (1985). Transference: The total situation. International Journal of Psychoanalysis, 66: 447–454. Reprinted in Psychic Equilibrium and Psychic Change: Selected Papers of Betty Joseph, M. Feldman & E. Bott Spillius (Eds.). London: Routledge, 1989.

Joseph, B. (2003). Ethics and enactment. Psycho-Analysis in Europe, 57: 147–153.

Katan, M. (1959). Schreber's hereafter–its building-up (Aufbau) and its downfall. Psychoanalytic Study of the Child, 14: 314–382.

Klein, M. (1935). A contribution to the psychogenesis of manic-depressive states. International Journal of Psychoanalysis, 16: 145–174. Reprinted in The Writings of Melanie Klein, Vol. 1 (pp. 262–289). London: Hogarth Press, 1975.

Klein, M. (1940). Mourning and its relation to manic-depressive states. International Journal of Psychoanalysis, 21: 125–153. Reprinted in The Writings of Melanie Klein, Vol. 1 (pp. 344–369). London: Hogarth Press, 1975.

Klein, M. (1946). Notes on some schizoid mechanisms. International Journal of Psychoanalysis, 27: 99–110. Reprinted in The Writings of Melanie Klein, Vol. 3 (pp. 1–24). London: Hogarth Press, 1975.

Klein, M. (1952a). The origins of transference. International Journal of Psychoanalysis, 33: 433–438. Reprinted in The Writings of Melanie Klein, Vol. 3 (pp. 48–56). London: Hogarth Press, 1975.

Klein, M. (1952b). Some theoretical conclusions regarding the emotional life of the infant. In M. Klein, P. Heimann, S. Isaacs, & J. Riviere, Developments in Psycho-Analysis. London: Hogarth Press. Reprinted in The Writings of Melanie Klein, Vol. 3 (pp. 61–93). London: Hogarth Press, 1975.

Klein, M. (1957). Envy and Gratitude. London: Tavistock. Reprinted in The Writings of Melanie Klein, Vol. 3 (pp. 176–235). London: Hogarth Press, 1975.

Kleist, H. von. (1978). The Marquise of O and Other Stories, D. Luke & N. Reeves (Trans.). London: Penguin Books.

Kohut, H. (1971). The Analysis of the Self. New York: International Universities Press.

Kohut, H. (1972). Thoughts on narcissism and narcissistic rage. Psychoanalytic Study of the Child, 27: 377–378.

Kubie, L. S. (1939). A critical analysis of the concept of a repetition compulsion. International Journal of Psychoanalysis, 20: 390–402.

Lacan, J. (1956). The Seminars of Jacques Lacan, J.-A. Miller (Ed.), Book III: The Psychoses 1955-1956, R. Grigg (Trans.). New York: W. W. Norton, 1993.

Lansky, M. R. (1996). Shame and suicide in Sophocles' Ajax. Psychoanalytic Quarterly, 65: 761–786.

Lansky, M. R. (2001). Hidden shame, working through, and the problem of forgiveness in The Tempest. Journal of the American Psychoanalytic Association, 49: 1005–1033.

Lansky, M. R. (2005a). Hidden shame. Journal of the American Psychoanalytic Association, 53: 865–890.

Lansky, M. R. (2005b). The impossibility of forgiveness: Shame fantasies as instigators of vengefulness in Euripides' Medea. Journal of the American Psychoanalytic Association, 53: 437–464.

Lansky, M. R. (2007). Unbearable shame, splitting, and forgiveness in the resolution of vengefulness. Journal of the American Psychoanalytic Association, 55: 571–593.

Laplanche, J., & Pontalis, J. B. (1973). The Language of Psychoanalysis. London: Hogarth Press. Originally published as Vocabulaire de la Psychanalyse. Paris: Presses Universitaires

de France, 1967.
Lewis, H. B. (1971). Shame and guilt in neurosis. Psychoanalytic Review, 58: 419–438.
Lindemann, E. (1944). Symptomatology and management of acute grief. American Journal of Psychiatry, 101: 141–149.
Loewald, H. (1971). Some considerations on repetition and repetition compulsion. International Journal of Psychoanalysis, 52: 59–64.
Loewald, H. (1979). The waning of the Oedipus Complex. Journal of the American Psychoanalytic Association, 27: 751–775.
Loewald, H. W. (1985). Oedipus Complex and development of self. Psychoanalytic Quarterly, 54: 435–443.
Lothane, Z. (1992). In Defense of Schreber: Soul Murder and Psychiatry. Hillsdale, NJ: Analytic Press.
Mason, A. A. (1994). A psychoanalyst looks at a hypnotist: A study of folie à deux. Psychoanalytic Quarterly, 63: 641–679.
Mollon, P. (2003). Shame and Jealousy: The Hidden Turmoils. London: Karnac.
Money-Kyrle, R. (1968). Cognitive development. International Journal of Psychoanalysis, 49: 691–698, Reprinted in The Collected Papers of Roger Money-Kyrle (pp. 416–433). Strath Tay: Clunie Press, 1978.
Money-Kyrle, R. (1971). The aim of psycho-analysis. International Journal of Psychoanalysis, 52: 103–106. Reprinted in The Collected Papers of Roger Money-Kyrle (pp. 442–449). Strath Tay: Clunie Press, 1978.
Morrison, A. P. (1983). Shame, ideal self, and narcissism. Contemporary Psychoanalysis, 19: 295–318.
Morrison, A. P. (1984). Working with shame in psychoanalytic treatment. Journal of the American Psychoanalytic Association, 32: 479–505.
Morrison, A. P. (1987). The eye turned inwards: Shame and the self. In D. L. Nathanson (Ed.), The Many Faces of Shame. New York: Guilford Press.
Nathanson, D. L. (1987). The Many Faces of Shame. New York: Guilford Press.
Niederland, W. (1951). Three notes on the Schreber case. Psychoanalytic Quarterly, 20: 579–591.
Niederland, W. (1959a). The "miracled-up" world of Schreber's childhood. Psychoanalytic Study of the Child, 14: 383–413.
Niederland, W. (1959b). Schreber: Father and son. Psychoanalytic Quarterly, 28: 151–169.
Niederland, W. (1960). Schreber's father. Journal of the American Psychoanalytic Association, 8: 492–499.
Ogden, T. H. (2010). Why read Fairbairn? International Journal of Psychoanalysis, 91: 101–118.
Parkes, C. M. (1972). Bereavement: Studies of Grief in Adult Life. London: Tavistock.
Racker, H. (1957). The meaning and uses of countertransference. Psychoanalytic Quarterly, 26: 303–357. Reprinted in Transference and Countertransference. London: Hogarth Press, 1968.
Rey, J. H. (1994). Universals of Psychoanalysis in the Treatment of Psychotic and Borderline States. London: Free Association Books.
Ricks, C. (1976). Keats and Embarrassment. London: Oxford University Press.
Riesenberg-Malcolm, R. (1988). The mirror: A perverse sexual phantasy in a woman seen as a defence against a psychotic breakdown. In E. Bott Spillius (Ed.), Melanie Klein Today, Vol. 2. Mainly Practice (pp. 115–137). London: Routledge.
Riesenberg-Malcolm, R. (1999). Two Ways of Experiencing Shame. Paper presented at the 41st International Psychoanalytical Association Congress in Santiago, Chile.

Riviere, J. (1936). A contribution to the analysis of the negative therapeutic reaction. International Journal of Psychoanalysis, 17: 304–320. Reprinted in A. Hughes (Ed.), The Inner World and Joan Riviere: Collected Papers 1920–1958 (pp. 134–153). London: Karnac, 1991.

Rosenfeld, H. A. (1947). Analysis of a schizophrenic state with depersonalisation. International Journal of Psychoanalysis, 28. Reprinted in Psychotic States. London: Hogarth Press, 1965.

Rosenfeld, H. A. (1964). On the psychopathology of narcissism: A clinical approach. International Journal of Psychoanalysis, 45: 332–337. Reprinted in Psychotic States (pp. 169–179). London: Hogarth Press, 1965.

Rosenfeld, H. A. (1971a). A clinical approach to the psychoanalytic theory of the life and death instincts: An investigation into the aggressive aspects of narcissism. International Journal of Psychoanalysis, 52: 169–178. Reprinted in E. Bott Spillius (Ed.), Melanie Klein Today, Vol. 1. Mainly Theory (pp. 233–250). London: Routledge, 1988.

Rosenfeld, H. A. (1971b). Contributions to the psychopathology of psychotic patients. The importance of projective identification in the ego structure and object relations of the psychotic patient. In P. Doucet & C. Laurin (Eds.), Problems of Psychosis. Amsterdam: Excerpta Medica. Reprinted in E. Bott Spillius (Ed.), Melanie Klein Today, Vol. 1. Mainly Theory (pp. 117–137). London: Routledge, 1988.

Rosenfeld, H. A. (1987). Impasse and Interpretation: Therapeutic and Antitherapeutic Factors in the Psychoanalytic Treatment of Psychotic, Borderline and Neurotic Patients. New Library of Psychoanalysis. London: Routledge.

Roughton, R. (1993). Useful aspects of acting out: Repetition, enactment, and actualization. Journal of the American Psychoanalytic Association, 41: 443–472.

Sandler, J. (1976a). Actualization and object relationships. Journal of the Philadelphia Association of Psychoanalysis, 3: 59–70.

Sandler, J. (1976b). Countertransference and role-responsiveness. International Review of Psychoanalysis, 3: 43–47.

Santner, E. (1996). My Own Private Germany. Daniel Paul Schreber's Secret History of Modernity. Princeton, NJ: Princeton University Press.

Schreber, D. P. (1903). Memoirs of My Nervous Illness, I. MacAlpine & R. A. Hunter (Ed. and Trans.). London: Dawson, 1955. (Reissued New York Review of Books, 2000.)

Segal, H. (1957). Notes on symbol formation. International Journal of Psychoanalysis, 38: 391–397. Reprinted in The Work of Hanna Segal (pp. 49–65). New York: Jason Aronson, 1981.

Segal, H. (1964). Introduction to the Work of Melanie Klein. London: Hogarth Press.

Segal, H. (1967). Melanie Klein's technique. In B. B. Wolmann (Ed.), Psycho-Analytic Techniques. New York: Basic Books. Reprinted in The Work of Hanna Segal (pp. 3–24). New York: Jason Aronson, 1981.

Segal, H. (2007). Vision. In Yesterday, Today, and Tomorrow (pp. 61–68). London: Routledge.

Seidler, G. H. (1995). In Other's Eyes: An Analysis of Shame, A. Jenkins (Trans.). Madison, CT: International Universities Press, 2000.

Shengold, L. (1989). Soul Murder: The Effects of Childhood Abuse and Deprivation. New Haven, CT: Yale University Press.

Sodre, I. (2004). Who's who? Notes on pathological identifications. In E. Hargreaves & A. Varchevker (Eds.), In Pursuit of Psychic Change (pp. 53–65). New Library of Psychoanalysis. London: Routledge.

Spillius, E. B. (1993). Varieties of envious experience. International Journal of Psychoanaly-

sis, 74: 1199–1212.
Spillius, E. B. (2007). Encounters with Melanie Klein. London: Routledge.
Steiner, D. (1997). Mutual admiration between mother and baby: A folie à deux? In J. Raphael-Leff & R. Perelberg (Eds.), Female Experience. London: Routledge.
Steiner, J. (1990a). Pathological organisations as obstacles to mourning: The role of unbearable guilt. International Journal of Psychoanalysis, 71: 87–94.
Steiner, J. (1990b). The retreat from truth to omnipotence in Oedipus at Colonus. International Review of Psychoanalysis, 17: 227–237.
Steiner, J. (1993). Psychic Retreats: Pathological Organisations of the Personality in Psychotic, Neurotic, and Borderline Patients. London: Routledge.
Steiner, J. (1996a). The aim of psychoanalysis in theory and in practice. International Journal of Psychoanalysis, 77: 1073–1083.
Steiner, J. (1996b). Revenge and resentment in the Oedipus situation. International Journal of Psychoanalysis, 77: 433–443.
Steiner, J. (1999). The struggle for dominance in the Oedipus situation. Canadian Journal of Psychoanalysis, 7: 161–178.
Steiner, J. (2004). Gaze, dominance, and humiliation in the Schreber case. International Journal of Psychoanalysis, 85: 269–284.
Steiner, J. (2005). The conflict between mourning and melancholia. Psychoanalytic Quarterly, 74: 83–104.
Steiner, J. (2006a). Interpretative enactments and the analytic setting. International Journal of Psychoanalysis, 87: 315–320.
Steiner, J. (2006b). Seeing and being seen: Narcissistic pride and narcissistic humiliation. International Journal of Psychoanalysis, 87: 939–951.
Steiner, J. (2008a). The repetition compulsion, envy, and the death instinct. In P. Roth & A. Lemma (Eds.), Envy and Gratitude Revisited (pp. 137–151). London: The International Psychoanalytical Association.
Steiner, J. (2008b). Transference to the analyst as an excluded observer. International Journal of Psychoanalysis, 89: 39–54.
Steiner, J. (2011). Helplessness and exercise of power in the analytic session. International Journal of Psychoanalysis, 92: 135–147.
Stevenson, R. L. (1886). Kidnapped. London: Penguin Books, 1994.
Stoller, R. (1975). Pornography and perversion. In Perversion: The Erotic Form of Hatred (pp. 64–91). Brighton: Harvester Press.
Strachey, J. (1934). The nature of the therapeutic action of psycho-analysis. International Journal of Psychoanalysis, 15: 127–159. Reprinted in International Journal of Psychoanalysis, 50 (1969): 275–295.
White, K. (2010). Notes on "Bemächtigungstrieb" and Strachey's translation as "instinct for mastery". International Journal of Psychoanalysis, 91: 811–820.
White, R. (1961). The mother-confl ict in Schreber's psychosis. International Journal of Psychoanalysis, 42: 55–73.
Wilson, E. (1987). Shame and the other: Reflections on the theme of shame in French psychoanalysis. In D. L. Nathanson (Ed.), The Many Faces of Shame. New York: Guilford Press.
Winnicott, D. W. (1967). Mirror-role of mother and family in child development. In P. Lomas (Ed.), Predicament of the Family: A Psycho-Analytical Symposium. London: Hogarth Press. Reprinted in Playing and Reality. London: Tavistock, 1971.
Wright, K. (1991). Vision and Separation: Between Mother and Baby. Northvale, NJ: Jason Aronson.

Wurmser, L. (1981). The Mask of Shame. Baltimore, MD: Johns Hopkins University Press. Republished, Northvale, NJ: Jason Aronson, 1994.

Wurmser, L. (1987). Shame: The veiled companion of narcissism. In D. L. Nathanson (Ed.), The Many Faces of Shame. New York: Guilford Press.

Yorke, C. (1990). The development and functioning of the sense of shame. Psychoanalytic Study of the Child, 45: 377–409.

訳者あとがき

　本書は，Steiner, J. "Seeing and Being Seen: Emerging from a Psychic Retreat"（Routledge, London, 2011）の全訳である。

　各章の内容や全体の構成については，著者が最初にほぼ 1 章の分量を費やして概説している。また著者の略歴や，本書に至るまでの著者の理論的，臨床的業績の歴史的位置づけについては，前著 "Psychic Retreat" の邦訳（衣笠隆幸監訳『こころの退避──精神病・神経症・境界例の病理的組織化』岩崎学術出版社，1993）巻末に，監訳者が詳細な論考を付している。したがって蛇足になることを畏れるが，まず本書の概要を述べさせていただきたい。本書は前著『こころの退避』の続編であり，その応用編，発展編にあたる。とくに患者がこの「退避」状態から抜け出そうとするとき体験する，さまざまな困難が詳細に記述されている。このため精神分析を学ぶ者，実践する者，関心のある者にとって必読書とされてきて，発売以来一貫して Karnac Books のホームページで精神分析書のベストセラー Top 10 上位を占め続けている。

　本書は，クライン派として初めて〈恥〉や〈屈辱〉体験を，「見る」というテーマと Britton, R. の「三者関係の空間 triangular space」論を軸に，深い水準で論じている。しかも，それを単なる精神病理や文化論という観点ではなく，「退避」から抜け出すときに患者が体験する困難と密接に関わる，臨床的に見逃してはならない重要性を持つものとして論じている。

　そして本書はそれにとどまらず，エディプス葛藤について再考察し深化させ，またうつ病論，死の本能論などを論じ，前著に劣らぬ新たな包括的な論文集となっていて，英国クライン派の理論を革新的に発展させたものとなっている。読者は本書により，「病理的組織化」の理論を鍵概念としてクライン派分析理論全体を見渡すことができるであろう。

　このように非常に刺激的，包括的，革新的な論考集でありながら，文章は平易でしかし深く，臨床例が豊富で，分析者と患者との関わりあいが生き生きと記述され，詳細に分析され，著者の温厚な人柄をうかがわせながら，しかも臨床的考察の鋭さを失わない。それがまた本書の魅力となっている。

　なお，その後の著者の近況などについて，直接著者に問い合わせたところ，

大変温かいお返事をいただいた。そして経歴については Melanie Klein Trust のホームページを参照してほしい，とのことであった (http://www.melanie-klein-trust.org.uk/steiner)。そこには学生時代からの詳しい内容が記されていて，初めて耳にすることも多いかもしれない。また，監訳者の衣笠先生との関わりについて，日本の読者に伝えてほしい，と書かれている。したがって，すでにこのホームページなどでご存じの方も多いと思われるが，以下その抜粋を転載する。

「氏は，ニュージーランドのオタゴ大学医学部で医学を学び，神経生理学の研究に従事した。医学部生の時代からフロイトと精神分析的な考えに関心を持っていたが，これを追求する前に，神経科学について安定した基礎を得ることを望んだのである。1958年に医師資格習得後，シュタイナー氏はカリフォルニア工科大学に赴き，ポストドクターフェローとして神経生物学研究に従事し，その後ケンブリッジ大学に移り，実験心理学の研究を行った。1964年にロンドンに移り，モーズレイ病院精神科の医師となり，ここでアンリ・レイの感化を受けた。1975年にタビストック・クリニックのコンサルタント精神療法医となり，1996年に国民保健サービス（NHS）を引退するまでそこに留まった（本文中に retirement ということばが見られるのはこれを指すのであろう）。この期間に氏は，『精神分析的精神療法入門』コースを設立した。これは大変な尊敬を集め，今日まで長期間継続され『精神分析的精神療法家資格習得コース』となっている。氏はまた，『精神分析的精神療法家協会』の設立に大きな足跡を残した。協会は NHS において，専門家が精神分析的な考えかたを実践するのをサポートし続けている。

1967年にハナ・スィーガルの個人分析を受け，引き続き，精神分析インスティテュートで精神分析の訓練を受けた。ハーバート・ローゼンフェルトが最初のスーパーヴァイザーで，ベティ・ジョゼフが2番目のスーパーヴァイザーであった。シュタイナー氏はスィーガル，ジョゼフ，ローゼンフェルトに深い理解と感謝を示している。それは彼が編集した重要な論文集，『精神分析，文学，戦争 Psychoanalysis, Literature and War』『ローゼンフェルトを振り返って Rosenfeld in Retrospect』に示されており，また彼自身の著作においても，前の世代から受けた影響を強調している。彼は，自分の考えが，フロイト，クライン，ビオン，ジョゼフ，レイ，マネー-カイルに根差していると考えている。」

このサイトの紹介では，彼がタビストック・クリニックで主催したボーダー

訳者あとがき　*211*

ライン・セミナーに，別項目を設け，多くの説明をさいている。

「タビストック時代に，氏はボーダーライン・ワークショップとして知られるようになるセミナーを開始した。このセミナーは，難治性の患者についての臨床セミナーで，理論的な論文の購読と討論に引き続き，臨床例の提示と討論が行われた。これは，資格習得後のセミナーのモデルとなり，生き生きとしたセミナーとして今日も継続している。セミナーには 25 人から 30 人の訓練生，タビストックのすべての部門の同僚，そしてほかの NHS のクリニックからの参加者も含まれている。」

シュタイナー氏の手紙には，監訳者の衣笠氏がタビストック在籍中，非常に近い立場でともに仕事をしたこと，また衣笠氏の招きによって日本を訪れたということを，日本の読者に伝えてほしい，と記されている。そのひとつがこのボーダーライン・セミナーを指すと思われる。

近況については，氏は簡単に，「お察しのとおり，私は，今も非常に多忙で，教育活動や，講演旅行，そして著作にいそしんでいます」と記している。

訳者としては翻訳に至った経緯と，翻訳の方針についてのみ記しておきたい。

訳者が本書を手に入れたとき，収められている論文の多くは雑誌などに公表され，訳者にも既読のものが多く，またそれなりに理解しているつもりだった。しかし再読してみると，一つ一つの章，文章，語句が強烈に実感を伴ってこころに響いてきた。それはとても痛切な体験で，また深い感動を覚えた。振り返ると以前の読みは，まさに「半分理解して半分理解しない」たぐいのものであった。自分の学習が多少は進んだこともあろうが，ことさらに言うのははばかられるが，やはり著者の臨床の系列につながると言える訓練分析をくぐり抜け，今なおその余波をくぐり抜けようとしていることが大きいのだろう，と思う。

そこで本書も前著と同様，監訳者が主宰する広島精療精神医学研究会で翻訳されると思われたので，監訳者に訳者の一人に加えていただくようお願いした。すると監訳者から一人で訳してみることを勧められた。その真意はどこにあったのだろう。私はむろん躊躇したが，結局この機会を利用させていただくことにした。監訳者には引き続き監訳の役割を引き受けていただけることになった。これが本書の翻訳に至った経緯である。

さて，指揮者の大野和士氏に私的な席でうかがったことなのであるが，非常に主観的，個性的なものだと思われる音楽演奏も，その 9 割近くは楽曲の客観的な分析によって決まるという。では残りの 1 割はというと，それは曲固有の

「歌」が演奏者の「詩」に共鳴する部分にある。クラシック奏者のほとんどは，決して「私のモーツァルト」「私のバッハ」とは言わない。ここには「共同作業」というものとはなにがしか異なるものがある。演奏者はあくまで作曲者に自分のこころを捧げる。そこに「私の」という自己愛的なものが入り込む余地は少ない。翻訳も基本的には同じたぐいのものであろうと思われる。精神分析的な著作を理解する上で，パーソナルな体験をくぐり抜けることは不可欠なのであるが，しかしそれでも自分を著者と同一視する，という自己愛的なものが入りこむ余地は本来少ないはずである。パーソナルな体験は私を翻訳へと駆り立てたが，私が目指したのは，あくまで著者の思考，体験，洞察，そして文体，そしてそこに描かれている患者の体験を可能な限り「正確に」日本語に映し取ることであった。平易に書かれているが，緻密で総合的で奥の深い洞察的な理論的部分は，その思考の流れをすくい取り，とおりいっぺんの機械的な訳にならないように心掛けた。そして理解できない部分を思いつきで埋めるようなことにならないよう努めた。そのために，まずは訳書を日本語として通読可能なものにすること，すなわち原著にあたらなくても理解可能なものにすることが必要不可欠であると考えた。理解できないものは正確でもあり得ないと思われたからである。

また，訳者はとくに著者の魅力的な臨床記述，平易で，率直で，生き生きとした分析家と患者の関わりあいの記述を，可能な限り生き生きとした日本語に再現したいと考えた。しかしこれが予想以上の困難に直面することになった。文学の読書家である著者の文体は，例えばいわゆる描出話法を多用しているなど，相当に文学的な文章であることに気づいたからである。編集者からは「意外に翻訳家泣かせの文章」というお墨付きをいただいた。結局学術出版の領域を超え，多少は文芸翻訳の領域にも踏み込まざるを得ないと訳者は考えた。さらに英語学，国語学，国語についての哲学の文献にもあたってみた。話法や時制の問題，ひいては語りにおける時間とは何かを考えざるを得なかったのが一つの理由である。

例えば著者は臨床を記述するとき，その場面，雰囲気，分析家，患者の内面，二人の関わりあいを，今の出来事のように生き生きと回想している。これを記述するときには英米人として間接話法，ときに描出話法を用い，過去，あるいは過去完了時制を用いて叙述する。これを日本語の間接話法を用い，また過去時制であるとされる「た」と使して訳すと，私の文章力では生き生きとして雰囲気がほとんど失われてしまう。「た」がそもそも時制の助動詞であると言い

切れるか問題がある。日本語にはかつて過去の助動詞が豊富に存在していたのだ。小学生が最初に作文で教えられるのもまた「○○しました」の羅列を修正することである。ことは語りの時間感覚の問題に属する。

また日本語の間接話法では，分析家が，患者の連想その他の素材のどの部分を「選択された事実」として抽出し，どのように「象徴を扱う能力」を駆使して無意識的空想や体験を理解し，それをどのような言葉で伝えたか，そういった流れが理解しづらくなり，二人の生き生きとした関わりあいや，その雰囲気が伝わらなくなってしまう。国語学者によれば，英語は間接話法に親和性があり，日本語は直接話法になじむという。こうして試行錯誤の末，結局すべての間接話法を直接話法に変換して訳すこととし，さらに分析家や患者の内面の感情や思考も時にかっこでくくることになった。これで多少とも二人のやりとりが浮き彫りにできていれば，と願う。また過去時制を機械的に「た」で置き換えることも控えた。これは著者自身が，過去時制の中に，あくまで過去に思ったり感じたりしたことを，いきなり現在時制を使って語るときがあることも反映している。

一方，訳語の選択としては，ことさらに新奇な訳語を作り出すようなことはせず，なじんだ従来訳を採用しようとした。ただ既定の訳でどうしても，ニュアンスが伝わりにくい日本語となると思われるいくつかのことばについて，新しい訳語を採用せざるを得なかった。それぞれについては訳注に記した。そのほか，著者が重要なものして提示している語句や，そのほか必要と思われるところは強調し，原語を付記し，読者に原著になるべく近づくことができるように努力した。

名詞や名詞構文の訳については，英語の名詞と日本語の名刺とを機械的に一対一対応させて訳さなかった。これは友人と呼ぶには畏れ多くなってしまった哲学者の熊野純彦氏が，かつては「定在」とか「非在」とかと訳されたドイツ観念論の語彙を「そこにあること」「ないということ」と丁寧に訳すことで，ヘーゲルの難解な論理学の文章を奇怪な翻訳から，（ある程度は）理解可能な日本語に訳し直していることに影響を受けたことがある。またmourningのように一つの名詞では意味が映し取り切れないことばは，いくつかのことばを補って訳せばよいと考えた。

以上が最終的な翻訳指針で，大野氏の言う「9割」の実践であると同時に「残りの1割」でもある。賛否両論あると思われるが，これが今私にできるせいいっぱいの「正確な」翻訳である。その試みがどのくらい功を奏しているか

は，むろん読者の判断にゆだねるしかない。

　最後になってしまったが，監訳を快く引き受けてくださり，自由な翻訳を許していただいた，衣笠先生に心よりお礼申し上げたい。そして岩崎学術出版社の長谷川純氏には，初稿の段階から丁寧に訳を検討していただき，索引の作成にも尽力いただいた。出版物がすべてそうであるように，本書も編集者との共同作業で出来上がったものであり，本書ではとりわけ編集者の協力なしに出版は成り立たなかったのである。

　　平成25年7月

　　　　　　　　　　　　　　　　　　　　　　　　　　　　浅田　義孝

索引

あ行

アスター Astor, J.　15
アベラールとエロイーズ　9
憤り rage　70
　——を利用してきまりの悪さを防衛すること　72
生き抜くこと live through　72, 81
悼み悲しむこと mourning　2, 16, 17, 21, 23, 36, 100, 107, 167〜185
　——における選択と葛藤　180
　——を妨げるもの　2
　分析の喪失を——　185
「いない-いる」遊び　144
陰性治療反応　69, 71, 83
ウィニコット Winnicott, D.W.　27, 32, 33, 48
ウィルソン Wilson, E.　31
鬱憤 resentment　12〜14, 21, 23, 70, 112, 114, 117, 130〜132, 145〜164, 173, 175, 183〜185
　——と復讐願望に支配されたこころの退避　112〜119
エディプス・コンプレックス　112
　——の妄想的解消法　145
エディプス葛藤
　——の抑うつ的解決法　115, 119, 125, 145, 152
エディプス状況
　——の妄想的結末と抑うつ的結末　146
エリクソン Erickson, E.H.　30

か行

解決 resolution
　エディプス葛藤の——　13
解消法 solution　13
　万能的な——　13
改善していくこと　69
関わっていく行為 action　13
隠れ家 hiding place　2, 4, 190
　自己愛組織がつくりだす——　68
過剰な能動性 over-activity　133
葛藤
　悼み悲しむこととメランコリーとの——　168〜185
　道徳性と現実性の——　167
悲しさ　41
観察されること　8, 10, 21, 22, 30, 32, 36
観察者 observer　11, 43
観察する対象 observing object　10, 11, 18, 21, 23, 34, 35, 38〜46, 52, 86, 97, 104
　——と恥　34
　——の機能　34
　——の審判的な性質　34
キーツ Keats, J.　32, 81
きまりの悪さ embarrassment　1, 4, 5, 8〜12, 20〜22, 27, 29, 30, 32, 69, 79〜82, 84, 189
　——と羨望の関係　83
　改善が観察できるようになることと——　70
　恥と——の感情の発達過程　11
強制　15

競争　*13*
　──関係　*126, 127*
共謀　*13, 33*
去勢 castration　*13, 34, 118, 125〜129, 151, 155, 163*
　──コンプレックス　*85, 86, 127*
近接感覚　*12, 43*
屈辱（体験）humiliation　*1, 5, 10〜12, 20〜22, 27〜30, 34, 36, 37, 40, 42〜44, 48, 54, 57, 60, 62, 63, 81, 104, 119, 143, 189〜191, 199, 200*
　──と自己愛組織から外に出ること　*44*
　──の苦痛　*36*
　──を与える能力　*2, 12*
　──を押しつけること　*28, 65*
　──を逆転させる　*13*
　──を耐えること　*27*
　──を反転させること　*28, 38, 42, 55*
　サド・マゾヒズム的に──を与えること　*168*
　視線と──　*35*
屈辱感　*4, 8, 46*
　──に耐えること　*13*
クライスト Kleist, H. von　*149*
クライン Klein, M.　*4, 6, 7, 16, 34, 48, 51, 53, 64, 87, 91〜93, 96, 100, 113, 118, 150, 158, 169, 181, 183, 187, 188, 191, 198〜200*
グリーン Green, A.　*31*
軽視　*15*
結論を導けず矛盾しているもの inconsequential　*150*
原光景　*44, 113*
現実
　──の審判　*17, 18*
現実化すること　*172*
現実感のなさ unreality　*150, 152*

現実性
　──と道徳性のあいだの葛藤　*183*
原初的対象 primary object　*10, 11, 18, 21, 22, 33, 35, 41, 45, 52, 87, 104, 106, 189*
　──と罪悪感　*34*
　願望の── primary object of desire　*96*
権力 power　*12, 14, 21, 23, 28, 112, 115, 116, 134, 145, 190*
　──のハイアラーキー　*30*
権力関係 power relations　*3, 15*
　不平等な──　*113*
権力行使　*23, 131〜146*
　脅威や屈辱を与えるかたちでの──　*11*
権力闘争 power struggle　*2, 117, 121, 125, 133, 141, 146, 180*
　──と鬱憤　*116*
　──と復讐願望　*116*
権力を行使しようとする欲動 Bemächtigungstrieb　*144*
後悔　*13, 15, 45, 68*
こころの退避（所）　*1〜7, 17, 19, 21, 65, 68, 83, 190*
　──から外に出ること　*1, 2, 15, 17, 21, 29, 68〜71, 82, 118, 152〜155, 162〜164, 191, 200*
　──と自己愛組織　*29*
　──としての妄想体系　*57*
　──と抑うつ　*82〜85*
　鬱憤と復讐願望に支配された──　*112〜119*
　隠れ家としての──　*8*
　自己愛的な優越性を基盤にした──　*81*
　精神病的な組織化を基礎とした──　*57*
　不当さに対する不満に根ざした──

　　　　152
コフート　Kohut, H.　　30, 31, 33, 35, 48,
　　131, 132
ゴフマン　Goffman, E.　　32
コンテインする対象　　63
コンテインメント　　19, 63～65, 94, 107,
　　131, 143
コンラッド　Conrad, J.　　32

さ行

罪悪感　　15, 36, 52, 53, 68
　　恥と――　　30
ザイトラー　Seidler, G.H.　　32
サディズム　　113
サド・マゾヒズム　　200
三者関係
　　――的な家族の構図　　145
三者関係の空間　triangular space　　33
サンドラー　Sandler, J.　　94, 172
賛美　　8, 11, 22, 28, 37
自意識　　27
視覚　　12, 20, 29, 35, 38, 42～44
　　個人の発達と系統発生における――
　　　42
自我・破壊的超自我　ego-destructive
　　superego　　35, 48, 189, 200
自己愛　　8, 22, 27～33, 45, 107, 132, 142
　　――的関係　　27, 132
　　――的傷つき　　132
　　――的誇大性　　132
　　――的対象関係　　7, 28, 33, 113, 131,
　　　141～143
　　――的な優越性　　22
　　――的プライド　　8, 22, 28, 199
　　――的憤怒　　35, 132
　　――的防衛　　10, 21, 29, 171, 180
自己愛組織　　6, 29
　　――がつくりだす隠れ場所　　68

視線　gaze　　4, 5, 12, 22, 27, 32, 35, 36, 42,
　　57～65, 59, 62
　　――と自己愛的関係　　29
　　――と見られること　　10～12
　　――にさらされる体験　　29
　　――の迫害的側面　　48
　　――の批判的役割　　34
　　――の方向　　12, 28, 65
　　敵意に満ちた――　　29
　　投影することと――　　48
　　母親の――　　48
　　母親の肯定的な――　　33
　　妄想的な対象関係と――　　48
実際に役割を演じてしまうこと　enactment
　　74, 88, 94～95, 172
　　解釈によって――　interpretative
　　　enactment　　137
死の欲動　　19, 24, 64, 127, 128, 130, 144,
　　149, 169, 187～200
支配　　14, 15, 21, 22
　　――のハイアラーキー　a hierarchy of
　　　dominance　　2, 12, 145
支配をめぐる葛藤　　23
支配をめぐる闘争　struggle over
　　dominance　　16, 28, 48～67, 111～130,
　　133, 141, 145, 147
終結　　167, 173, 182, 185
シュレーバー　Schreber, D.P.　　8, 9, 22,
　　27, 36, 47～51, 53～67, 143
情愛　　22, 69, 81, 83, 105
　　――のこもった感情　tender feeling
　　　22
賞賛　　11
象徴を扱う能力　the capacity to symbolise
　　122
勝利　　13
女性
　　権力闘争における――　　116

女性性　20, 85, 127, 128, 130
　　——との同一化　57
　　——の拒否　19, 20, 86, 129, 188, 189
ジョゼフ Joseph, B.　94, 132, 172, 189, 200
人生の事実　167
　　——と違い　114
審判的主体 a personal agency　52
　　罰を科する人格をもった——　9
スィーガル Segal, H.　6, 35
スティーブンソン Stevenson, R.L.　23, 147, 157, 162
ストーラー Stoller, R.　35
ストレイチー Strachey, J.　51, 91, 144
スピリウス Spillius, E.B.　147, 148
性愛化　55, 56
　　——とサド・マゾヒズム　55
精神病的な同一視　58
窃視症　35, 36, 38, 44
接触　45
絶望　13, 68
セドラック Sedlak, V.　84, 85
全体状況　3
羨望　7, 20, 28, 45, 52, 187
　　悔い改めることのない—— impenitent envy　147
　　女性性に対する——　127
　　違いと——　14
　　恥と——　30
喪失　23, 45, 178
　　——に耐えること　17
　　——に触れること　146
　　——を同一視に置き換えること　171
　　——を否認すること　17
　　——を持ちこたえる　146
　　対象の——　17
　　違いと——　41
　　万能感の——　17〜19

創造性　127, 129, 187, 188, 197, 198
　　違いと——　14
　　相対的な地位　12
　　即座に苦痛の解消を求めること　5, 8, 28, 30, 36, 58, 64
　　——と理解されること　64
組織
　　自己愛的な，マフィアのような暴力——　3
　　自己愛——　29, 190
　　自己愛的な防衛——　1
　　精神病的——　57
　　万能的な自己愛——　47
　　防衛——　1
組織化
　　防衛の——　1, 3
ソフォクレス　31, 32, 111, 119, 151

た行

ダーウィン Darwin. C.　32
第二の対象 secondary object　33
退避（所）→ こころの退避（所）
男性性　127, 130
男性的抗議　20, 189
断片化　53, 54
違い difference　14, 40, 41, 45, 127, 190, 191
　　——と羨望　14
　　——と喪失　41
　　——と創造性　14
　　——に耐えること　14
　　人生の事実としての——　114, 130
　　ひととひととの——　12
恥辱感
　　妄想的——　10
聴覚　43, 44
超自我　11, 34, 106
　　——もどきの役割　87

観察し，審判する——の役割　96
　　羨望にみちた破壊的——　96, 108
償い修復する欲動 drive to reparation
　　7
つながり-としての-ペニス penis-as-link
　　85, 129, 190
抵抗　19
転移　87〜97
　　——の起源　88〜90
転移外解釈　97
　　——と超自我の役割を演じること　88
　　審判的な——　97
同一化
　　受身的マゾヒスティックな——　56
　　傷ついた，あるいは死んだ対象に対する
　　　　——　51
　　傷ついた乳房への——　55
　　能動的サディスティックな——　55
　　母親像との——　56
　　勃起したペニスへの——　55
投影同一視　53, 87, 91〜93, 95, 190, 199
　　獲得的な—— acquisitive projective
　　　　identification　95
　　帰属的な—— attributive projective
　　　　identification　95
道徳性
　　現実性と——のあいだの葛藤　183
時の移ろい the passage of time　167
ドネ Donnet, J.L.　32

な行

ナタンソン Nathanson, D.L.　30
憎しみ hatred　13, 14, 52
　　慢性的に偽装された——　113
のぞき見る者 voyeur　43

は行

バークステッド-ブリーン Birksted-Breen,
　　D.　15, 34, 85, 190
排除　11, 23
排除された観察者 excluded observer
　　18, 23, 46, 87〜108
排除されている　97
　　——という感情　97
恥 shame　1, 4, 8〜12, 20〜22, 27, 29〜
　　31, 43, 65〜67, 190, 199, 200
　　——ときまりの悪さの感情の発達過程
　　　　11
　　——と原始的な超自我　34
　　——と羨望　30
　　——の文化と罪の文化　31
母親の顔
　　生まれてはじめての鏡としての——
　　　　32
パラノイア　47〜49, 52, 53, 57
反-投影　48
反復強迫　16, 186〜200
ビオン Bion, W.R.　19, 20, 35, 188, 189,
　　198
卑小感　37
否認
　　依存していることの——　28
　　メランコリー的な——　17
病理的組織化 pathological organisation
　　2, 3, 8, 13, 21, 83, 84, 113
　　——の保護を失う　4
　　原始的な——　83
　　自己愛的な——　167
　　パーソナリティの——　1
　　妄想的な性質をもつ——　63
ファルス
　　万能的な—— omnipotence phallus
　　　　190
フェアバーン Fairbairn, W.D.　31
フェルドマン Feldman, M.　172
フェレンツィ Ferenczi, S.　128, 129

復讐 revenge/vengeance　12〜15, 21, 23, 28, 30, 112〜118, 134, 145, 147〜164
　　——願望　14, 23, 148, 152
不公平感　150
侮辱　15
不正　14, 112, 127
　　——の感覚　116
　　無力感と結びついた——の感覚　113
不当な扱い exploitation　14, 15, 114, 117, 127
不当なものに対する不満 grievance　13, 113, 185
　　——を覆すもの　183
　　——を根底にもつこころの退避　147〜164
不平等　113
不満　115, 117, 131, 146, 172, 183
　　喪失を回避する方法としての——　182〜184
プライド　162〜164
　　——と肛門期的メカニズム　163
ブリトン Britton, R.S.　10, 33, 95, 96, 150, 183
ブロイアー Breuer, J.　88
フロイト Freud, S.　3, 8, 11, 13, 17〜20, 22, 31, 34, 47, 49〜52, 55, 56, 60, 61, 63, 66, 67, 84〜93, 95, 96, 102, 105, 107, 112〜118, 127〜129, 142〜145, 150, 151, 158, 168〜170, 179, 182, 186〜189, 191, 197
憤慨　70, 80, 83〜85
分析設定
　　——の特徴としての観察に曝されること　8
分析的接触 analytic contact　18
分離　6〜8, 19, 28, 36, 43, 45, 107, 108, 181, 182, 190, 191, 200
　　——に耐えられないこと　43
　　——に耐えること　27, 46, 191

分裂　3, 48, 53, 57, 87, 91〜93, 190, 199
　　病的な——　8
ペニス
　　——羨望　127, 189, 190
　　創造的な——　20
ベネディクト Benedict, R.　30
防衛組織　46
報復 retaliation　27
ホーナイ Horney, K.　35
ボーマイヤー Baumeyer, F.　49
保護
　　防衛の提供する——　1

ま行

見失われているつながり missing link　96
見下されること　10, 21, 23, 37, 38
見られること being seen　2, 6, 22, 27, 42, 69, 82, 83
　　——と屈辱　29
　　——と羨望されること　20
　　視線と——　10〜12
見ること seeing　6, 27, 29, 43
　　——と支配　29
　　——に関わる不安　6
　　対象を——　6
　　適切に——　6
無力感　14, 16, 23, 131〜146
無力であること　131〜146
メランコリー　16, 17, 23, 36, 49, 168〜172, 178〜182
　　——的解決法　168, 181
　　——的対象との同一化　179
　　——的な妥協　168
　　——的否認　17
妄想的解消法 a paranoid solution　112
　　エディプス・コンプレックスに対する——　15, 23

エディプス的ディレンマの——　13
妄想・分裂ポジション　10
モリソン Morrison, A.P.　30
モロン Mollon, P.　31

や行

優越心　8, 10, 60
優越性　22, 28, 42, 132, 190
　　自己愛的——　132, 190
誘惑　15
ヨーク Yorke, C.　31
抑うつ depression　47〜53, 57, 68, 69, 169
　　——と誇大的自己愛　47
　　——とパラノイアの関係　47〜53
抑うつ的解決法 a depressive solution　13
　　エディプス葛藤の——　117
　　エディプス・コンプレックスに対する——　15, 23
抑うつポジション　6, 8, 34
欲望の対象 object of desire　33

ら行

ライト Wright, K.　33, 48
ラカン Lacan, J.　32, 34
ランスキー Lansky, M.R.　4, 10, 30
乱暴な扱い misuse　9
乱暴な行い abuse　114, 117
乱暴を働く　127
リーゼンバーグ・マルコム Riesenberg-Malcolm, R.　35
リヴィエール Riviere, J.　6, 69
リックス Ricks, C.　32, 81
良心の呵責　13
ルイス Lewis, H.B.　31
レイ Rey, H.　171
レーヴァルト Loewald, H.　15, 118
レオナルド・ダ・ヴィンチ　95, 142
劣等感　5, 8
劣等性　42, 190
ローゼンフェルト Rosenfeld, H.A.　2, 3, 6, 28, 35, 93, 95, 198
露出症　36, 45
ロターネ Lothane, Z.　47, 49

わ行

ワークスルー　89, 125, 168
　　悼み悲しむさまざまな段階を——すること　168
　　喪失の——　108
ワームザー Wurmser, L.　30

アルファベット

Bemächtigungstrieb［権力を行使しようとする欲動］　144

監訳者略歴

衣笠隆幸（きぬがさ　たかゆき）
1948年　広島に生まれる
1973年　広島大学医学部卒業
1981年から1988年　ロンドンのタビストック研究所に留学
1988年　英国精神分析的精神療法家の資格取得
　　　　英国精神療法家協会会員
1991年　日本精神分析協会正会員
　　　　国際精神分析協会正会員
1997年　日本精神分析学会運営委員
専　攻　精神医学，精神分析学
現　職　広島市精神保健福祉センター所長
著　書　境界例の周辺（共著，金剛出版）
　　　　乳幼児精神医学の方法論（分担執筆，岩崎学術出版社）
訳　書　児童の精神分析（メラニー・クライン著作集第2巻，誠信書房）
　　　　こころの退避（監訳，岩崎学術出版社）

訳者略歴

浅田義孝（あさだ　よしたか）
1958年　東京に生まれる
1984年　東京大学法学部卒業
1989年　横浜市立大学医学部卒業
専　攻　精神医学，精神分析学
現　職　新百合ヶ丘こころのクリニック勤務

見ることと見られること
―「こころの退避」から「恥」の精神分析へ―
ISBN978-4-7533-1063-0

監訳者
衣笠 隆幸

2013年8月23日　第1刷発行
2021年5月31日　第2刷発行

印刷　広研印刷(株)　／　製本　(株)若林製本工場

発行所　(株)岩崎学術出版社　〒101-0062　東京都千代田区神田駿河台3-6-1
発行者　杉田 啓三
電話 03(5577)6817　FAX 03(5577)6837
©2013　岩崎学術出版社
乱丁・落丁本はおとりかえいたします　検印省略

子どもを理解する〈0～1歳〉
ボズウェル他著　平井正三・武藤誠監訳
タビストック 子どもの心と発達シリーズ　　　　　　　　　　本体2200円

特別なニーズを持つ子どもを理解する
バートラム著　平井正三・武藤誠監訳
タビストック 子どもの心と発達シリーズ　　　　　　　　　　本体1700円

母子臨床の精神力動――精神分析・発達心理学から子育て支援へ
ラファエル-レフ編　木部則雄監訳
母子関係を理解し支援につなげるための珠玉の論文集　　　　　本体6600円

学校現場に生かす精神分析【実践編】――学ぶことの関係性
ヨーエル著　平井正三監訳
精神分析的思考を生かすための具体的な手がかりを示す　　　　本体2500円

学校現場に生かす精神分析――学ぶことと教えることの情緒的体験
ウィッテンバーグ他著　平井正三・鈴木誠・鵜飼奈津子監訳
「理解できない」子どもの問題の理解を試みる　　　　　　　　本体2800円

臨床現場に生かすクライン派精神分析――精神分析における洞察と関係性
ウィッテンバーグ著　平井正三監訳
臨床現場に生きる実践家のために　　　　　　　　　　　　　　本体2800円

こどものこころのアセスメント――乳幼児から思春期の精神分析アプローチ
ラスティン／カグリアータ著　木部則雄監訳
こどもの心的世界や家族関係を力動的視点から理解する　　　　本体3700円

現代クライン派入門――基本概念の臨床的理解
C・ブロンスタイン編　福本修・平井正三監訳
当代一級の教育分析家が基本概念を平易に論じる　　　　　　　本体4500円

こどもの精神分析Ⅱ――クライン派による現代のこどもへのアプローチ
木部則雄著
前作から6年，こどもの心的世界の探索の深まり　　　　　　　本体3800円

この本体価格に消費税が加算されます。定価は変わることがあります。